カラーアトラス
子宮頸部腫瘍

井上正樹　金沢大学医学部産科婦人科学　教授
尾崎　聡　金沢大学附属病院病理部

医学書院

カラーアトラス　子宮頸部腫瘍	
発　行	2009年4月1日　第1版第1刷©
著　者	井上正樹・尾崎　聡
発行者	株式会社　医学書院
	代表取締役　金原　優
	〒113-8719　東京都文京区本郷1-28-23
	電話 03-3817-5600（社内案内）
印刷・製本	横山印刷

本書の複製権・翻訳権・上映権・譲渡権・公衆送信権（送信可能化権を含む）
は㈱医学書院が保有します．

ISBN978-4-260-00697-2　Y8200

JCLS 〈㈱日本著作出版権管理システム委託出版物〉
本書の無断複写は著作権法上での例外を除き，禁じられています．
複写される場合は，そのつど事前に㈱日本著作出版権管理システム
（電話 03-3817-5670，FAX 03-3815-8199）の許諾を得てください．

序

　今わが国の臨床細胞診断学が大きく変わろうとしている。創生期の細胞診断学から臨床検査学への進展である。臨床検査としての細胞診断がより客観性・再現性・科学性をもち信頼度がより高いものへと進化しつつある。最近の分子生物学的知見を得て，新しい診断基準や最新の技術を導入し，より簡便で実用的な方向へ脱皮しつつある。特に婦人科領域ではスクリーニング検査として細胞診が重要であるが故により高い精度管理が求められている。

　膣の剥離細胞形態による子宮癌の診断は1928年 George N. Papanicolaou (1883〜1962) や A. Babes (1880〜1962) によって初めて示された。この成果は1600年初頭に顕微鏡の開発，1838年に剥離細胞での癌診断，1847年には月経周期による細胞形態の変化の観察，1855年 R. Virchow (1821〜1902) の病理学の確立，など一連の病理形態診断学の大きな進展の中で達成されたものである。欧米では1950年初頭から細胞診断による子宮癌検診が始められた。わが国においても，1961年日本臨床細胞学会が組織され，1982年には老人保健法で行政支援による細胞診による子宮頸部癌検診が開始され，子宮癌死亡の減少に大きな役割を果たしてきた。

　これまで子宮頸癌の発生機序に関する多くの研究がなされてきたが，1983年，zur Hausen らは子宮癌組織に human papillomavirus (HPV) が高率に存在することを報告した。その後，多くの疫学調査や一連の基礎研究により原因ウイルスと断定された。この成果も1907年，Ciuffo による乳頭腫がウイルス感染に起因することの発見に始まるウイルス発癌研究や1970年代から勃興してきた分子生物学領域の技術革新の礎に築かれた成果である。現在 HPV 予防ワクチンが実用化され子宮頸癌ゼロの日も夢ではない状況にある。これらの成果を背景に2008年のノーベル医学生理学賞が zur Hausen に与えられた。

　一方人々には予防健康医学の意識が広がり，癌検診が社会に定着するにつれ，その診断精度に多くの問題点が指摘されている。癌検診としての細胞診断に精度管理が求められている。精度管理を目的としてHPVによる発癌を考慮した細胞診断の新分類が1985年に採択された。パパニコロ分類からベセスダ分類への進化である。対費用効果も考慮する必要がある。そのため，絶え間ない技術革新の努力がなされている。細胞検体処理方法の改新，分子標的診断マーカーの開発，細胞診自動化，などである。同時に個人の診断能力の自己管理から検査施設としての精度管理が求められている。

　細胞診断以外にも，子宮頸部病変を直接観察して診断する努力もなされてきた。コルポスコープは子宮膣部の拡大鏡として開発され，その簡便性ゆえに広く普及した。1975年には所見の国際分類が統一され，2002年にはより簡略化された。わが国でも2005年日本版が作られ，婦人科腫瘍専門医が習得すべき重要な技術となっている。

　病理診断に関しても2006年新WHO分類が示され，分子生物学の研究成果を取り入れる一方で，より臨床に対応した簡略化・実践化の方向にある。

細胞処理技術が進歩しても，診断基準が変わっても，検査者の診断力はいつの時代においても最も重要な事柄である。個々の症例を正しく診断し，正しく治療するには総合的に症例を診ることである。そのためには，細胞診断，コルポスコープ診断，病理組織診断を三位一体で学ぶ必要がある。一個人の診断能力は診断機器の改新や新しい診断概念にはしばしば遅れがちである。個人の診断能力を磨きながら時代に即応して臨床診断を学ぶための教科書を企画した。本を作成するに当たって多くの先生方から資料提供や助言を頂いた。特に，丹後正昭（金沢医療センター産婦人科），全　陽（金沢大学付属病院病理部），山崎　洋（市立敦賀病院産婦人科），久冨元治（金沢大学付属病院病理部），田中百合子（金沢城北病院病理部）の諸先生には感謝いたします。

　医学研究は"砂浜に小石を積む"様なものである。積んでは波に洗われ，真に必要なものだけが残ってゆく。残った小石の山も流れ去った小石の礎に築かれたものである。本書も砂浜の小石と成らんこと願っている。

2009年春

金沢市宝町にて
井上正樹
尾崎　聡

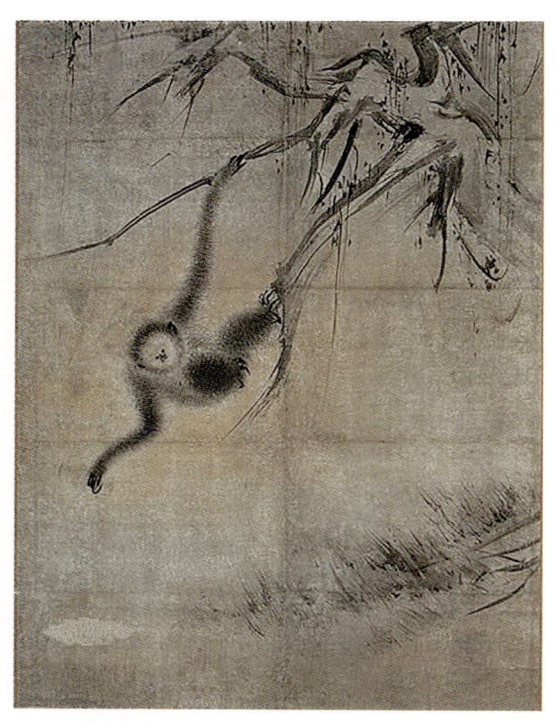

長谷川等伯「猿猴捉月図」

目次

序 iii

第Ⅰ章　膣および子宮頸部の正常形態　　1

　1　女性性器の構造 ——————————————————————— 1
　2　膣上皮 ————————————————————————— 2
　3　子宮頸部上皮 ——————————————————————— 3
　　　A　子宮外頸部 Ectocervix 3
　　　B　子宮内頸部 Endocervix 4
　　　C　頸管腺細胞 Cervical glandular cells 7
　　　D　移行帯の上皮 Transformation zone 8
　　　E　子宮内膜細胞 Endometrial cells 9
　　　F　間質細胞・血液細胞 Stromal cell・Blood cell 9

第Ⅱ章　子宮頸癌発生の分子機構
―Human Papillomavirus の果たす役割―　　11

　1　子宮頸癌と HPV ——————————————————————— 11
　2　HPV の構造と機能 —————————————————————— 12
　　　A　HPV の構造 12
　　　B　NCR の役割 12
　　　C　初期遺伝子群 Early genes 13
　　　D　後期遺伝子群 Late genes 14
　3　HPV 感染と子宮癌リスク ———————————————————— 15
　　　A　HPV の型による発癌リスクの違い 15
　　　B　HPV 感染と性行為 16
　　　C　増加する若年者子宮頸癌 17
　　　D　発癌には第 2 のイベントが必要 17
　　　E　HPV 感染以外のリスク因子 17
　4　子宮頸部前癌病変の考え方 ——————————————————— 18
　　　A　HPV の果たす役割 18
　　　B　前癌病変の考え方 19
　5　HPV に対する宿主免疫応答 ——————————————————— 20
　　　A　免疫応答のメカニズム 20
　　　B　HPV のワクチン開発 21

6 臨床検体のHPV検出法 ———— 21
　A　組織上での検出法 ———— 21
　B　簡便法 ———— 22
　C　型別検出法 ———— 23

第Ⅲ章　コルポスコピー　25

1 コルポスコピー検査 ———— 25
2 コルポスコピー検査機器 ———— 26
3 コルポスコープによる観察の手順 ———— 27
4 コルポスコピー所見 ———— 29
　A　正常所見 Normal colposcopic findings（NCF）———— 31
　　①扁平上皮 Original squamous epithelium（S）　31
　　②円柱上皮 Columnar epithelium（C）　31
　　③移行帯 Transformation zone（T）　31
　B　異常所見 Abnormal colposcopic findings（ACF）———— 32
　　①白色上皮 Acetowhite epithelium（W）　32
　　②腺開口 Gland opening　33
　　③モザイク Mosaic（M）　34
　　④赤点斑 Punctation（P）　35
　　⑤白斑 Leukoplakia（L）　36
　　⑥異型血管域 Atypical vessels（aV）　36
　C　浸潤癌 Invasive cancer（IC）———— 37
　D　不適例 Unsatisfactory colposcopic findings（UCF）———— 38
　E　その他の非癌所見 Others ———— 39
　　①コンジローマ Condyloma（Con）　39
　　②びらん Erosion（Er）　39
　　③炎症 Inflammation（Inf）　40
　　④萎縮 Atrophy（Atr）　40
　　⑤ポリープ Polyp（Po）　40
　　⑥潰瘍 Ulcer（Ul）　41
　　⑦その他 Others（etc）　41
　F　腺癌 Adenocarcinoma ———— 41
5 組織生検 ———— 42
　A　狙い組織検査 Colposcopy-directed biopsy ———— 42
　B　頸管内搔爬 Endocervical curettage ———— 42
　C　円錐切除法 Conization ———— 43
　　①コールドナイフ法　43
　　② LEEP（loop electrosurgical excision procedure）法　43
　　③ CO_2 laser 法　44

第Ⅳ章　細胞検体の標本作製　45

1 細胞診検査の精度向上のために ———— 45
2 塗抹法から液状法へ ———— 45
3 細胞診検査の品質管理と品質保証 ———— 46

4	液状法の有用性	47
5	液状法の種類	49
6	液状法の実際	50
	A　ThinPrep® System	50
	B　SurePath™ System	51

第Ⅴ章　細胞診断（ベセスダ分類）と病理診断の対比　53

1	細胞診断におけるベセスダシステム	53
	A　細胞診検体の採取法や処理方法	53
	B　検体の適切性	53
	C　臨床所見の重要性	55
	D　細胞診断の基準	55
2	ベセスダシステム（TBS）による分類の実際	56
	A　ASC（Atypical squamous cells）	56
	① ASC-US（Atypical squamous cells of undetermined significance）　56	
	② ASC-H（Atypical squamous cells of high grade）　56	
	B　SIL（Squamous intraepithelial lesion）	57
	C　AGC（Atypical glandular cells）	57
3	組織診断と細胞診断の対比	58
4	CIN の生物活性	61
5	癌の浸潤程度（進行期）の診断	62
	A　扁平上皮癌の初期浸潤	62
	B　腺癌の初期浸潤	63
6	細胞診断の精度を保つために	64

第Ⅵ章　非腫瘍性変化
―炎症，萎縮，刺激，修復などの良性化生変化―　65

1	非腫瘍性変化 NILM	65
2	病原微生物 Organisms	65
	A　トリコモナス腟炎 Trichomonas vaginitis	65
	B　カンジダ腟炎 Candida vaginitis	66
	C　細菌性腟症 Bacterial vaginosis	67
	D　アクチノマイセス Actinomyces	67
	E　ヘルペス感染症 Herpes simplex virus infection	68
	F　クラミジア Chlamydia trachomatis	69
3	反応性細胞変化 Reactive Cellular Finding	69
	A　炎症に起因する修復	69
	B　放射線照射に起因する修復と反応性変化	71
	C　IUD に起因する変化	72
	D　子宮摘出後の稀な変化	72
	E　老人性萎縮やホルモン異常による変化	73
	F　その他の特徴的な化生細胞所見	74

①卵管上皮化生 Tubal metaplasia　74
②錯角化症 Parakeratosis　75
③過角化症 Hyperkeratosis　75
④リンパ濾胞性頸管炎 Lymphocytic (follicular) cervicitis　76

4 化生細胞と病理組織診断の対比 —— 77
A　扁平上皮化生 Squamous metaplasia —— 77
B　移行上皮化生 Transitional cell metaplasia —— 79
C　扁平上皮異型 Squamous atypia —— 80

5 混入物 —— 81

第Ⅶ章　子宮頸部扁平上皮病変 ―ASC, SIL, SCC―　83

1 異型扁平上皮細胞 Atypical Squamous Cells (ASC) —— 83
A　意義不明な異型扁平上皮細胞 ASC-US —— 84
B　HSIL を除外できない異型扁平上皮細胞 ASC-H —— 88

2 細胞診 ASC に対応する腫瘍性病変 —— 91
A　尖圭コンジローマ Condyloma acuminatum, Exophytic condyloma —— 91
B　扁平上皮乳頭腫 Squamous papilloma —— 92
C　扁平コンジローマ Flat condyloma —— 93

3 軽度扁平上皮内病変 Low-grade Squamous Intraepithelial Lesion (LSIL) —— 94

4 高度扁平上皮内病変 High-grade Squamous Intraepithelial Lesion (HSIL) —— 98

5 SIL 診断上の注意点 —— 103
A　SIL であるが Grade 分類ができない —— 103
B　角化細胞を伴う SIL 所見 —— 104
C　腺侵襲を伴う SIL 所見 —— 105
D　液状細胞診と塗抹細胞診との違い —— 106
E　HSIL と紛らわしい正常細胞 —— 108

6 細胞診断 SIL に対応する病理組織像 —— 109
①軽度異形成 Mild dysplasia, CIN 1, LSIL　109
②中等度異形成 Moderate dysplasia, CIN2, HSIL　109
③高度異形成 Severe dysplasia, CIN3, HSIL　109
④扁平上皮内癌 Carcinoma in situ (CIS), CIN3, HSIL　109

7 浸潤を疑う細胞像 —— 110

8 浸潤性扁平上皮癌 Frank Invasive Squamous Cell Carcinoma —— 111
A　非角化型扁平上皮癌 —— 112
B　角化型扁平上皮癌 —— 113
C　小細胞癌 —— 114

第Ⅷ章　子宮頸部および体部の腺病変 ―NILM, AGC & Adenocarcinoma―　115

1 腺系細胞のベセスダ診断 —— 115
2 悪性所見なし Negative for Intraepithelial Lesions or Malignancy (NILM) —— 116
3 異型腺細胞 Atypical Glandular Cells (AGC) —— 118

A 特定できない異型内頸部腺細胞 Atypical glandular cells-not otherwise specified
　　　（AGC-NOS） ·· 118
　　　①ミューラー管乳頭腫 Müllerian papilloma　118
　　　②内頸部ポリープ Endocervical polyp　118
　　　③腺異型 Glandular atypia　119
　　　④頸管腺過形成 Gland hyperplasia　120
　　　⑤悪性腫瘍 Adenoma malignum　120
　　　⑥分葉状頸管腺過形成 Lobular endocervical glandular hyperplasia（LEGH）　121
　　　⑦微小腺管過形成 Microglandular hyperplasia（MGH）　121
　　B 腫瘍を示唆する異型内頸部腺細胞 Atypical glandular cells-favor neoplastic ·············· 122
　　C 腺上皮内癌 Adenocarcinoma in situ（AIS） ·· 124
　　D 微小浸潤腺癌 ·· 126
　　E 内頸部腺癌 Endocervical adenocarcinoma ·· 126
　　F 内頸部腺扁平上皮癌 ·· 129
　　G 未分化癌 ·· 130
　4 内膜細胞 Endometrial Cells ──────────────────────── 130
　　A 子宮腔から崩落した子宮内膜細胞 Exfoliated endometrial cells ······························ 130
　　B 異型内膜細胞 Atypical endometrial cells ·· 132
　　C 子宮内膜腺癌 Endometrial adenocarcinoma ·· 133
　　D 子宮内腔より直接採取した細胞診 ·· 135

第IX章　子宮間葉系病変とその他の腫瘍　　　137

　1 稀な子宮原発腫瘍 ─────────────────────────── 137
　　A 神経内分泌腫瘍 Nueroendocrine tumor ·· 137
　　B スリガラス様細胞癌 Glassy cell carcinoma ·· 139
　　C 中胚葉性混合腫瘍 Malignant mixed mesodermal tumor ·· 140
　　D 肉腫 Sarcoma ·· 141
　　　①ブドウ状肉腫 Rhabdomyosarcoma　141
　　　②平滑筋肉腫 Leiomyosarcoma　141
　　　③子宮内膜間質肉腫 Endometrial stromal sarcoma　142
　　E 悪性黒色腫 Malignant melanoma ·· 143
　　F 妊娠性絨毛疾患 Gestational chorionic tumor ·· 144
　2 膣・外陰の稀な腫瘍 ─────────────────────────── 146
　　A 腺癌 Adenocarcinoma ·· 146
　　B 外陰パジェット病 Paget's disease ·· 146
　3 他臓器癌からの転移 ─────────────────────────── 147
　　A 消化器癌 ·· 147
　　B 卵巣癌/卵管癌 ·· 149
　　C 乳癌 ·· 149
　　D 悪性リンパ腫 ·· 149
　4 腹水細胞診・尿細胞診 ───────────────────────── 150

文献 ·· 153
索引 ·· 159

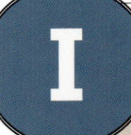 膣および子宮頸部の正常形態

1　女性性器の構造

　女性生殖器は外性器（外陰）と内性器（膣・子宮・卵管・卵巣）に分けられる。これら臓器はそれぞれに機能を発揮するため，構成する上皮細胞の形態はホルモン作用を受け，年齢・月経周期・妊娠・分娩に応じてダイナミックに変化する（図1）（Nauth 2007）。

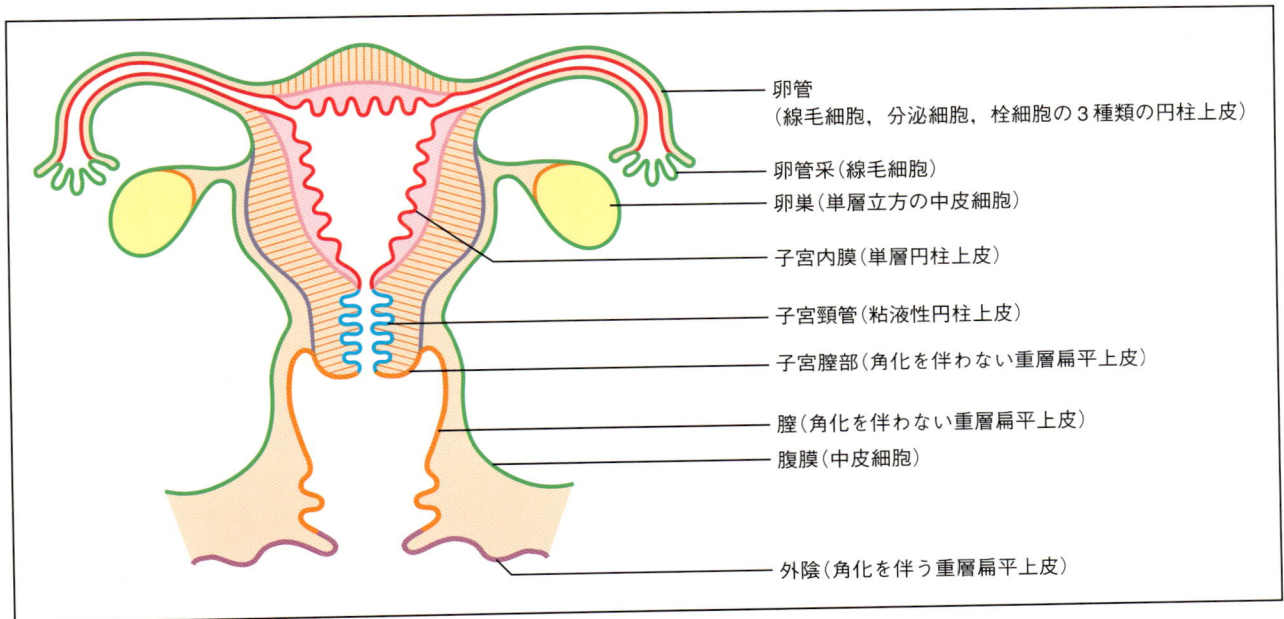

図1A　女性性器の構造と上皮

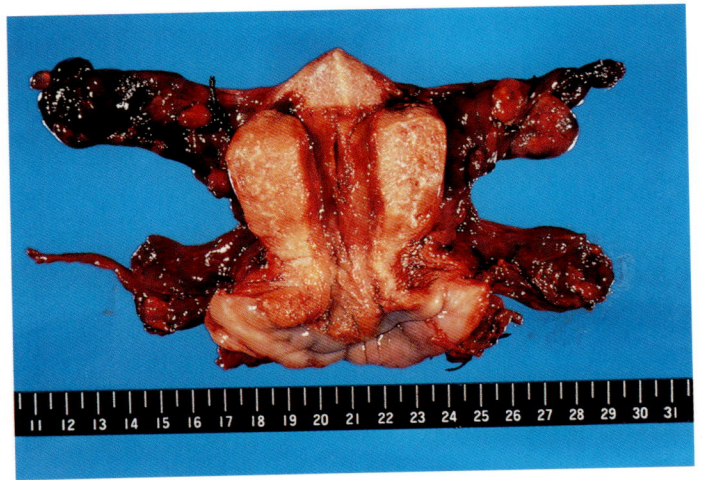

図1B　子宮・付属器標本

2 膣上皮

膣管の内側を被う粘膜は角化を伴わない重層扁平上皮で構成され，思春期前や閉経後では上皮は薄いが，成熟期はエストロゲン作用により厚くなる。上皮は表層から，**表層 superficial layer**，**中層 intermediate layer**，**傍基底層 parabasal layer**，**基底層 basal layer** に区別できる（図 2A〜C，表 1）。成熟期女性の中層細胞の細胞質には多量のグリコーゲンを含む。グリコーゲン量はエストロゲン依存性で，常在菌である Döderlein 桿菌により乳酸に代謝され膣内を酸性に保ち病原菌の繁殖を抑制している。グリコーゲン量は排卵期が最大で，中層細胞は排卵期から分泌期にかけて表層細胞に成熟し膣腔に剥脱する。擦過細胞はエストロゲン依存的に形態変化を示すため月経周期を推測することができる。すなわち，卵胞期には表層細胞が主体で，黄体期には中層細胞・傍基底細胞が増加し，月経直前には白血球も混じるようになる。これら一連の変化は MI（maturation index）として記載されるが，感度・特異性ともに低く，現在では臨床的にあまり使用されない。

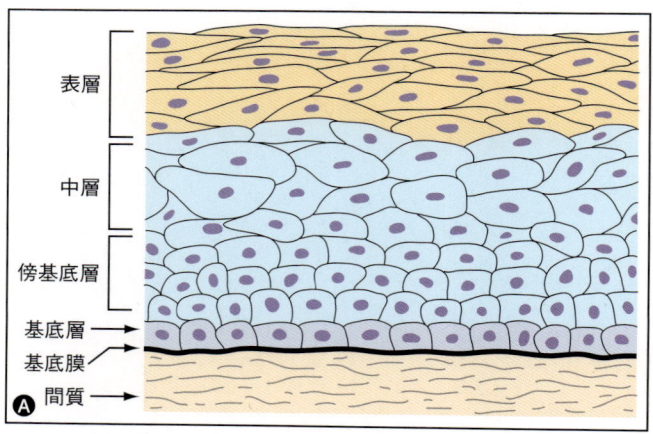

Ⓐ 膣と子宮膣部は重層扁平上皮層で構成される。両者は細胞形態では区別できない。成熟女性では基底層，傍基底層，中層，表層からなり，20〜30日で基底層から表層へ成熟する。

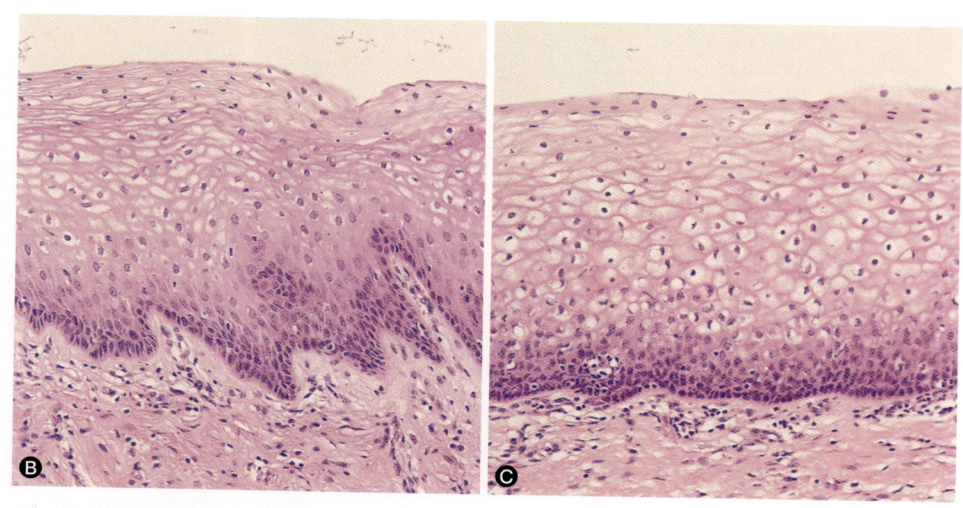

Ⓑ 膣では基底層が乳頭状に突出する。　　Ⓒ 子宮膣部では基底層は平らである。

図 2　膣と子宮膣部の上皮

表 1　膣・子宮膣部扁平上皮の特徴

名称	細胞形態	染色性*	細胞質の大きさ	核の大きさ	核クロマチン
表層細胞	多稜形	オレンジ色/淡いグリーン色	50〜60μm	5μm	濃縮
中層細胞	多稜形〜類円形	淡いグリーン色	30〜50μm	8μm	微細顆粒
傍基底細胞	類円形	濃いグリーン色	20μm	9μm	微細顆粒
基底細胞	円形〜類円形	濃いグリーン色	12〜14μm	8〜10μm	微細顆粒

＊Pap 染色：エオジン好性 eosinophilic はオレンジ色に，塩基好性 basophilic はグリーン色に染色される。(Patten 1976, 1986)

3　子宮頸部上皮

A　子宮外頸部 Ectocervix

子宮頸部の膣壁に連なる部は外頸部 ectocervix あるいは子宮膣部 portio と称する。子宮膣部は膣壁と同様に角化を伴わない重層扁平上皮で被われ，エストロゲン・プロゲステロンの作用を受ける。膣壁と同様に4つの層に分けられるが，膣壁にみられる基底層の突出（上皮脚）はない（図2）。擦過採取された細胞は形態の上から表層細胞，中層細胞，傍基底細胞，基底細胞に区別できる（図3）。擦過細胞診検体に基底細胞が出現することは極めて稀である。これら細胞はホルモン環境に応じて細胞形態の変化を示す（図4A～E）。

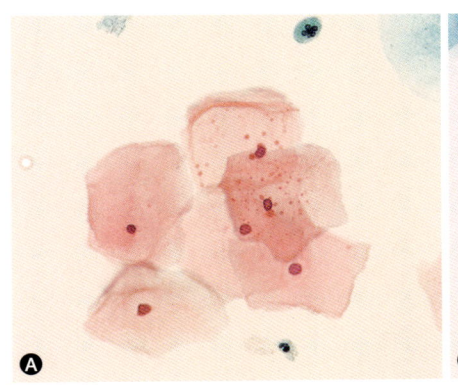
Ⓐ 表層細胞 superficial squamous cell：細胞質はオレンジ色あるいはライトグリーン色に染色されるが，核は濃染する点が特徴である。ときに細胞質に黒褐色のサイトケラチン顆粒を含む。塗抹法，Pap 染色

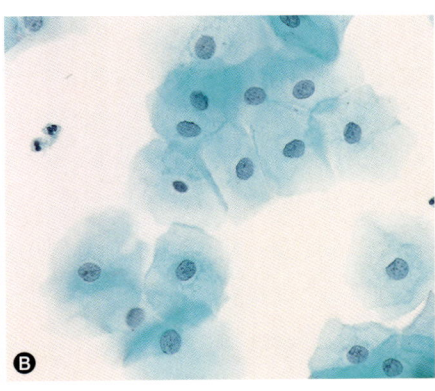
Ⓑ 中層細胞 intermediate squamous cell：表層細胞とほぼ同型の細胞で核がやや大きい点が異なる。核クロマチンは微細顆粒状である。ときに細胞質にグリコーゲン顆粒を認める。塗抹法，Pap 染色

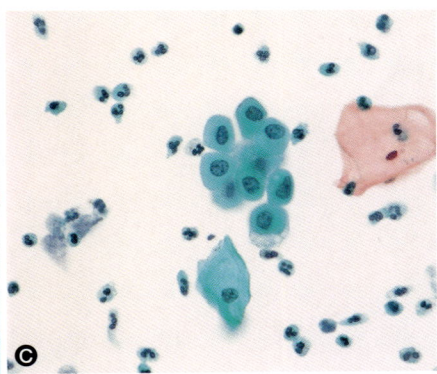
Ⓒ 傍基底細胞 parabasal squamous cell：濃いグリーン色の類円形の厚い細胞質とその中央に位置する円形核を特徴とする。塗抹法，Pap 染色

図3　子宮外頸部の細胞

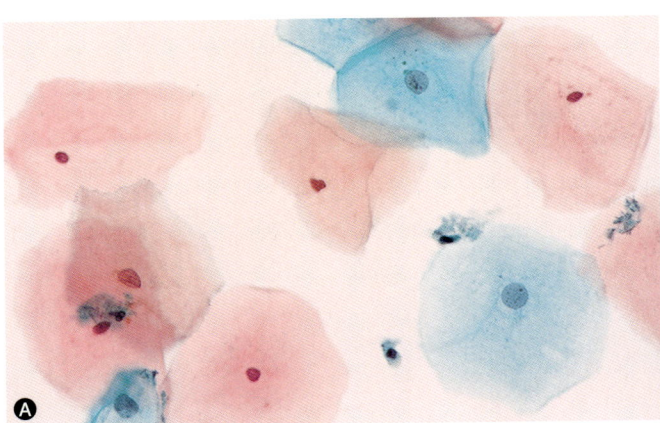
Ⓐ 増殖期：エストロゲン活性が高くほとんどの細胞が表層細胞である。細胞質の染色性はライトグリーンよりもエオジン好性色が顕著となる。塗抹法，Pap 染色

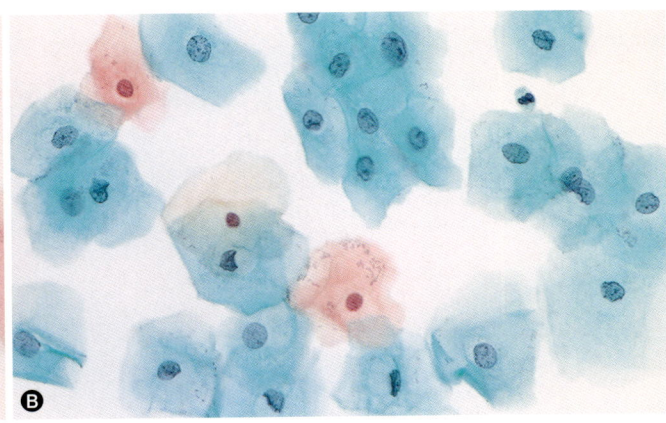
Ⓑ 分泌期：プロゲステロン活性が高いため多くが中層細胞である。細胞質はライトグリーンが顕著となる。塗抹法，Pap 染色

図4　ホルモンによる細胞形態の変化（次頁に続く）

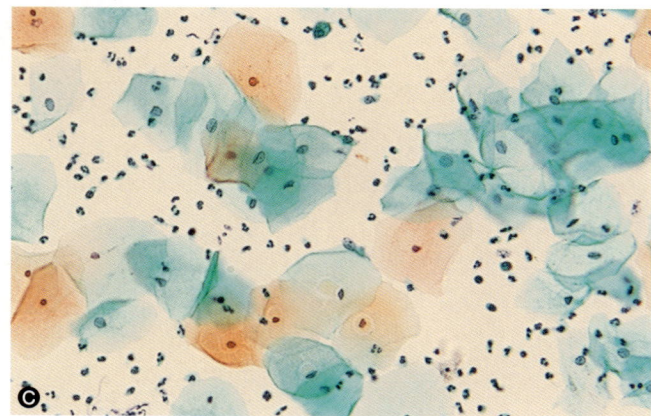
月経直前:中層細胞優位の状態に炎症細胞が出現する。液状法,Pap染色

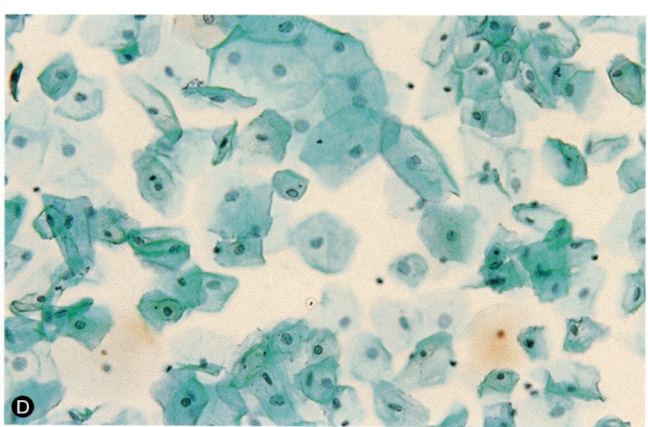
妊娠中期:黄体ホルモンが優位のため,中層細胞が目立つ。細胞質の折れ込みが顕著となり舟形を示す細胞(**舟状細胞** navicular cell)も散見される。液状法,Pap染色

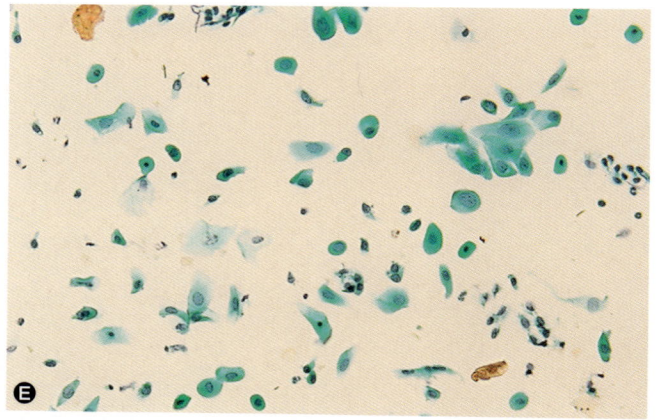
産褥期:化生細胞や傍基底細胞が優位となる。液状法,Pap染色

図4 ホルモンによる細胞形態の変化(続き)

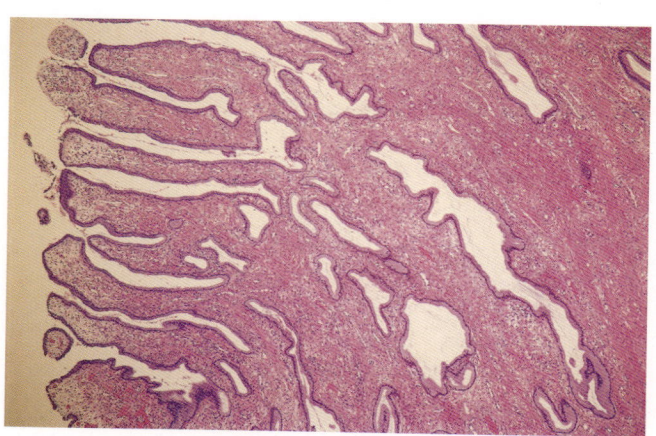

子宮頸管は子宮頸部組織深部(頸部厚の1/3以内)に炭鉱の坑道のように入りこむ。内腔を被う上皮は豊富な粘液を細胞質に含有する円柱細胞である。これら上皮細胞は無数の樹枝状の分泌腺管を構成し頸管内に開口する。HE染色

図5 子宮内頸部腺上皮

B 子宮内頸部 Endocervix

　子宮頸部の内腔に通じる部は子宮内頸部 endocervix と称する。内頸部を被う上皮は単層の背の高い粘液産生性の円柱上皮(腺上皮)である(**図5**)。細胞質は豊富な粘液で満たされ,核は基底層側に圧排される。円柱上皮は月経周期による形態変化や剥脱も生じないが,粘液の性状や量は月経周期により変化する。子宮内膜と接する部には粘液産生の円柱細胞に混じって線毛を有する細胞がみられる(**図6**)。

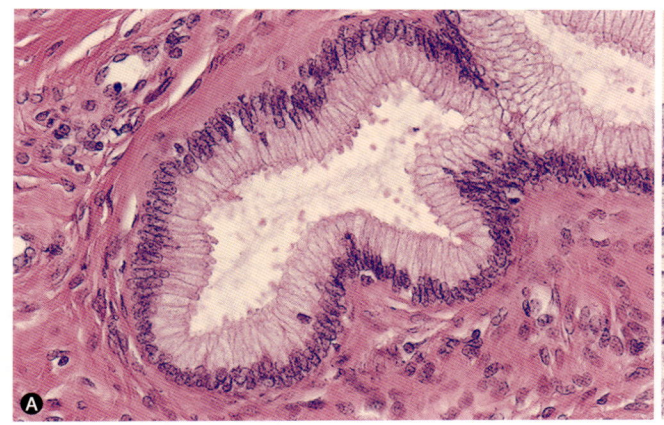
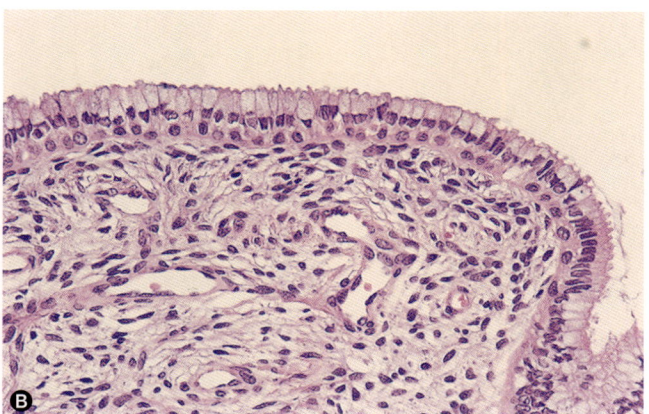

A 豊富な粘液を貯留する頸管腺上皮。透明な細胞質と核は下に圧排されている。HE染色

B 一層の腺上皮下幹細胞（予備細胞）が準備されている。HE染色

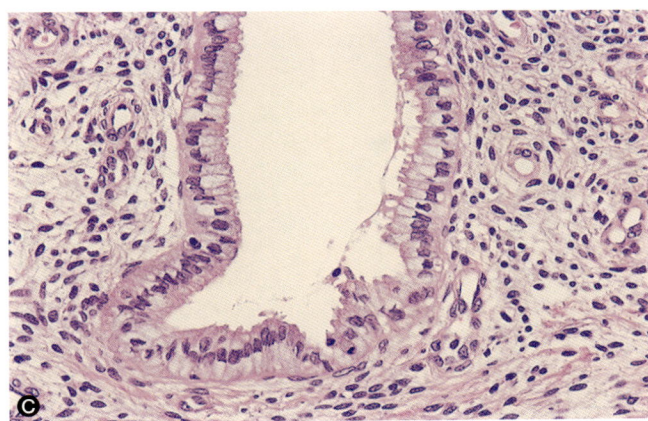
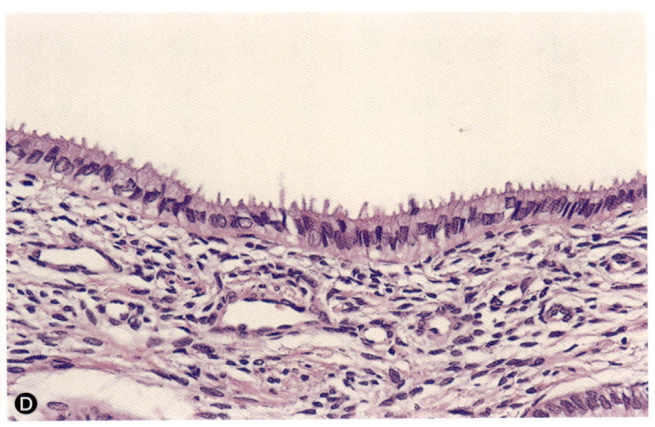

C 核下空胞がみられ，核は細胞の中央に位置する。HE染色

D 線毛をもつ細胞が目立つ。HE染色

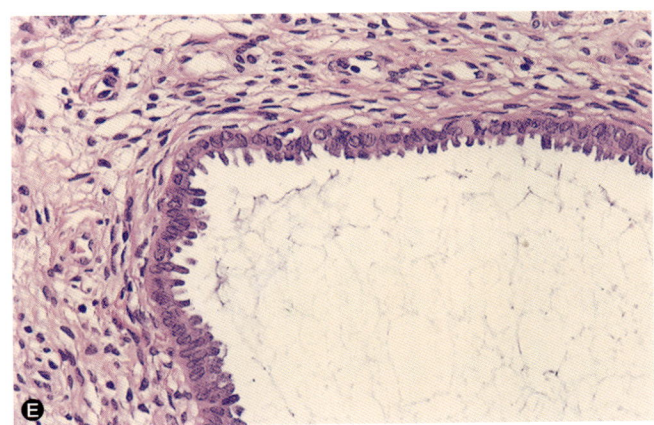
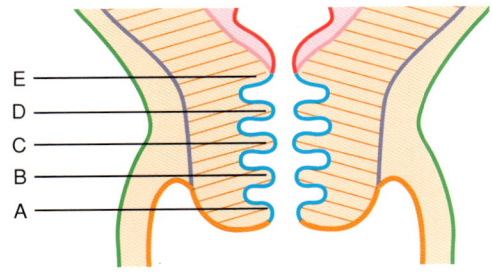

E 内膜に接する部位では多くの細胞は線毛をもつが，粘液はもたない。HE染色

同一の患者であっても部位により多様な形態を示す。これらの上皮細胞が細胞診検体に出現する。

図6 子宮内頸部の組織像

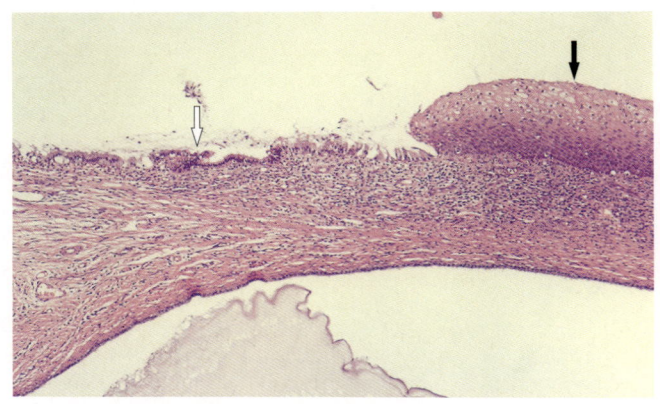

腺上皮(⇩)，重層扁平上皮(↓)の接する部位を示す。HE 染色

図7　扁平円柱上皮接合部(SCJ)

子宮膣部側では内頸部の円柱上皮は外子宮口付近で膣部の重層扁平上皮と接する。この部を**扁平円柱上皮接合部 Squamo-columnar junction (SCJ)** と称する(図7)。SCJ は思春期以前では内頸部奥に入り見えないが，成熟期ではエストロゲン作用により頸管腺の増殖と共に内子宮口より膣側に圧出され子宮口から観察できる。閉経後にエストロゲンの低下と共に頸管腺は萎縮し，SCJ は内部に入りこむ(Singer 1975)(図8)。

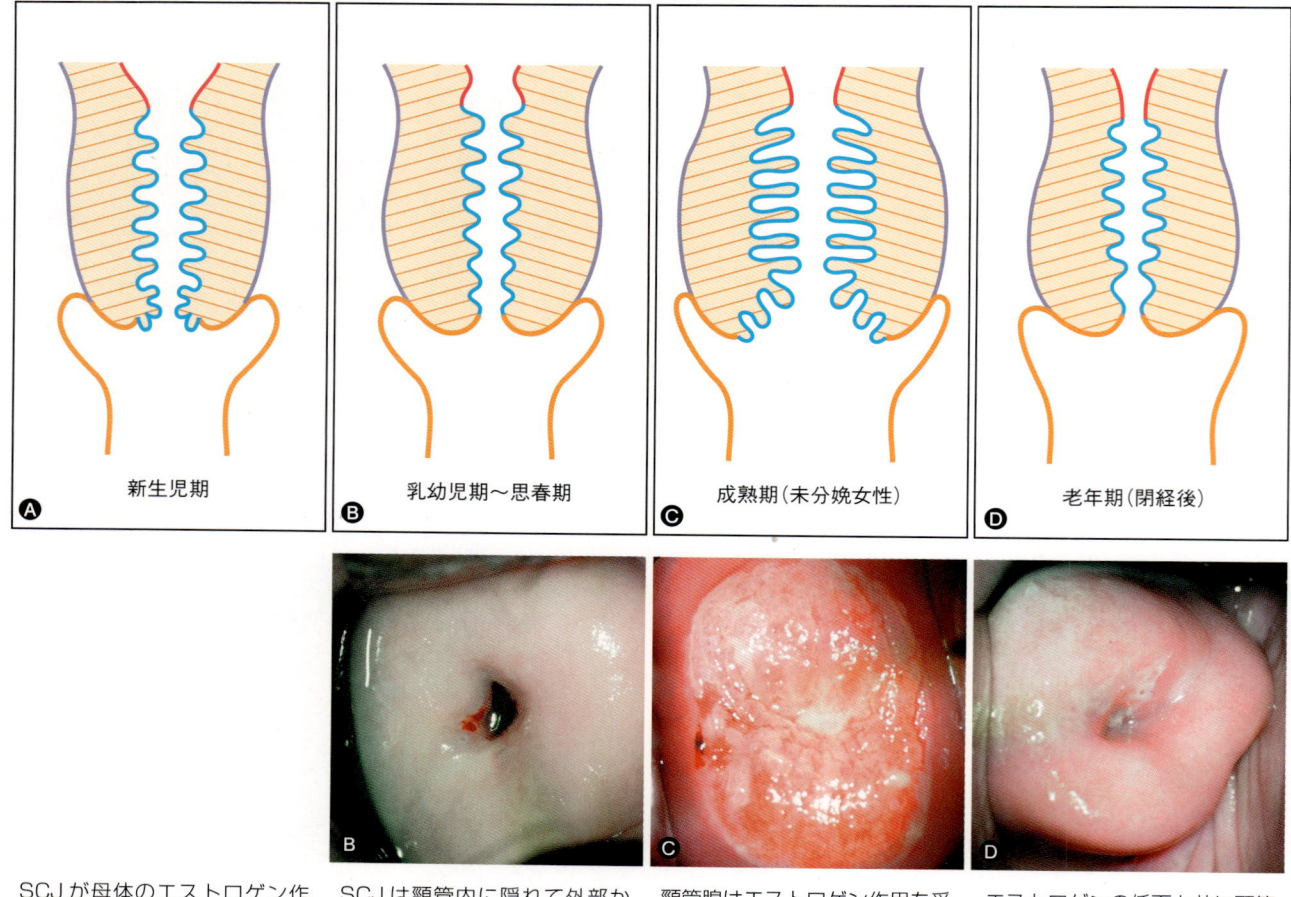

Ⓐ 新生児期　Ⓑ 乳幼児期〜思春期　Ⓒ 成熟期(未分娩女性)　Ⓓ 老年期(閉経後)

Ⓐ SCJ が母体のエストロゲン作用を受け外頸部に出現。

Ⓑ SCJ は頸管内に隠れて外部からは見えない。

Ⓒ 頸管腺はエストロゲン作用を受け活発に分泌活動を行うため，SCJ は外頸部に張り出す。SCJ の輪郭は円形である。

Ⓓ エストロゲンの低下と共に頸管腺は萎縮し SCJ は内頸部に入りこむ。

図8　年齢による子宮膣部のコルポ像とその上皮

C 頸管腺細胞 Cervical glandular cell

擦過細胞診検体には環境・採取法・固定法・年齢・分娩などの生体変化により多様な形態を示す腺細胞が出現する(図9)。

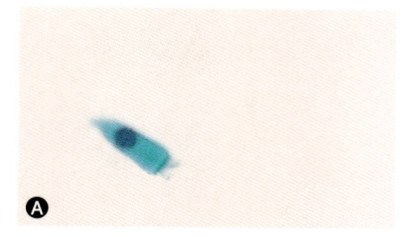

楔状形態。細胞質は青く濃染される。線毛を認める。塗抹法

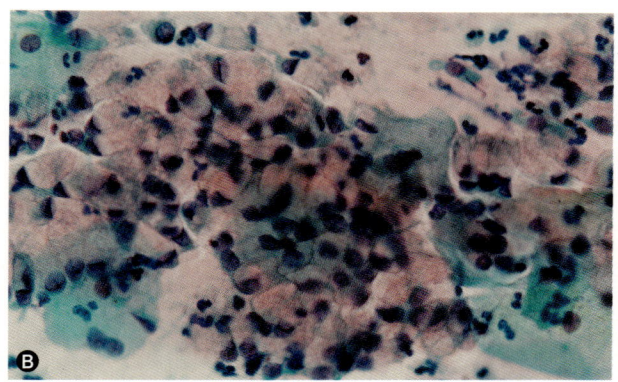

液状貯留のため細胞はビア樽状を呈する。核も圧排される。

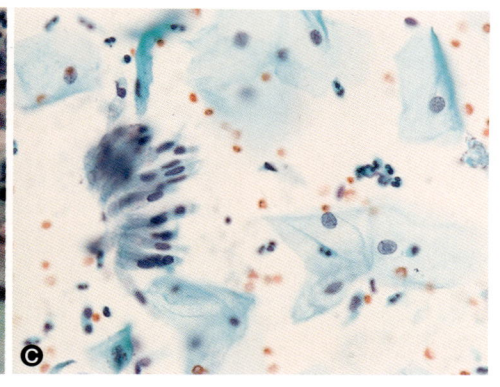

細胞質は淡く染色される。ロゼット様に集合している。液状法

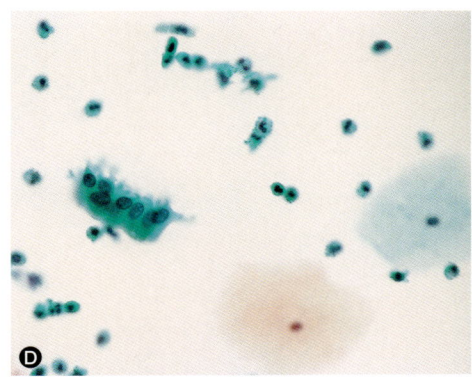

柵状配列。細胞質は青く濃染され,核は小型で濃く染色される。塗抹法

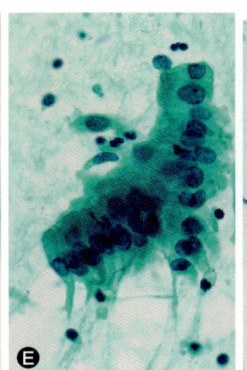

鳥の羽毛状形態。塗抹法

蜂の巣状形態。塗抹法

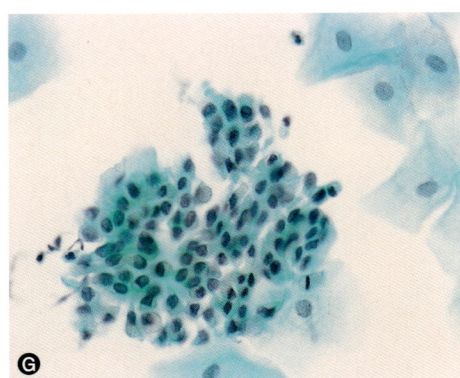

細胞固定状態の変化により蜂の巣構造も変化する。液状法

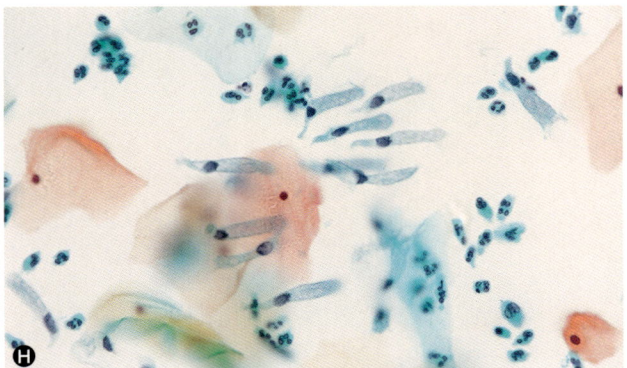

濃縮した核は中心に存在し,細胞質はトンボの羽根様の形態を示す。液状法

図9 多様な形態を示す頸管腺細胞(Pap染色)

D　移行帯の上皮 Transformation zone

　性行為・妊娠/分娩・病原体の感染・化学物質などの外的刺激を受けると頸管円柱上皮の下層にある予備細胞（幹細胞）が活発に増殖し，新たな扁平上皮層が形成される。この現象は**扁平上皮化生 squamous metaplasia** と称するが，生体防御の目的を有する。腺上皮は物質の分泌・吸収など生命活動維持に必須であるが，扁平上皮は外的な刺激の防御に強固な砦となる。この化生により新しく形成された扁平上皮層は従来の SCJ より腟側に新規 SCJ を形成することとなる。この新・旧の SCJ の間の領域を**移行帯 transformation zone** と称する（図 10 A〜C）。移行帯部の扁平上皮は成熟（分化）を遂げれば，旧来の重層扁平上皮と区別できない。上皮下にナボット嚢胞があれば移行帯の根拠となる（図 10 D, E）。この移行帯部は子宮頸癌の発生の舞台であり，前癌病変の診断上極めて重要な領域である。

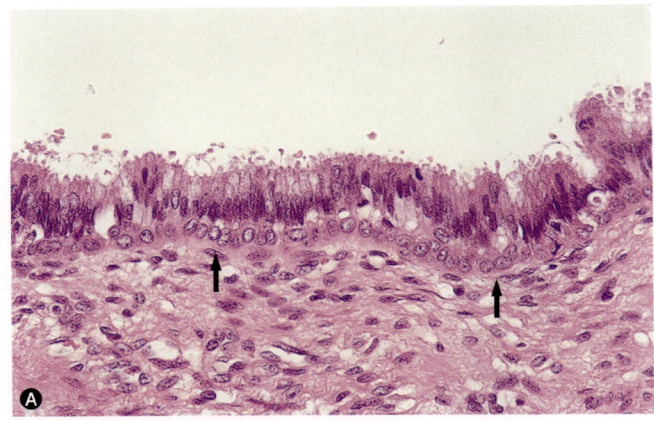

予備細胞：頸管腺直下に予備細胞（幹細胞）（↑）を認める。予備細胞は腺上皮にも扁平上皮にも分化できる万能細胞である。

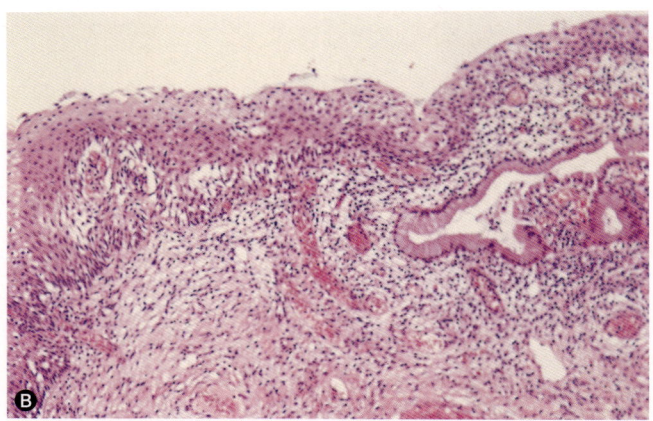

成熟化生上皮：管腺上皮直下に形成される予備細胞 reserve cell は未熟化生上皮から分化して成熟化生上皮に成長する。成熟化生上皮は元来の扁平上皮と区別できなくなる。ときに分化を待たずに増生して reserve cell hyperplasia を呈する。

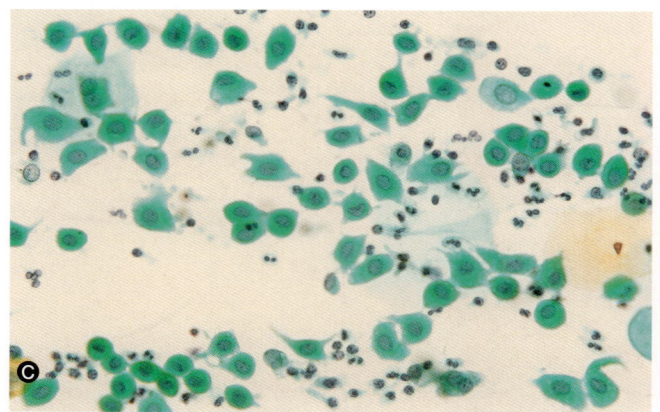

化生上皮細胞：突起を有する傍基底細胞類似の細胞である。細胞質はグリーン色に濃染し，中央に位置する核は輪郭明瞭で，核クロマチンは微細顆粒状である。ときに核小体を認め，未熟（未分化）であれば腺細胞類似の形態を示す。塗抹法，Pap 染色

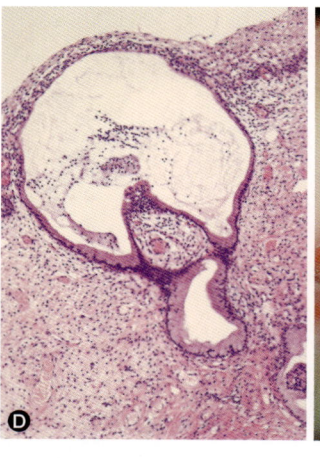

ナボット嚢胞 Nabothian cyst：頸管腺開口部に化生上皮が形成され開口部を被うと，粘液は排液されずに嚢胞を形成する。

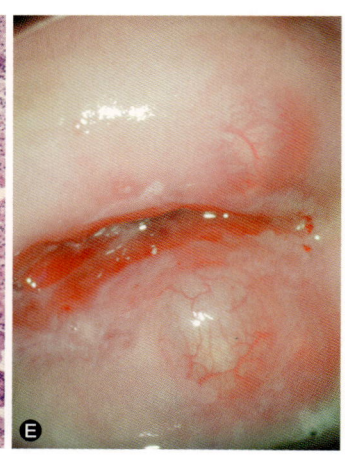

ナボット嚢胞と移行帯：薄い嚢胞壁と表面に樹枝状の血管を認める。

図 10　移行帯の上皮構造

E 子宮内膜細胞 Endometrial cells

成熟女性には月経中や分泌期の初めには膣細胞診に子宮内膜細胞を見ることがある（図11）。内膜間質細胞の周囲に内膜腺細胞が被う構造物 exodus として観察される。子宮内腔からの直接採取の細胞検体は，わが国においては子宮内膜癌のスクリーニング検査として実施されているが，膣細胞診では変性が加わり不明確のことが多い。

F 間質細胞・血液細胞 Stromal cell・Blood cell

膣細胞診検体にはしばしば間質細胞や血液細胞が出現する（図12）。悪性腫瘍細胞と紛らわしい場合もあり，注意を要する。

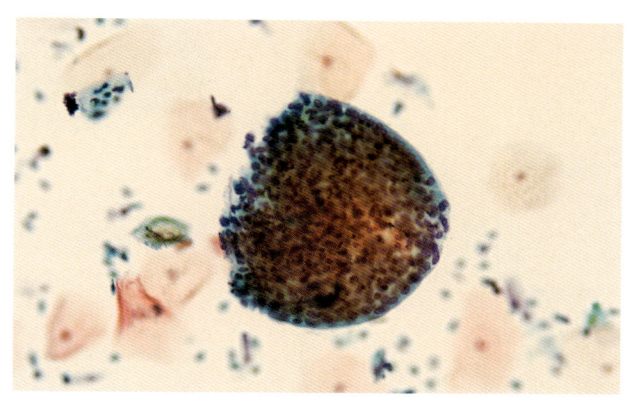

月経中に出現した内膜細胞。背景には炎症細胞・出血をみる。上皮細胞は中層細胞優位である。液状法，Pap 染色

図11　子宮内膜細胞

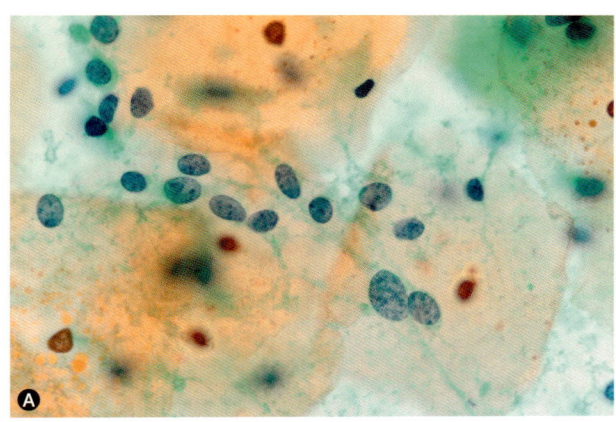

Ⓐ 子宮内膜間質細胞：小型の卵形核を有する紡錘形〜ファイバー形の細胞が孤立散在性に出現する。細胞質はレース状の淡いライトグリーンに染色され，しばしば消失する。塗抹法，Pap 染色

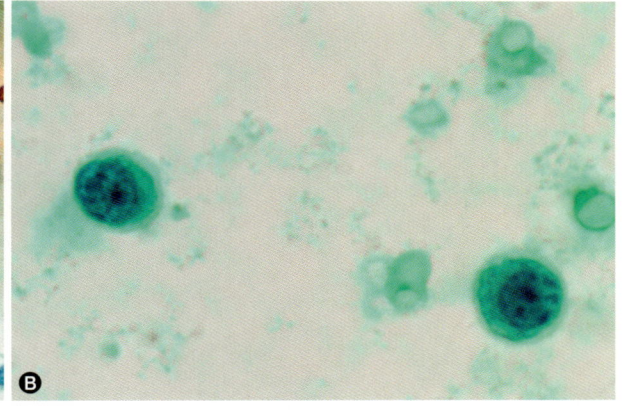

Ⓑ プラズマ細胞（形質細胞）：小型卵円形の細胞。核は偏在し細胞質は豊富にリボ核酸（RNA）を有するため強い好塩基性を示す。Bリンパ球由来で抗体産生の働きをなす。塗抹法，Pap 染色

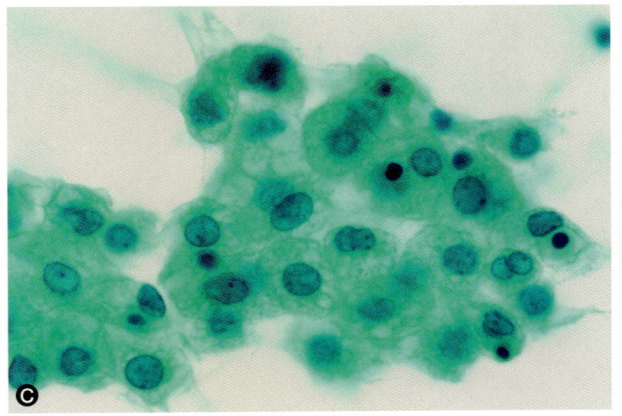 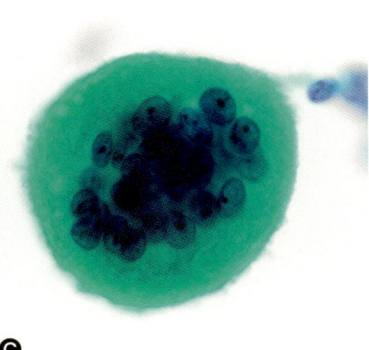 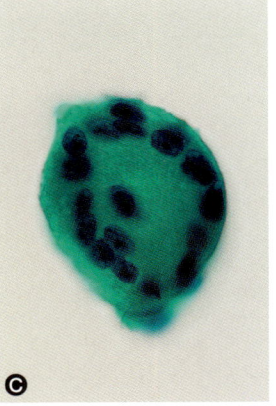

Ⓒ 組織球：組織中に存在するときはマクロファージと称する。しばしば，多核となり巨大化する。肝臓のKupper細胞，肉芽腫巨細胞，皮膚Langerhans細胞を含む。塗抹法，Pap 染色

図12　頸部細胞診に出現する非上皮系細胞

II 子宮頸癌発生の分子機構
―Human Papillomavirus の果たす役割―

1 子宮頸癌と HPV

今日では，HPV（human papillomavirus）が子宮頸癌の原因であることは紛れもない事実として認められている。しかし，HPV と子宮頸癌との関連が指摘されるようになったのは 50 年ほど前のことである。HPV 感染が原因で生じるパピローマは古代ローマ時代からイチジク（fig）などと称され，艶笑話や美容上の話題になっても，医学的には注目されることはなかった。パピローマに医学的な光が当てられるのはウイルス感染であることが明らかになった 20 世紀初頭である（図 1A）。

癌との関連が注目されたのは Shope により家兎の乳頭腫からパピローマウイルスが分離され（1933 年），Raus ら（1934 年）によりウサギパピローマウイルスによって引き起こされた乳頭腫が癌化すると報告されたことに始まる。1949 年には Straus らが電子顕微鏡で腫瘍内にウイルス粒子を捉えた（図 1B）。1963 年には Crawford らによりウイルス粒子内に輪状の 2 本鎖 DNA が発見された。この DNA ウイルスの発癌性研究はウシのパピローマウイルスで進んだ。ヒトにおいては遺伝性の **皮膚乳頭腫 epidermodysplasia verruciform** から発生した皮膚癌から HPV が分離され（Orth 1978），HPV と癌は多くの研究者の注目するところとなった。そのような歴史的環境のなかで 1970 年代には子宮頸癌の発生には HPV が重要な役割をなすことが示唆されていた。そして，ついに 1983 年にドイツのウイルス学者 zur Hausen らのグループが子宮癌由来細胞株から HPV16 を分離し，癌組織や多くの子宮癌細胞株に高率に存在することを発見し，子宮頸癌に強く関連することを指摘した（Durst 1983）。この発見が起爆となり世界中の多くの医科学者・病理学者・疫学研究者・臨床医が HPV 研究に集結することになった。

分子生物学的な研究により HPV の発癌の分子機構が明らかとなり，子宮頸癌は HPV により惹起されることが決定的となった。多くの疫学調査でも一様に HPV の関連が示された。HPV 感染なくして子宮頸癌は発生しないと言っても過言ではない。そして，今日では HPV 感染予防ワクチンも開発され，地球上から子宮頸癌が消滅することも夢ではない状況にある（zur Hausen 2002, Stanley 2007）。そして，2008 年ノーベル医学生理学賞が zur Hausen に与えられた。

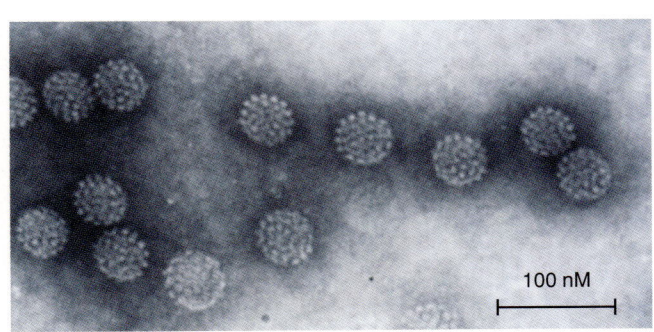

図 1A　HPV の外観（電子顕微鏡像）

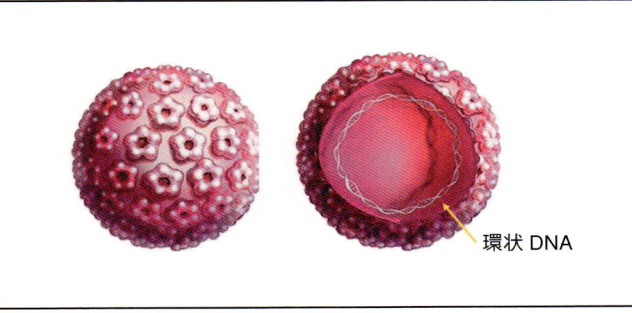

ウイルス粒子はエンベロープをもたず，72 個の capsomere から構成された直径約 55 nm の正 20 面体の capsid 構造をなす。

図 1B　HPV の構造モデル

2　HPVの構造と機能

A　HPVの構造

HPVはパポバウイルス科に属する約8,000塩基対の環状DNAウイルスである。現在約120種が報告されているが，子宮頸癌に絡むgenotypeは35種程度である（図2）。

Papillomavirus（PV）は脊椎動物に広く感染するウイルスであるが，種特異性が極めて高い。ヒトのウイルス（HPV）はヒト以外には感染しない。HPV-ゲノムは蛋白がコードされたORF（open reading frame）と遺伝子発現をコントロールする約1,000塩基対のNCR（non coding region）からなる。ORFは初期遺伝子（$E1$, $E2$, $E4$, $E5$, $E6$, $E7$）と後期遺伝子（$L1$, $L2$）からなる。初期遺伝子群はHPVゲノムの複製に関与し，特にE6，E7は発癌に強く関与する（図3A）。

B　NCRの役割

NCRはHPVゲノムの約12%（約1,000塩基対）を占め，主に上皮細胞でHPV遺伝子発現の転写調節

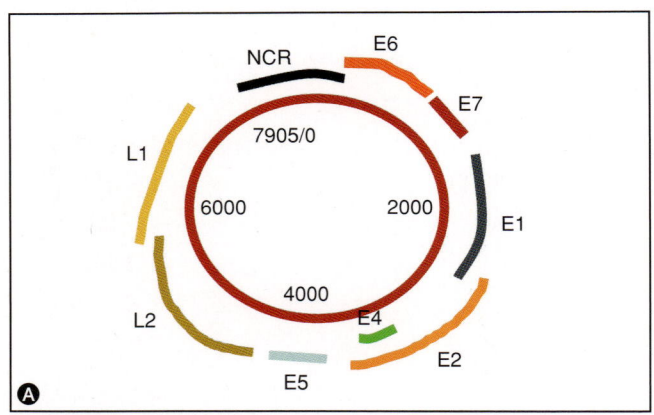

HPV-DNAの遺伝子発現領域：各遺伝子領域が種々の働きをなす。

図3　HPV-DNAの構造と機能

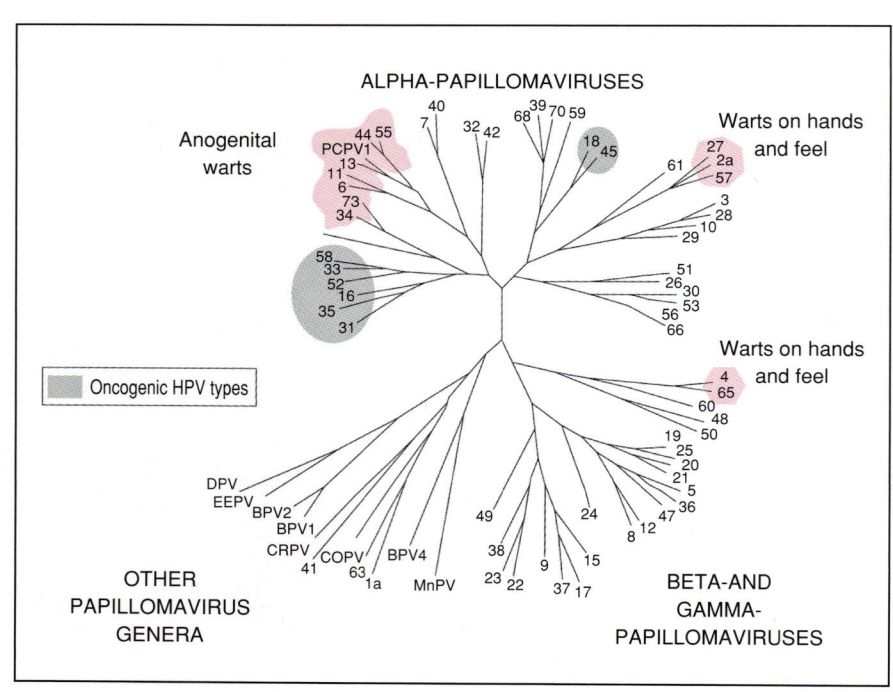

性器粘膜に感染するHPVはα-HPV群で約35種類存在する。発癌性を有するものは15種程度である。（Fauquet 2005）

図2　HPV-DNAの系統樹

を行う．NCRには非特異的な転写因子(Sp-1，NF1，AP1，YY-1など)が結合する．特に性器に感染する粘膜型HPVのNCRにはグルココルチコイド受容体の結合部位が存在する．角化細胞遺伝子エンハンサーと類似部位があり上皮特異性の原因とされる．これらの転写因子がNCRに結合し，HPVの遺伝子発現を制御している(図3B)．

C 初期遺伝子群 Early genes

ORFの初期遺伝子(*E1, E2, E4, E5, E6, E7*)は様々な作用を介して細胞を癌に導く．

E1蛋白はHPV-DNAの複製に役割をなすが，いまだ未知の部分が多い．

E2蛋白は2つの蛋白からなる．1つは転写因子として，もう1つはHPV-DNAの複製を制御する．E2蛋白はSp1などの転写因子と競合的に作用して結果として遺伝子発現を支配している．E2が高濃度であれば*E6/E7*の発現が抑えられ，低濃度であれば*E6/E7*の発現が活性化され細胞増殖が促進される．子宮癌細胞ではHPVゲノムが宿主細胞に組み込まれる際にしばしば*E2*遺伝子領域が欠落する．この現象が*E6/E7*遺伝子の恒常的な活性化をもたらし，発癌への階段を上ることになる．*E2*領域の遺伝子突然変異も同様の結果をもたらす．しかし，臨床検体ではCIN3の75〜97%，癌の20〜70%はE2の断裂が生じていないとの報告もある(Pirami 1997, Matsukura 1989)．これらの報告は少数の組み込みを捉えていない可能性もあり，環状のHPV-DNAがどの時点でヒトの染色体DNAに組み込まれるのかは発癌を考える上で重要な事柄であるが，未知の点が多い．

E4蛋白はHPV-DNA複製や細胞不死化には関与していないが，もっぱら分化した上皮細胞で発現していることから，HPVが感染力をもつウイルスとして成熟するのに必要な環境を作るために，特に後期遺伝子蛋白(L1，L2)を作る際に何らかの役割をなすのではないかと考えられている．

E5蛋白はEGFを介した細胞内情報伝達系，特にERK-1/MAPリン酸化酵素の活性化を行い細胞増殖を促進すると同時に，感染細胞の組織適合抗原の発現を減弱させ宿主の免疫監視から回避させる作用があると指摘されている．

E6/E7蛋白は細胞癌化に最も重要な役割をなす(zur Hausen 2002)(図4)．

E6蛋白は151のアミノ酸からなる蛋白で4つのZinc finger構造をもち，細胞質・核に存在する．E6はE7と共同で高率にヒトの正常細胞を不死化できる．E6の作用で最も注目すべきはp53蛋白との結合とその崩壊である．正常のp53蛋白はp21を介してCDKとCyclineの結合を阻害してRB蛋白のリン酸化を阻止する．低リン酸化RB蛋白は増殖転写因子であるE2Fを吸着することによって遊離E2Fを低下させ細胞周期をG1で止める作用を有する．E6はE6付属蛋白と共にp53と結合し分解促進させ，p53のアポトーシス誘導機能を阻害する．p53の分解促進以外に，アポトーシス誘導蛋白Baxと結合しアポトーシスを抑制する．E6はc-mycを介して*hTERT*のプロモーターに結合してテロメラーゼ活性を上げ，細胞不死化を誘導する(Kyo 2000)．E6はDLGとAPC蛋白の結合部に割

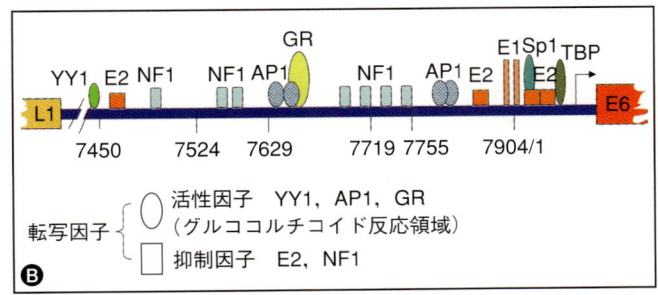

HPV-DNA16-NCRの転写制御：様々な転写因子がNCRに結合し多様な働きをなす．

図3 HPV-DNAの構造と機能

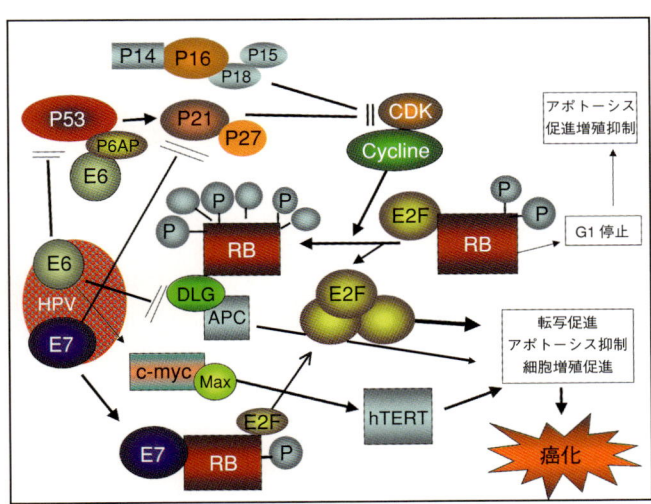

E6/E7蛋白が中心的役割をなす．

図4 HPV-DNA蛋白の発癌における働き

り込み，APC 蛋白の細胞増殖抑制機能を阻害する．

E7 蛋白は 98 のアミノ酸からなり 1 つの Zinc finger 構造をもつ．E7 の最も重要な働きは，RB と結合し E2F を RB から遊離させ細胞周期回転を G1 期から S 期へ促進させることである（Munger 2002）．p16 はサイクリン D/CDK4 複合体に結合して RB のリン酸化を抑え，細胞増殖を抑えている．p16 は細胞増殖抑制に作用するが，HPV 感染細胞では RB 蛋白が E7 で不活化されているため，RB 抑制経路が作動しないため，ネガティブフィードバック作用で p16 は蓄積される（Li 1994）．HPV 感染陽性の異型細胞は p16 蛋白の発現が核に強くみられる（Klaes 2001）（図 5）．この現象を利用して細胞抽出液から p16 蛋白を ELISA 法で測定，あるいは免疫染色にて過剰発現のスコアを癌スクリーニングに利用する試みもなされている（Wentzensen 2005, 2006）．さらに，E7 は p21 や p27 などの転写因子と結合してこれらの機能を障害して，Cyclin/CDK の活性を促し RB のリン酸化を介して細胞周期を促進させ，細胞増殖を促す．

後期遺伝子（L1, L2）はウイルスの表面のキャプシッド蛋白を作る．この蛋白は HPV が生体に感染した場合，最初の抗原刺激となる．したがって，HPV 感染予防ワクチンとして重要な抗原となる．

D 後期遺伝子群 Late genes

L1 蛋白（54 kD）の 5 個の複合体と L2 蛋白（70-76 kD）は HPV 粒子のキャプシド構造を構成する（図 6）．この構造は脂肪を含む外膜をもたないため熱や有機溶媒に対して比較的抵抗性を示す．L1/L2 蛋白は成熟した角化細胞の核内で大量に作られる．L1, L2 は感染能力に必要であることから，成熟角化細胞で感染能力のある成熟ウイルスが増産されることになる．

L1 蛋白を昆虫ウイルスや酵母菌に発現させた virus-like particle（VLP）がワクチンとして開発され実用化されている．HPV 16/18 型に対する 2 価ワクチン（Cervarix®）と尖圭コンジローマの原因である 6/11 型を加えた 4 価のワクチン（Gardasil®）である（Stanley 2007）．

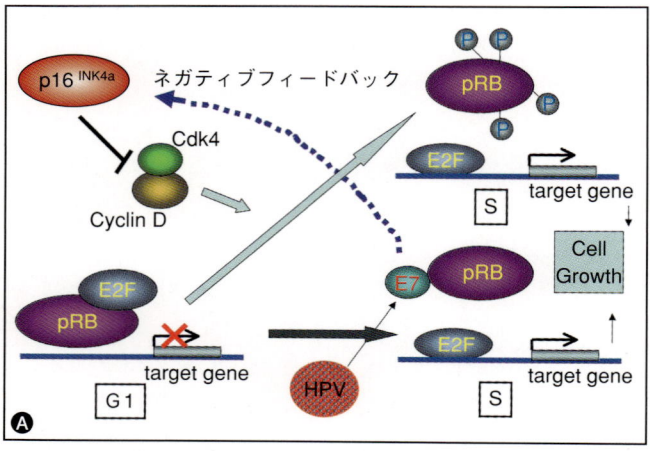

癌細胞における p16 の過剰発現のメカニズム：p16 は癌抑制因子として作用するが，HPV 感染細胞で RB 経路が活性化されるとネガティブフィードバック作用で p16 の過剰発現が生じる．

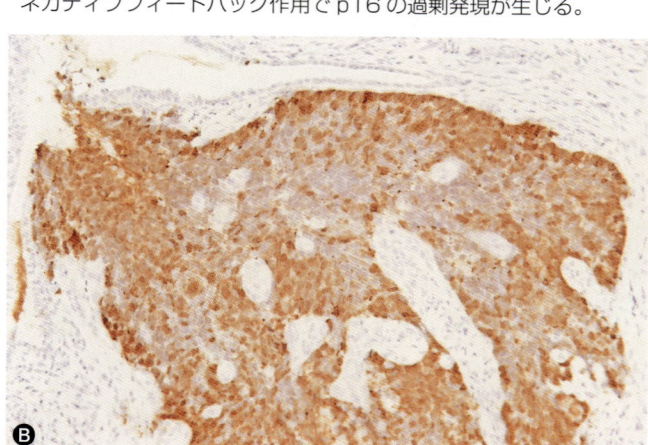

子宮癌細胞の核・細胞質に p16 の蓄積をみる．免疫染色

図 5　p16 の発現と発癌

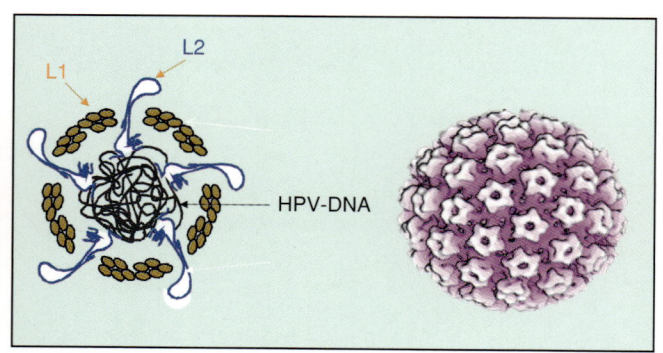

5 分子重合の L1 蛋白がキャプソメアを形成する．72 個のキャプソメアが正二十面体のキャプシド構造を形成する．この膜に 12 分子重合の L2 蛋白が挿入される．内部に環状 HPV-DNA を入れる．

図 6　HPV 表面のキャプシド構造

3 HPV感染と子宮癌リスク

A HPVの型による発癌リスクの違い

癌に高率に検出される高リスク型と，癌には検出されない低リスク型に大別される（表1）。

欧米での子宮頸癌はHPV16型や18，45，31型が高率に検出され，子宮癌全体の80％を占める。次いで33，52，58，35，59，56型が検出される（Bosch 1995, Muñoz 2003）（図7）。

わが国でのHPVの感染率は健常者で10％，異形成では80％，浸潤癌では95％以上である（図8A）。その型別の頻度はCIN1を含めた健常者では52，16，58，56，51，18型の順で多く，CIN3でも16，58，52型の順である。癌においては欧米と同様に16，18型の頻度が最も高いが，欧米と異なり52，58型も高率である（Inoue 2006, Miura 2006, Konno 2008）（図8B）。

日本以外のアジア地域や中央アメリカでも16，18型に加えて，52，58型が比較的高率である（An 2003）。一方，北米やヨーロッパ，北アフリカは類似して16，18型についで45型，31型が多い（図9）。アフリカのケニアでは52型が比較的多く，欧米とは異なるようである。これは人類の地球上への進展と関連があると筆者は推測している。HPVは中央アフリカに誕生した人類の進展と共にウイルスも広がったことを示している。

表1 HPVのgenotypeとリスク度

癌になる危険度	HPV-DNAの型
明らかに高リスク（Odds ratio 10以上）	16, 18, 31, 33, 35, 39, 45, 51, 52, 56, 58, 59
おそらく高リスク（Odds ratio 9〜1）	26, 53, 66, 68, 73, 82
明らかに低リスク（Odds ratio 1未満）	6, 11, 40, 42, 43, 44, 54, 61, 70, 72, 81, CP6108

（Muñoz 2003）

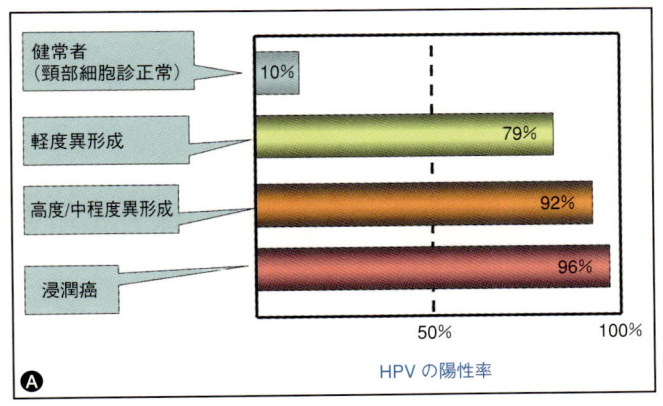

日本人における子宮頸部病変別のHPV陽性率：膣細胞診正常女性でも10％の陽性を示す。軽度異形成では80％前後の陽性率である。HPV以外の要因による形態変化を軽度異形成と診断しているためである。

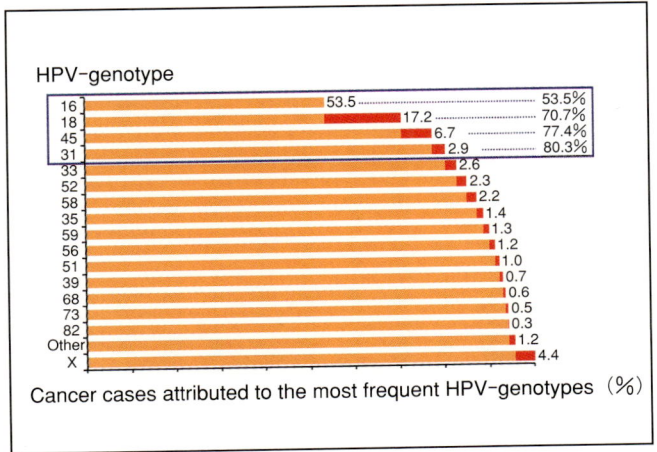

HPV genotype 16,18,45,31で80％を占める。
（Muñoz 2004）

図7 欧米人の子宮癌組織におけるHPV-genotype別頻度

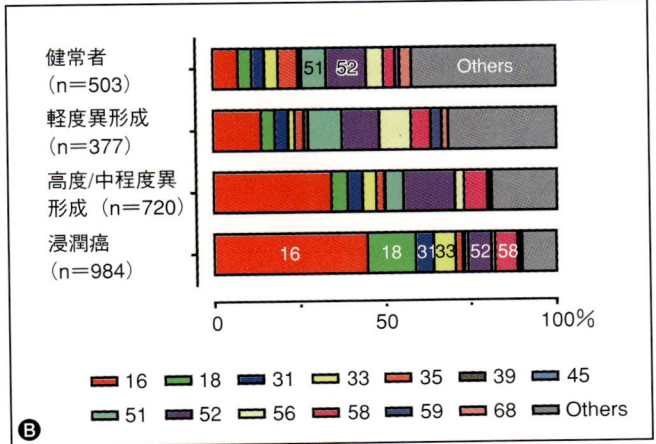

日本人HPV陽性者の各種疾患におけるHPV型別頻度：いずれの病変においても16，18型に加えて52，58型が目立つ。筑波大学調査（Miura 2006）

図8 日本人のHPV-genotype別の感染率

頸部腺癌のHPVの検出率は扁平上皮癌の95～100％よりやや低く80％程度である。18型が高率である(Inoue 2006)。腺細胞ではウイルス量も少なく，ウイルスの自己増殖力が弱いため検出感度が落ちるのではないかと考えられる。

低リスク型HPVに感染すると尖圭コンジローマが生じるが，癌が発生することは極めて稀である。これはHPV-E6/E7機能の違いを反映している。低リスク型HPVのE7は高リスク型に比べRBに結合能が1/10程度で細胞癌化能も低いことが判明している(Munger 2001)。

B　HPV感染と性行為

HPV感染は性行為にて伝播するが，いわゆる通常の性感染症とはいえない。HPV-DNAはヒト精液中の上皮細胞に存在し，その配偶者にも高率にHPV-DNA16型を認める(Inoue 1992)。性交経験のある健常女性の約10％において不顕性感染として膣内にHPV-DNAが検出される。日本人を対象にした調査では若年者のHPV感染頻度は30～60％で，50歳以降では5％程度である(図10)(Inoue 2006)。性交経験のない女性には検出されない(Shimada 2007)。HPVは感染者の50％が複数のウイルスに感染しており性活動の旺盛な若い人ほど混合感染率が高く，HPVは一般社会に広く蔓延している(表2)。陰茎癌の夫や子宮癌の前妻をもった夫の妻には子宮癌の頻度が高いこと(Kessler 1977, Smith 1980)，子宮頸癌・上皮内癌女性の夫にはHPV関連の肛門癌が多いこと(Hemminki 2000)，男性がコンジロームや多くのセックスパートナーをもつ場合にも頸癌リスクは高くなることなどから，感染の広がりには配偶者の役割を無視することはできない。

性行為と無関係にHPV感染が成立することもあるが稀で，その多くは低リスク型HPVである。これらは手指や下着・ナプキンによる感染あるいは分娩時の感染が疑われる(Newton 1996)。分娩時に新生児へのHPV6, 11型の垂直感染による**呼吸器乳**

表2　健常日本人HPV陽性者のgenotype別の頻度
HPV陽性者の50％は混合感染である。若年者は多種のgenotypeのHPVに同時感染している。

HPV-DNAタイプ	症例数	単一タイプの感染	混合感染
52	189	96(50%)	93(50%)
16	167	85(38%)	82(62%)
58	131	67(52%)	64(48%)
56	100	42(42%)	58(58%)
51	98	47(47%)	51(53%)
18	73	40(55%)	33(45%)
66	54	21(39%)	33(61%)
31	50	19(38%)	31(62%)
68	49	21(43%)	28(57%)
39	43	22(51%)	21(49%)
59	39	13(33%)	26(67%)
45	20	7(35%)	13(65%)
33	17	5(29%)	12(71%)
69	10	4(40%)	6(60%)
35	7	1(14%)	6(86%)

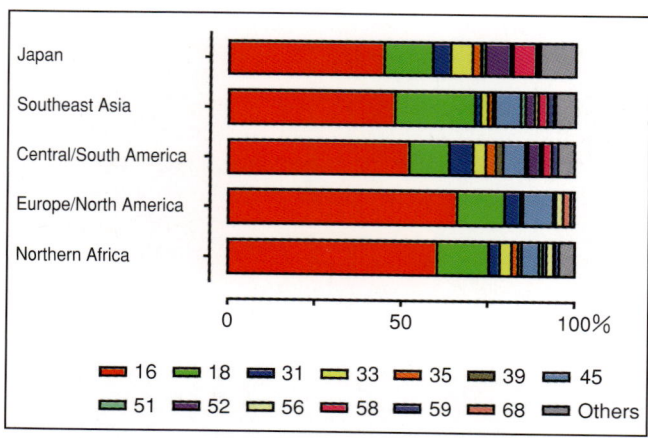

癌組織では世界一様に16, 18型が多いが，日本，東南アジア，中央アメリカ，南アメリカには52, 58型が目立つ。
筑波大学調査(Miura 2006, Muñoz 2004)

図9　子宮頸癌におけるHPV型別頻度—海外との比較

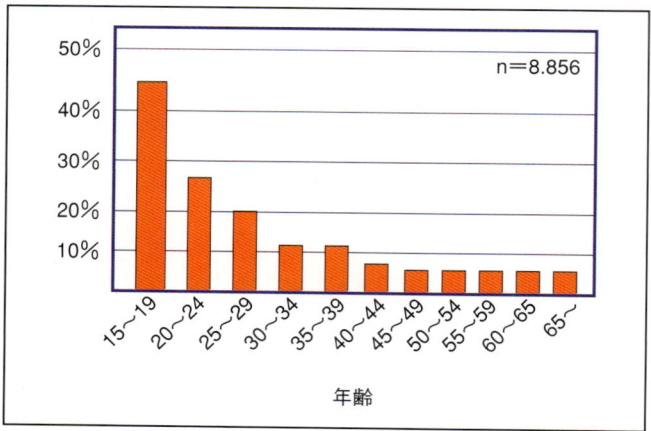

地域を超え一様に若年者が高い陽性率を示す。全女性では約10％の陽性率である。

図10　わが国の健常人HPV陽性率

頭腫瘍 respiratory papillomatosis の報告例（図11）もあるが，発症は児童が多く，発症まで数年を要することや極めて稀な現象であるため臨床的な注目度は低い（Mant 2000）。しかし，最近では成人型の30代に発症する例が報告され，分娩時の潜伏感染の再興あるいはオーラルセックスなどからのHPV感染が原因とされる。小児の外性器尖圭コンジローマはHPVの妊娠中の羊水からの感染，分娩時の産道感染，性的虐待，両親の手指から，あるいは衣服を介しての接触感染が想定される。学童期のプールでの感染例も報告されている。American Academy of Pediatrics は2歳児以上に発生する性器コンジローマは性的虐待が原因である可能性が高いとしている（Sinclair 2005）。母乳や血液を介しての感染はない。

C 増加する若年者子宮頸癌

日本では性交開始年齢が若年化している。そしてHPV感染が若者に広がっている（Sasagawa 2001）。その結果として子宮頸癌の増加が若年で著しい（図12）。

D 発癌には第2のイベントが必要

E6/E7遺伝子を組み込んだウイルスによる動物感染実験でも，E6/E7の過剰発現する transgenic mouse 実験系でも，ヒトの上皮細胞にHPVを感染させる細胞培養実験系（raft法）でも，浸潤癌はできず異形成止まりである。実験系での完全な細胞癌化にはさらにFos，RafやRasなどの宿主の遺伝子変異が必要である（Kyo 1997，Sasagawa 1992，Sasagawa 1994，Fujita 1992）。子宮頸癌の臨床検体では3番染色体短腕の欠失が高頻度であり，この領域に存在する *FHIT* 遺伝子の欠失や変異と関連が推測されている。HPVの侵入により惹起された chromosomal instability が重要であると推測できる（Segawa 1999）。人体の子宮頸癌組織にHPV-DNAの存在は95〜100％で，HPV陰性の子宮頸癌も稀に存在する。このことはHPV-E6/E7の機能を代替できる経路が成立することを示唆している。

E HPV感染以外のリスク因子

疫学調査では喫煙はHPV感染と独立した危険因子である（Brock 1989）。HPV以外の性感染症，*chlamydia trachomatis*，*Neisseria gonorrhoea*，HSV（herpes simplex virus），*trichomonas vaginalis* は独立したリスク因子ではなく，HPVに従属した因子である。これら因子に感染の機会の多い女性はHPVの感染頻度が高いと推測できる。ただし，HSV-2はHPVで不死化したヒト上皮細胞を癌化させることが報告されている。性ホルモン，特にエストロゲンはHPVの複製を促進することが知られている。経口避妊薬はリスクとする報告が多い。

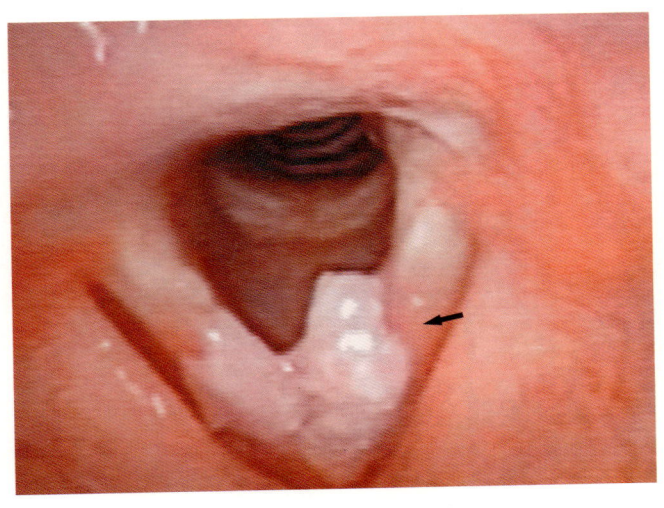

図11 呼吸器乳頭腫症

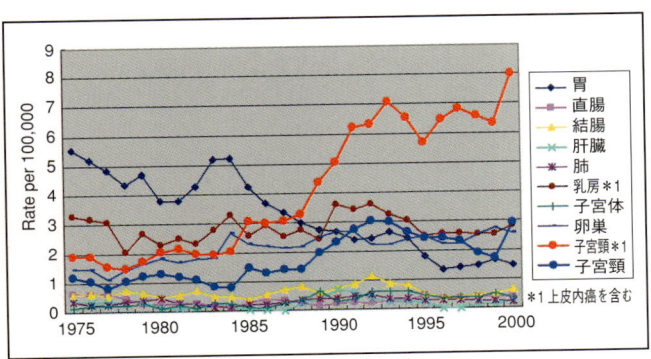

人口動態統計（厚生労働省大臣官房統計情報部）

図12 日本女性人口10万人（20〜29歳）に対する癌の発生率の年次推移

4　子宮頸部前癌病変の考え方

A　HPVの果たす役割

　HPVは上皮細胞に親和性が高く，増殖可能な細胞にのみ感染する。皮膚組織で増殖している細胞は基底層の幹細胞である。この幹細胞に感染するには皮膚に傷が生じ，ウイルスが基底細胞に接する必要がある。子宮頸部の扁平上皮・腺細胞接合部は，成熟女性では子宮頸部に張り出し，1層の腺上皮の直下に幹細胞が形成されるため容易にウイルスに曝露されることになる。感染したHPVはエストロゲン刺激に反応して細胞分化と共にウイルスも成熟する。極めてHPVにとって生育しやすい環境である（図13）。

　HPV感染は多くの場合一過性の感染である。潜伏期間は3週間から8か月で，1年間で90％は消失する。短期間の感染でもCIN1程度の細胞異型は生じるが，感染がなくなれば病変も消失する。この時点での病変の細胞異型はHPV融解作用による変性像が主たる変化である。代表的変化にkoilocyteがある。細胞異型を示す核クロマチンは微細である。KoilocyteがあればCIN1/軽度異形成 mild dysplasiaと診断されることが多い。しかし，この状態は分子生物学的には感染による過形成 hyperplasiaあるいは変性であって新生物 neoplasiaとは言えない。

　HPVの感染は多くの場合，初期にはepisomal状態（宿主DNAとは離れて環状DNAとして存在する）にある。HPVは宿主細胞DNAとは離れた位置にいながら宿主の情報経路に傷害をもたらしている。この傷害は染色体DNAの不安定な状況 chromosomal instabilityを惹起し，HPVは宿主DNAに入りこむことが可能になる。この状態をintegrationという（図14）。環状DNAのE2領域が切れて，宿主DNAに入りこむとE6/E7などのウイルス蛋白は安定して機能を発揮することができるようになる。形態的には核は大きくなり，核クロマチンは粗くなる。核内ではDNA合成が旺盛となる。CIN1ではintegrationの率は0％で正常上皮と変わらないが，CIN2，CIN3，癌ではそれぞれ5％，16％，88％である（Matsukura 1989, Pirami 1997）。CIN2/3の異型細胞は増殖能を獲得して周囲組織を占めるようになる（clonal growth）。さらに遺伝子の不安定性を増すと更なる遺伝子変異（突然変異や欠失）が生じる。この時点においてはE6/E7はもはや重要ではない。細胞増殖に不都合な遺伝子変異を蓄積した細胞は死滅するが，増殖に好都合な遺伝子変異を獲得した細胞は増殖する。核異型も顕著となる。さらに浸潤・転移能を獲得して，癌細胞に成長する（図15）。

　このシナリオにおいて最も重要な起点はHPVの感染による染色体の不安定性である。Integrationは最もドラマチックなイベントではあるが，準備さ

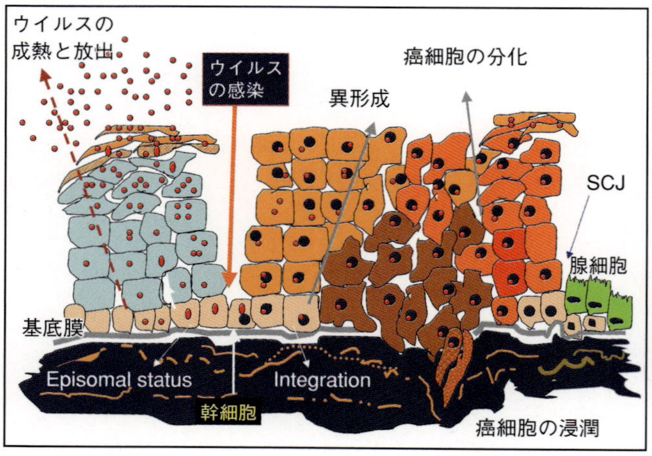

発癌への重要ステップはHPVの基底細胞への感染とHPV-DNAの宿主細胞-DNAへの組み込み integrationである。

図13　子宮頸部におけるHPVの感染と癌発生

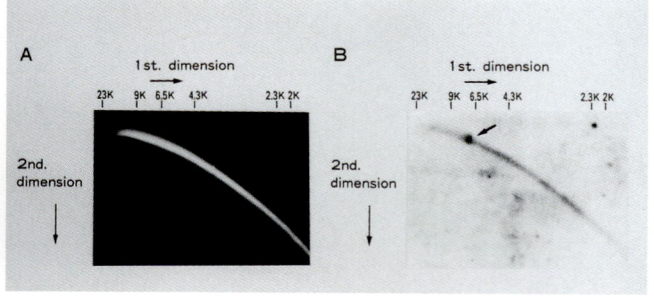

ゲル上で2方向に泳動させるとHPV-DNAはヒトのDNAと同一線上に乗っている。すなわちHPVは宿主DNAにintegrationしていることを示している。

図14　Integration

れた必然の結果である。トロイの木馬が城内に入ることができたのは，城内が不安定状態にあったからである。木馬内の数人の兵士に城門は次々に開かれ，多くの兵士の侵入を許すこととなる。そしてミケーネ城はギリシャの支配下となる。HPVはまさにトロイの木馬である（図16）。

ウイルス量（コピー数）と癌への進展率との相関はまだ不明確である（Iftner 2003）。ウイルス量の多少は病変の進展率と相関するとの報告はある（Swan 1999）。しかし，高いウイルス量はCIN3や癌のリスクを示すものではなく，周辺部の旺盛なウイルス産生部であるCIN1の病変の広がりを反映しているにすぎないとする意見も多い（Snijers 2003, Sherman 2003）。

B 前癌病変の考え方

CIN1がCIN3以上に進行する率は3年の観察期間で3〜6％，10年の観察期間で約10％である。浸潤癌になるのは0.3％にすぎない。CIN1の多くは正常化する（中高年：50〜80％，若年者：90％）。若年者ほど正常化する。一方CIN2がCIN3に進行する率は30〜60％で，CIN3が浸潤癌に進展する率は30〜60％と共に高率である（表3）。CIN1では低リスク型，中間型，高リスク型の多種類のHPVが広く分布し，CIN2/3では高リスク型の頻度が増す（表4）。特に若年者のCIN1のほとんどは消退し感染症の様相が強い。多くのCIN1が正常組織と同じpolycloneである。これはHPV感染による組織反応であることを示している。したがって経過観察が適切である。一方，monocloneでかつHPVが宿主

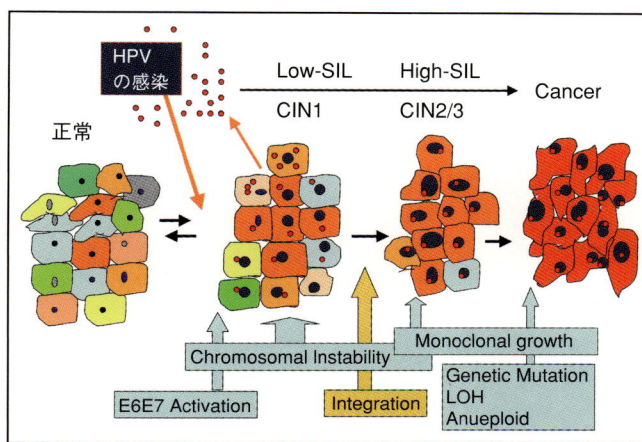

HPV-DNAの宿主細胞-DNAへの組み込みintegrationで生じたchromosomal instabilityが遺伝子変異の連鎖を引き起こす。

図15　HPVによる多段階発がんの機構

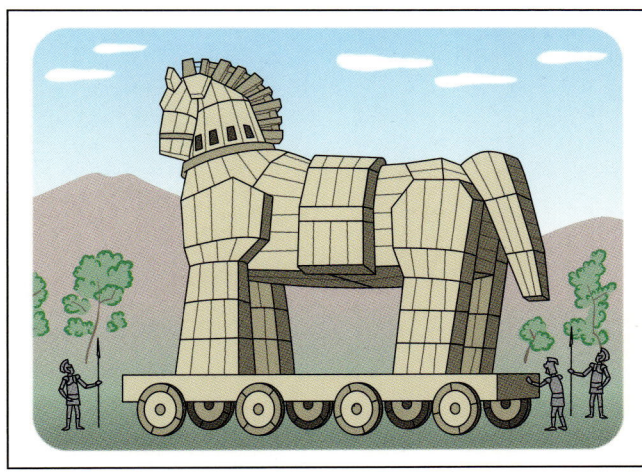

内部に侵入し内部から機構を壊すHPVは細胞にとってまさに「トロイの木馬」である。

図16　トロイの木馬

表3　前がん病変の消退と進展

診断名	症例数	消失	持続	CIN3へ進展	浸潤癌へ進展
CIN1	4505	57%	32%	11%	0.3%

(Consensus guideline in Am Society Colposcopy & Cervical Pathology 2001)

		観察期間		
	症例数	2年	5年	10年
進展				
CIN1 → CIN2以上	7879	11%	20%	28%
CIN1 → CIN3以上	7880	2%	6%	10%
CIN2 → CIN3以上	4123	16%	25%	32%
消退				
CIN1 →正常	7879	44%	74%	88%
CIN2 →正常	4006	33%	63%	83%

(Holowaty 1999)

報告者	診断名	症例数	平均観察期間（月）	浸潤癌発生率
Peterson[1]	CIS（CIN3）	127	108	33%
Koss[2]	CIS（CIN3）	67	39	13%
Clemmensen[3]	CIS（CIN3）	67	99	40%
Holowaty[4]	CIS（CIN3）	507	4-24	1.4%

(1) Peterson 1956　2) Koss 1963　3) Clemmensen 1971　4) Holowaty 1999)

DNAに組み込まれているCIN病変はCIN3への進行が早いことが報告されている(Ueda 2003)。CIN2/3の多くは癌と同様にmonocloneである。島状に点在するCIN2/3はそれぞれ異なったクローンであるが，それぞれの病巣は同一クローンである。HPVに惹起された異形成が多中心性に発育することを示している(Enomoto 1997)。

表4 疾患別のHPV-genotypeの分布

北陸地方での調査。軽度の病変では混合感染が多く，52，16，58型が高頻度である。浸潤癌ではすべてが単一のgenotype感染であり，16，18，58型が優位となる。

HPV genotypes	52	16	58	51	56	18	39	59	66	31	68	45	33	13	35	69
CIN1(n=128)	27	22	22	17	16	11	8	8	7	6	4	4	3	1	1	1
CIN2(n=76)	15	12	9	7	5	2	4	6	2	6	2	3	1	0	1	1
CIN3(n=22)	3	11	5	1	0	1	0	0	0	1	0	0	0	0	0	0
Invasive Ca(n=12)	1	3	3	0	0	3	0	1	0	0	0	0	0	0	0	0

(Inoue 2006)

5 HPVに対する宿主免疫応答

A 免疫応答のメカニズム

尖圭コンジローマが妊婦や栄養失調の幼児などに多いことは古くから知られていた。最近では子宮頸癌や肛門癌が免疫抑制剤使用中の腎移植患者やエイズ患者に多いと報告されている。HLA ClassII DQw3女性は子宮癌になりやすいとの報告がなされ，特定のHLAとHPV感染との関連も指摘されている(Wank 1991)。これらはHPV感染の成立とその後の癌発生に関して免疫監視機能が重要な働きをなすことを示唆するものである(Stern 2005)。

HPV粒子が生体に入ると，ウイルス蛋白がマクロファージなどの抗原提示細胞に貪食され，episome内で処理を受け，7～8個のペプチドとしてHLA-class II抗原と共に細胞表面に提示される。この抗原を認識したCD4陽性リンパ球は分化してヘルパーT(Th1またはTh2)細胞となる。新たな抗原刺激を受けると周辺粘膜のB細胞は，既に活性化しているTh2ヘルパー細胞の産生するIL-4により活性化し，IL-5にて増殖し，IL-6により分化成熟し，抗原特異的な抗体を産生する。産生された抗体はHPVウイルスに結合し補体を動員してHPVを破壊する。ウイルス抗原をもつ細胞には抗体の結合を介してFcレセプター陽性killer細胞(NK細胞の一部)が結合し，標的細胞を破壊する(図17)。

一方，HPVに感染した細胞やHPVによりがん化した細胞ではE6/E7蛋白が微量ながらも恒常的に発現している。これらE6/E7の一部はproteosome内に取り込まれペプチドに分解されHLA-class I抗原と共に細胞表面に提示される。この提示された抗原を認識したCD8陽性T細胞は先のCD4陽性細胞から分化したTh1ヘルパー細胞より産生されるIL-1，IFN-γの刺激を受け増殖し，IL-2，IL-4の作用で細胞傷害活性をもつCTL(細

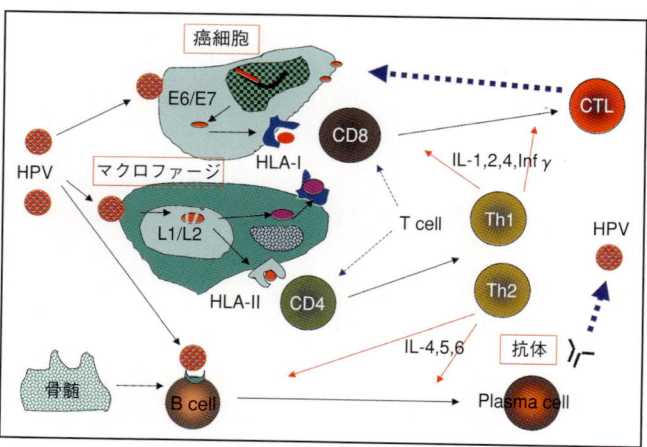

生体には元来，異物を排除する機構が存在する。HPVが感染した異型細胞から癌が発生するにはこの機構をすり抜けることが前提となる。この監視機構は生体免疫機能により支えられている。

図17 HPV感染に対する宿主免疫応答

胞傷害性T細胞)に分化する。このCTLはプロテアーゼを遊離し，Fasを介するアポトーシスを誘導し，あるいはTNFαなどのサイトカインを誘導して標的細胞を攻撃する(図17)。

B HPVのワクチン開発

HPVのワクチン開発の戦略には予防的ワクチンと治療的ワクチンがある(Lehtinen 2000)。現在実用化されている予防的ワクチンはHPV-DNA 16/18型に対する2価ワクチン(GSK社：Cervarix®)とHPV16/18型に尖圭コンジローマの原因ウイルスである6/11型を加えた4価ワクチン(Merk社：Gardasil®)の2種類である。いずれもHPVの外郭蛋白Capsid proteinであるL1遺伝子を酵母菌や昆虫細胞に発現させ人工的に作られたウイルス様粒子Virus-like particle(VLP)を用いた遺伝子組換え型ワクチンである(Zhou 1991)。

Gardasil®の大規模臨床試験では中等度・高度異形成の予防効果はほぼ100％，尖圭コンジローマの予防効果は99％である(Stanley 2007)(表5)。Cervarix®でも同様に，15〜25歳女性を対象にした二重盲検臨床治験ではHPV16/18型の持続感染と軽度異形成以上の病変の予防効果はそれぞれ100％，93％であると報告している。特記すべき副作用もなく，血中抗体価も6年以上にわたり高値が維持されている(Harper 2006)。

現在この2種類のワクチンは世界の多くの国で11〜12歳女子に定期接種が，13〜26歳の若年女性に任意接種が推奨されている。

治療的ワクチンは今のところ実用化されてはいない。E6/E7に対する治療的ワクチン治療は特異的CTLは誘導されても治療的な効果は得られていない(Borysiewicz 1996)。

表5 HPVワクチンの臨床治験結果
HPV感染予防ワクチンはHPV感染に絡む病変をほぼ100％防ぐ．

診断名	GARDASIL投与群		Placebo投与群		効果
	N	発症数	N	発病数	
CIN2	8,492	0	8,462	56	100％
CIN3	8,492	1	8,462	51	98％
AIS	8,492	0	8,462	7	100％
Condyloma	8,392	1	7,914	90	99％
Vag.Condy.	8,392	0	7,914	8	100％
Vulvar Condy.	8,392	1	7,914	87	99％

6 臨床検体のHPV検出法

A 組織上での検出法

組織切片においてHPVを検出する方法には，①細胞形態診断(図18A)，②免疫染色によるHPV抗原の検出(図18B)，③ in situ hybridization法によるHPV-DNA/RNAの検出(図18C)がある。

細胞形態診断ではkoilocyte, dyskeratotic cell, multinucleated cellを特徴とするが，診断的価値は低い(図18D)。免疫染色用のHPVキャプシド蛋白に対する抗体やE6/E7蛋白に対する抗体も市販されているがいずれも感度に劣る。細胞レベルでの観察にはin situ hybridization法が感度・特異性に優れているが，手技が煩雑で臨床的な使用には困難である。

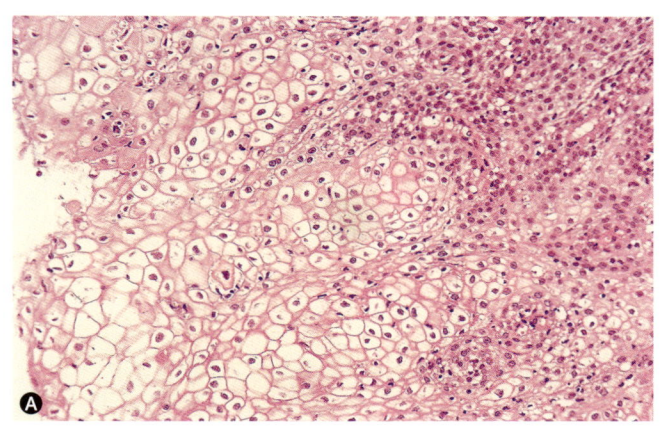

病理組織：コンジローマ。典型的なkoilocytosis(核周囲の空胞変性)を認める。HE染色

図18 HPV感染の形態的変化とその検出

B 簡便法

HPV-DNA検出の基本はsouthern blot法でHPVのタイプ特異的RNAプローブでハイブリする法である（図19）。この基本をもとに，簡便で感度・特異性に優れた方法としてhybrid capture assay II（HC-II）法が開発され，世界的に最も広く臨床使用されている（Cox 1995）（表6）。低リスク型（HPV 6, 11, 42, 43, 44）と高リスク型（HPV16, 18, 31, 33, 35, 39, 45, 51, 52, 56, 58, 59, 68）の混合プローブを用いて，それぞれ一括検出する。本法は型の判断はできないが，安価・簡便で，感度もよく（1.0 pg/ml），臨床的に重要な高いリスク型HPVを検出できる利点がある。FDAもHPV検出試薬として承認している。53・66・67・73型を交差反応として検出するかもしれないが，これらタイプは頻度が低く臨床的には問題とならない。

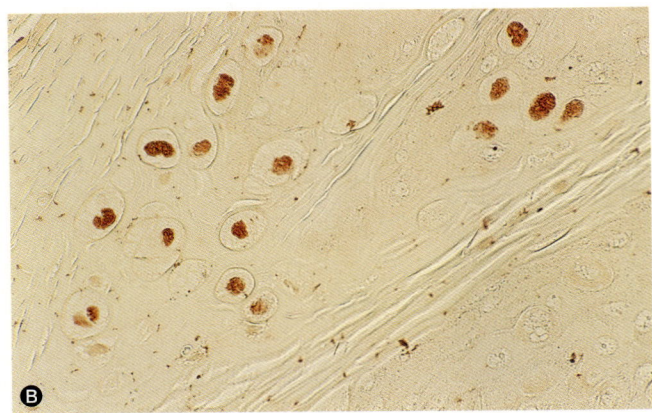
免疫組織：牛のコンジローマ抗体を用いて免疫交差反応でHPV抗原を検出。koilocyteの核に強い発色をみる。免疫染色

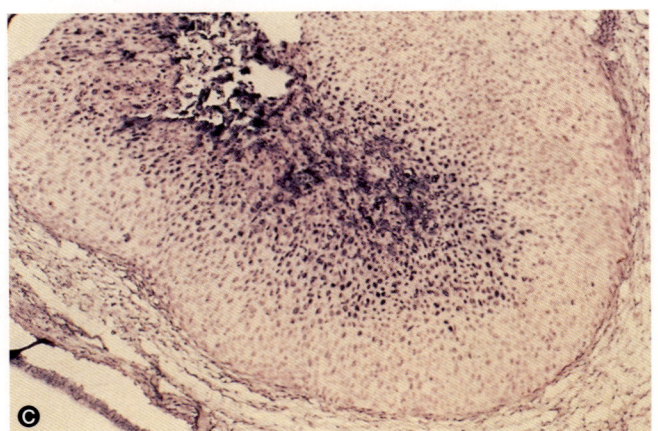
in situ hybridization：HPV16型-RNAプローブを用いて検出。表層細胞の核にシグナルをみる。

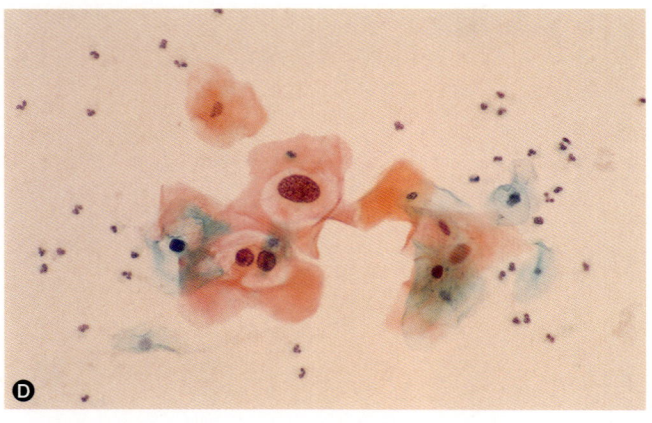
擦過細胞：特徴的なkoilocyte, dyskeratotic cell, multinucleated cell。*Pap*染色

図18　HPV感染の形態的変化とその検出

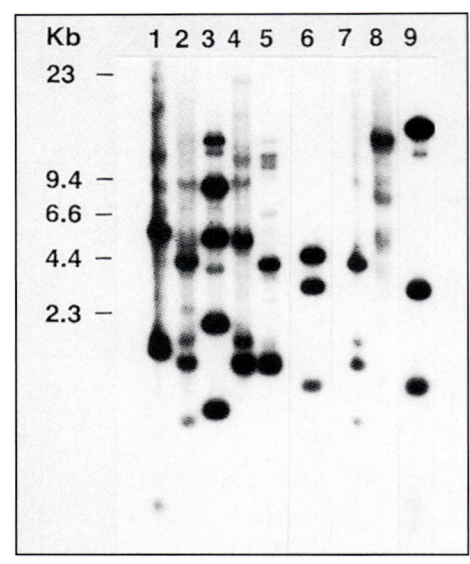

Lane 1：HPV 35　Lane 2：HPV 16　Lane 3：HPV 33
Lane 4：HPV X 　Lane 5：HPV 31　Lane 6：HPV 51
Lane 7：HPV 16　Lane 8：HPV 18　Lane 9：HPV 58

図19　Southern blot法によるHPV-genotyping

表6 hybrid capture assay II
本法は高リスクタイプのHPVを一括して高感度で検出できる簡便な方法である。

高リスク型	16, 18, 31, 33, 35, 39, 45, 51, 52, 56, 58, 59, 68
低リスク型	6, 11, 42, 43, 44

タイプ別の混合プローブを用いたSouthern blot法である。感度：HPV-DNA 290コピー/1検体。DNA量 1.2 pg/ml。Index（検体/陽性対照）1以上が陽性

C 型別検出法

　PCRを用いる方法は感度には優れ，1サンプル中で10コピーのHPV-DNAを検出できる。高感度であるため臨床的には過剰な診断が危惧される。PCR産物を制限酵素で切断しその長さの差によって型判定を行う方法（RFLP：restriction fragment length polymorphism）（図20）や，直接DNAの塩基配列を決定する方法（direct DNA sequencing）もあるが，臨床的には簡便さに欠ける。

　最近では，PCR法を基本に簡便で同時に多種類のHPV-gentypeを判定できる方法が開発（Roche MWP，やBiomed. lab Co, GeneticLab Co.）されている（An 2003）。Roche社やBiomed社の方法は検体から抽出したDNAをHPV型共通のプライマーを用いたPCRによって増幅し，あらかじめメンブラン上に固相化したHPV型特異的DNAプローブとハイブリさせた後に発色させ，発色点の位置で型判定を行う（図21）。GeneticLab社の方法はHPV型特異的プライマーをgenotype別に設定して，同時に一括して増幅させ，PCR産物の長さによって型判定を行う方法である。本法では16, 58, 52, 51, 56, 31, 18, 39, 66, 59, 6, 33, 30, 35, 45, 11のgenotypeの検出が可能である（Nishiwaki 2008）（図22）。これらはいずれも感度・特異性に優れているが高額な費用が難点である。また，これらは検査試薬として厚労省の認可は得ていない。HPV型判定を行うと陽性者の約50%が複数のHPVの型に感染している混合感染である。

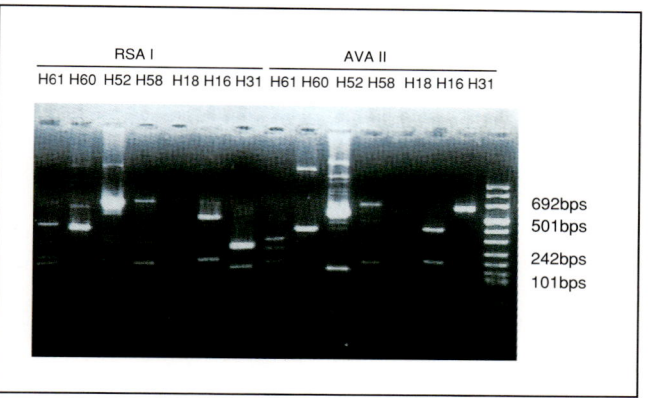

PCR産物の泳動パターンで型判定を行う。高感度で型判定が可能である。しかし，混合感染などは評価困難である。

図20　RFLP（restriction fragment length polymorphism）法によるHPV-genotyping

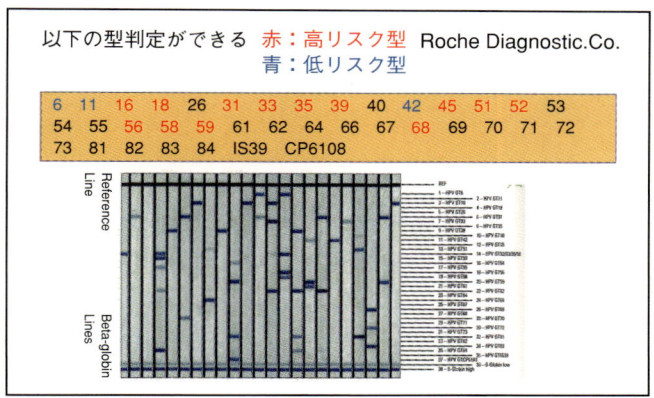

細胞診検体から37種類のHPV-genotypeの検出が可能である。検出感度はgenotypeにより異なるが16型は120コピー/mlである。

図21　マイクロアレイ法によるHPV-genotyping

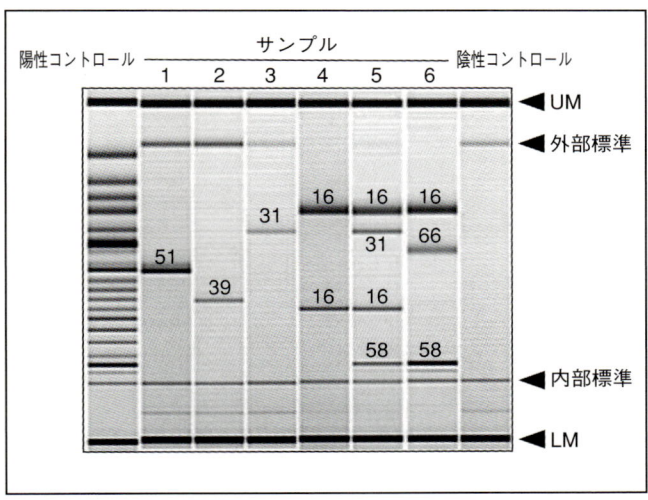

(GeneticLab Co.)

図22　HPV-genotyping

III コルポスコピー

1　コルポスコピー検査

　コルポスコピー検査はHinselman(1925)により簡便な子宮頸部病変の観察法として開発された。その後，子宮癌などの初期病変の診断法として進歩した。1975年には用語が国際的に統一され，簡便で合理的な検査手段として多くの臨床医が利用することとなった(Stafl 1976)。子宮癌の発生にHPV感染の関与が明らかになり，これら知見を取り入れた改定が1990年に(Stafl 1991)行われ，2002年には簡略化した分類へと改定された(Colposcopic Classification：Barcelona 2002)。わが国では，2005年日本婦人科腫瘍学会がこの国際分類に準拠した「新コルポスコピー所見分類」を示した(表1)。

表1　新コルポスコピー所見分類：日本婦人科腫瘍学会2005

A) 正常上皮　Normal Colposcopic Findings		NCF
1. 扁平上皮　Original squamous epithelium		S
2. 円柱上皮　Columnar epithelium		C
3. 移行帯　Transformation zone		T
B) 異常所見　Abnormal Colposcopic Findings		ACF
1. 白色上皮　White epithelium		W
軽度所見　Flat acetowhite epithelium		W1
高度所見　Dense acetowhite epithelium		W2
腺開口　Gland opening		Go
軽度所見　Gland opening：mild finding		Go1
高度所見　Gland opening：severe finding		Go2
2. モザイク　Mosaic		M
軽度所見　Fine mosaic		M1
高度所見　Coarse mosaic		M2
3. 赤点斑　Punctation		P
軽度所見　Fine punctation		P1
高度所見　Coarse punctation		P2
4. 白斑　Leukolplaki		L
5. 異型血管　Atypical vessels		aV
C) 浸潤癌所見　Colposcopic Feature Suggestive of Invasive Cancer		IC
コルポスコピー浸潤癌所見 Colposcopic invasive cancer		IC-a
肉眼的浸潤癌所見 Macroscopic invasive cancer		IC-b
D) 不適例　Unsatisfactory Colposcopy		UCF
異常所見を随伴しない不適例 UCF without ACF		UCF-a
異常所見を随伴する不適例 UCF with ACF		UCF-b
E) その他の非がん所見　Miscellaneous Findings		MF
1. コンジローマ　Condyloma		Con
2. びらん　Erosin		Er
3. 炎症　Inflamation		Inf
4. 萎縮　Atrophy		Atr
5. ポリープ　Polyps		Po
6. 潰瘍　Ulcer		Ul
7. その他　Others		etc.

2 コルポスコピー検査機器

コルポスコープは簡便で患者に与える侵襲の極めて少ない診断補助機器である(図1)。特に外来診療において，子宮膣部細胞診異常者の精密検査に際して膣・子宮頸部の病変の有無の観察，病変の広がりの観察，生検部位や手術の切除範囲決定に有用である。コルポスコープを用いた狙い生検の正診率は，用いない場合に比較して4倍高いことが知られている。しかしながら，癌のスクリーニング検査には時間を要するため不向きである。また，細胞診と併用しても感度・特異性は細胞診単独検診を超えるものではない(Hilgarth 1996)。未熟練者のCIN 2以上の病変の検出は不良で(Pretorius 2004, Jeronimo 2006)，コルポスコピー所見は最終診断とはならない。しかし熟練した専門医の所見は病理診断との一致率が高く優れた検査法である(Feriis 2002)。コルポスコピー所見に精通することが大切である。

外陰部においても病変を拡大することで診断がより明確となるが，子宮頸部や膣ほどの有効性はない。腺病変のコルポスコープによる診断は困難である。特徴的所見として頸管腺の乳頭構造の乱れと乳頭内血管の異型を指摘する専門医もいるが，感度・特異性は低い。

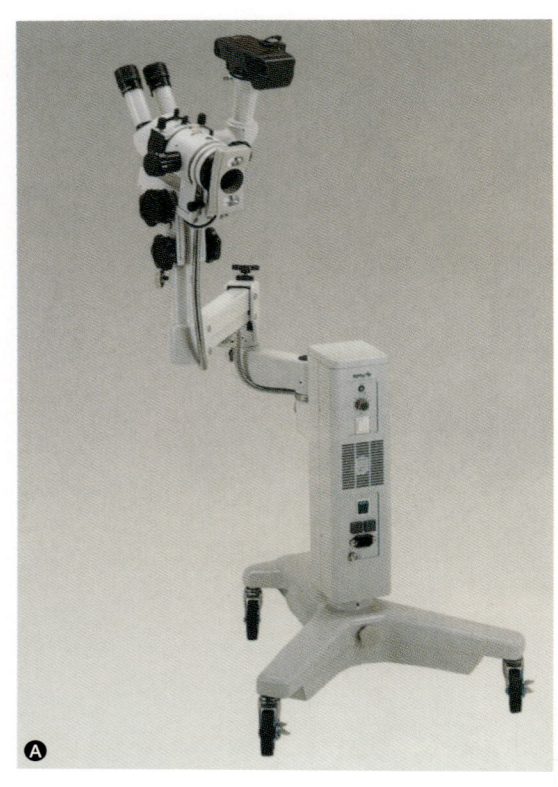

Ⓐ コルポスコープ
Ⓑ ブルーライトで観察中 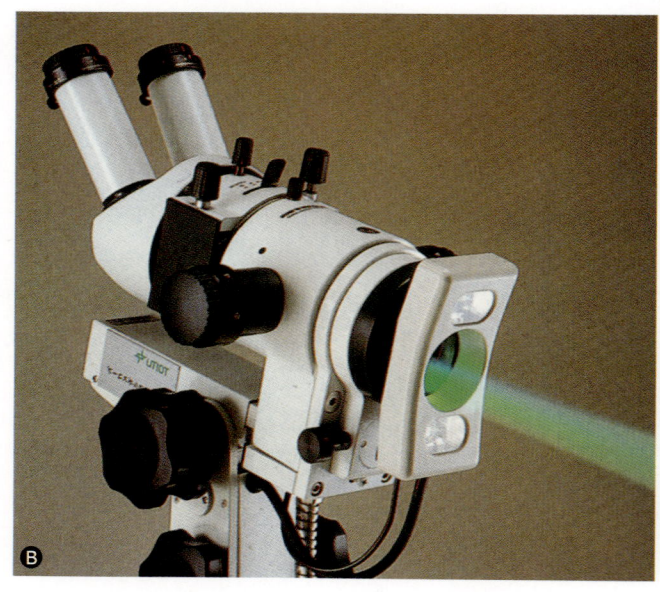
Ⓒ コルポスコピー検査室 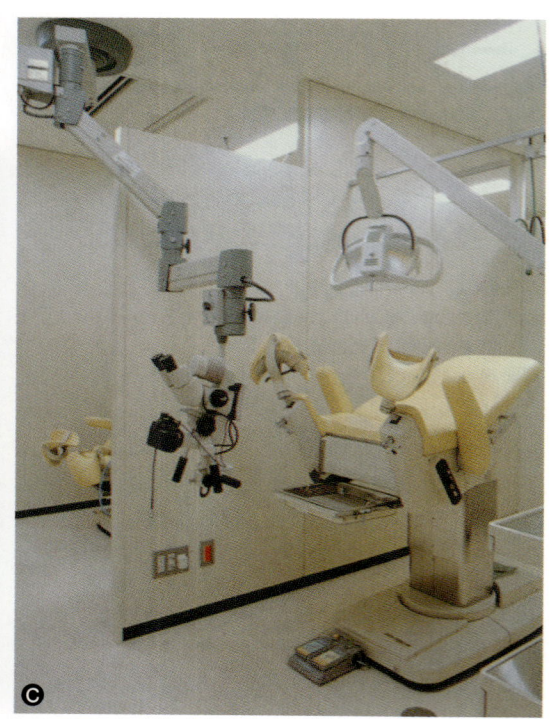

図1 コルポスコープ(子宮膣部拡大鏡)

3 コルポスコープによる観察の手順

　金属による光の反射を避けるためにプラスチックあるいは黒く鍍金した膣鏡を用いる。生理食塩水を含んだ綿球で膣壁・子宮膣部を十分に拭い，粘液などを除去した上で観察する。細胞診検体を採取するために頸部を擦過した後であれば出血や表皮剥離のため診断が困難となる。観察後に細胞検体を採取することが望ましい。一連の操作を短時間にスムースに行うためにあらかじめ必要な器具は一括して処置台に並べておく（図2）。

　まずは無処置にて弱拡大で全体を観察する。挿入した膣鏡を回転して膣壁の病変も検索する。次いで，3～5％の酢酸を含ませた綿球を数秒間子宮膣部に押しつけ，数分後に観察する。グリーンフィルターを掛け観察すると病変部の血管像がより鮮明となる（図3A, B）。拡大は6～10倍程度が見やすい。ルゴール加工による観察（図3C）はヨードアレルギーや診断的利点が低いため，わが国ではあまり施行されない。

　観察した所見はデジタルカメラで撮影し，電子カルテに電子情報として残す。あるいはプリントしてコルポスコピー所見用紙に貼り付ける。生検部位やコメントを記載する（図4）。

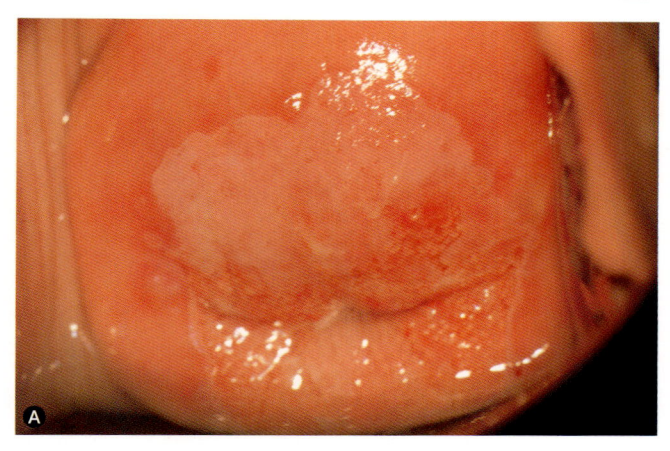

A　白色光での観察：薄い白色上皮の所見である。

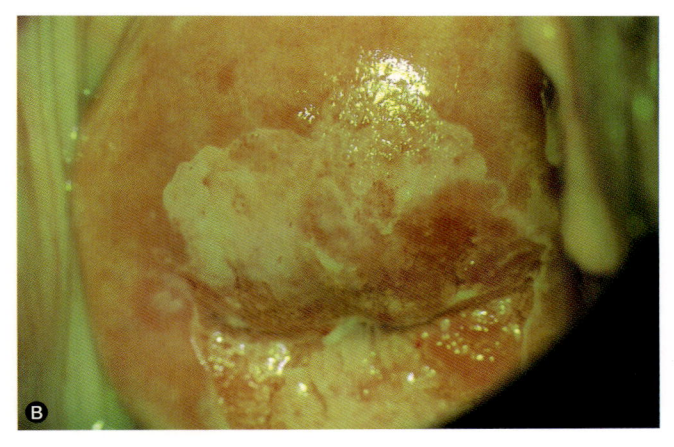

B　グリーンフィルターを掛けると上皮の厚みや病変の形態が鮮明となる。特に血管像が鮮明となり病変の重症度診断が容易となる。

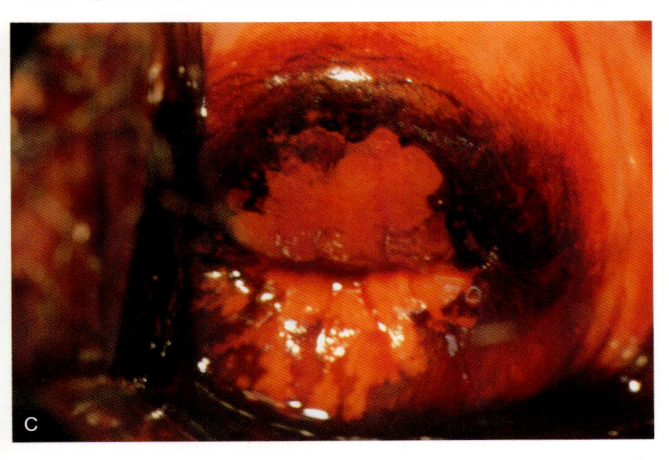

C　ルゴール加工すると扁平上皮が黒色調に変色し，移行帯の病変が明瞭となる。

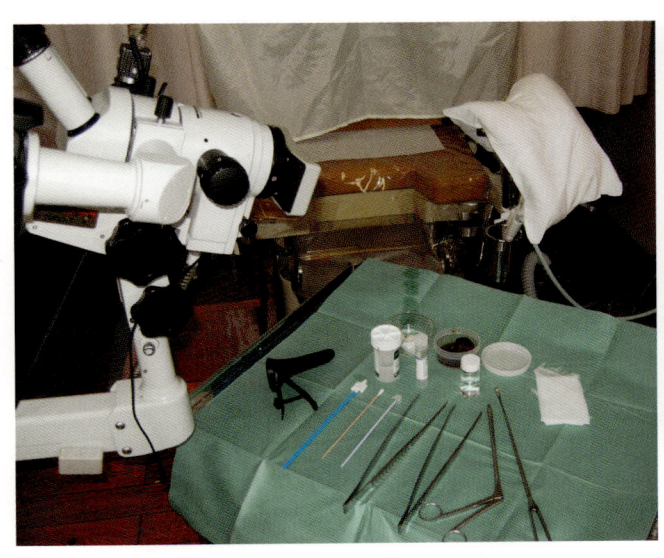

図2　コルポスコピー検査に必要な器具

図3　コルポ像三態

28　第3章　コルポスコピー

図4　コルポスコピー所見記録

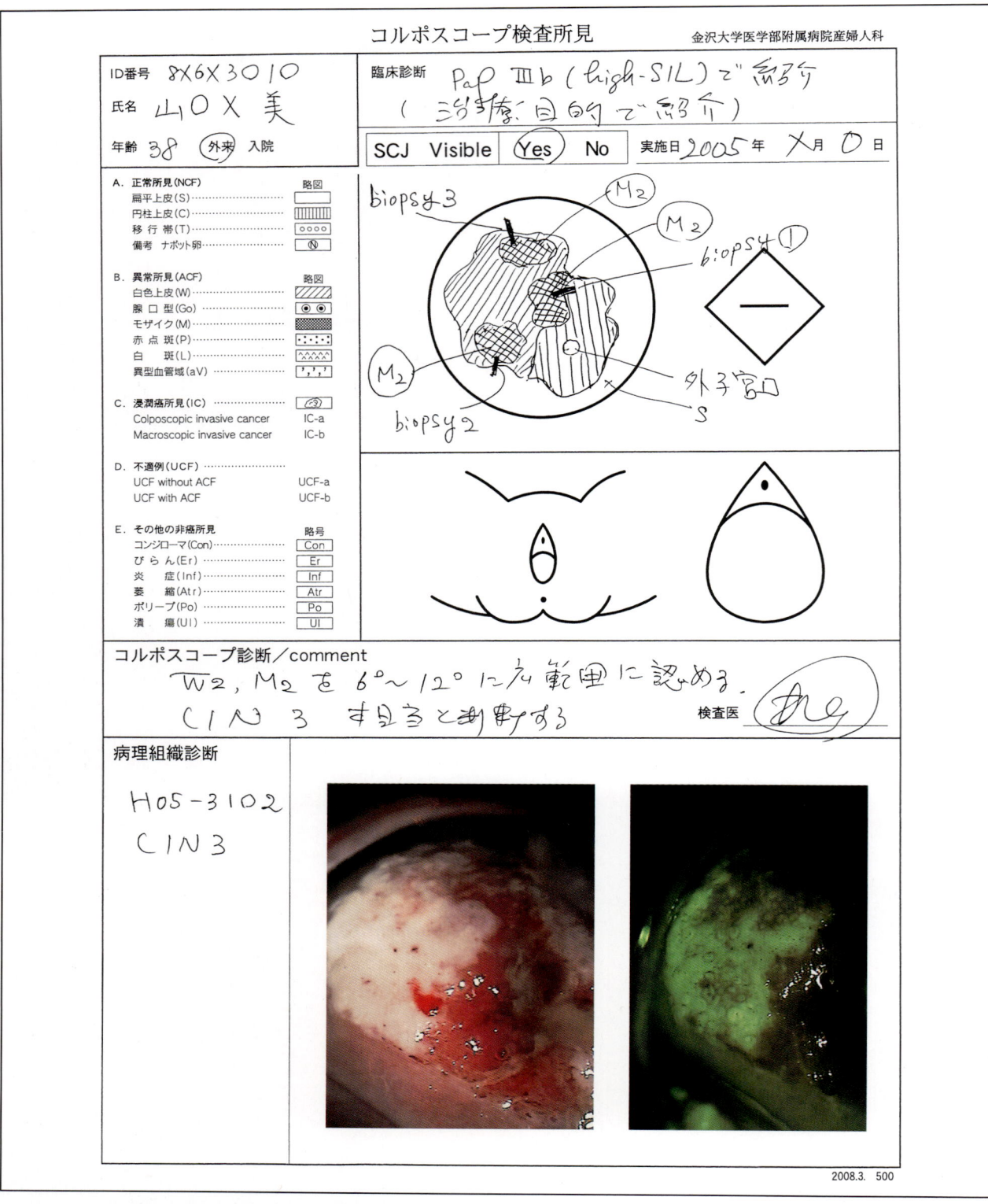

コルポスコピー所見は検査用紙を作成し，所見の記載と写真を添付して保存しておくことが大切である。コルポ像，細胞像，病理像を比較して診断能力を磨くと同時に，経過観察に有用な資料となる。診断の精度管理に重要な資料となる。

4 コルポスコピー所見

　子宮腟部において扁平上皮と腺上皮の接合部 squamo-columnar junction（SCJ）が存在する。思春期までは SCJ は頸管内に存在するが，性ホルモン，特にエストロゲン作用により子宮頸部が成熟するに従い SCJ は外子宮口に出てくる。外反した腺上皮は酸性刺激を受けると生体防御の作用で円柱上皮下の予備細胞が増殖し扁平上皮層を形成する。これを **扁平上皮化生** squamous metaplasia という。

未熟な扁平上皮化から成熟へと進むが，完全に成熟化すると古い SCJ は判然としなくなる。この古い SCJ と頸管側にできた新しい SCJ の間を **移行帯 transformation zone** と呼ぶ。この移行帯領域は未熟な予備細胞から角化細胞へと分化成熟する過程で細胞分裂が旺盛となり，HPV，他の感染性因子，突然変異原の作用を受けやすく，細胞変化を来しやすい領域であり癌発生の母地となる（図5）。

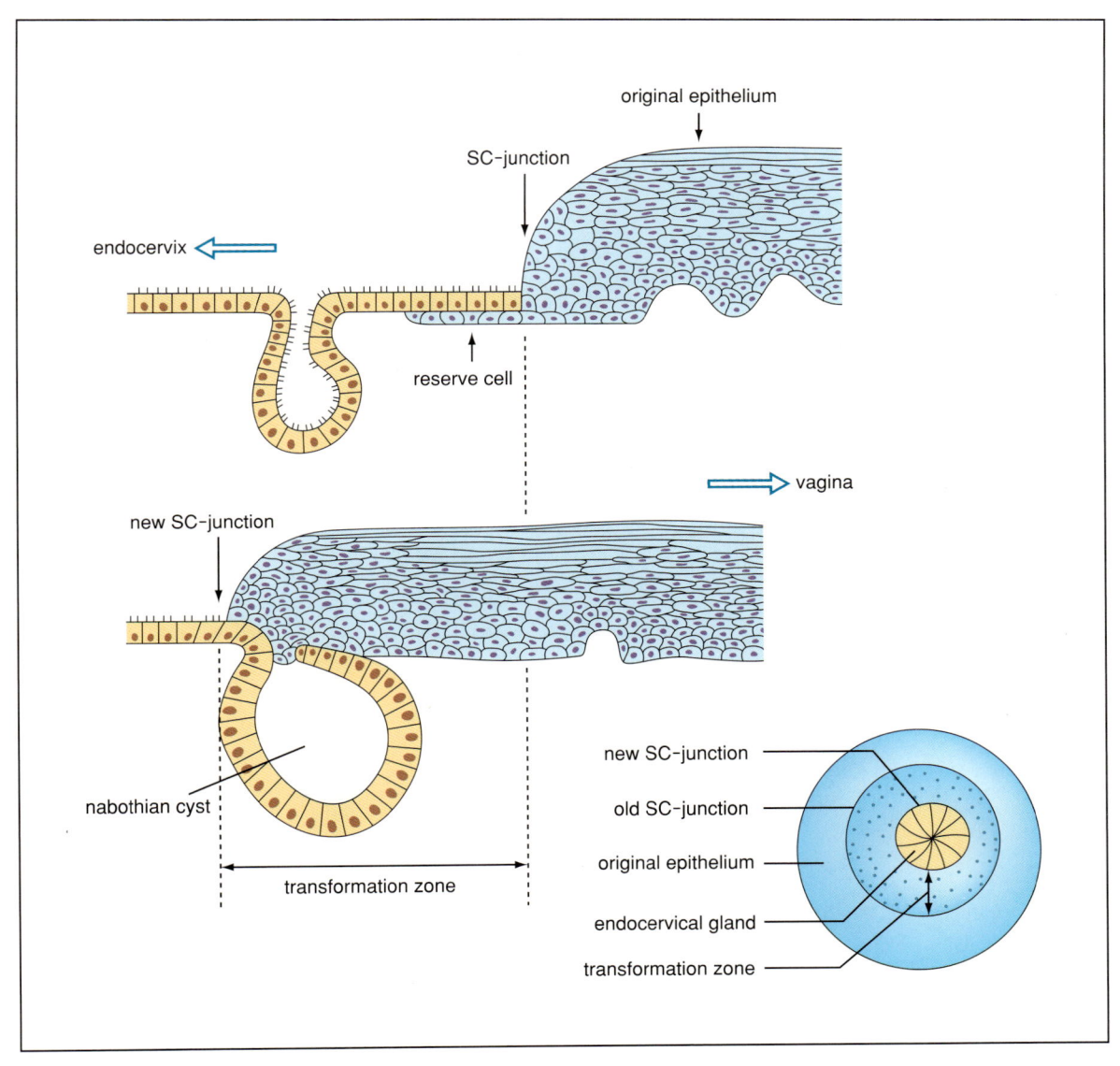

新しく形成された SCJ と古い SCJ の間を移行帯という。癌発生の母地となる。

図5　移行帯 transformation zone の成り立ち

コルポスコープでは癌の発生母地となる移行帯の上皮と血管の織りなす形態を観察できる。その構造変化を所見として捉え，診断を推定することができる（図6）。これがコルポスコピー検査である。

正確な診断は移行帯の全域が見えた状態で初めて可能である。したがって，移行帯がすべて見えた状態は病変の診断に適切な状態 satisfactory であり，一部でも見えない場合は病変の診断には適さない状態 unsatisfactory となる。

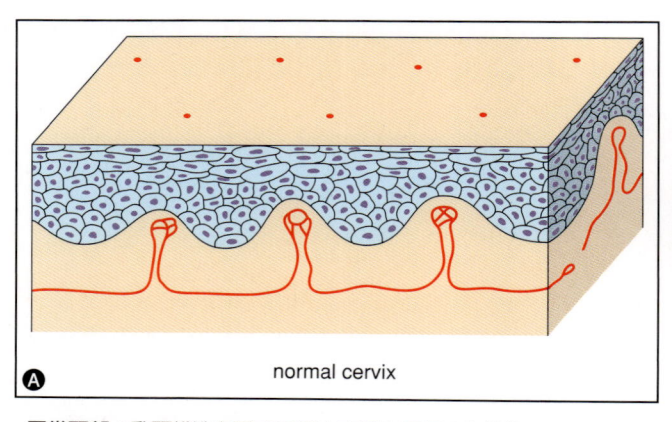

Ⓐ normal cervix
正常頸部：乳頭構造を示す扁平上皮層と下層の血管像。

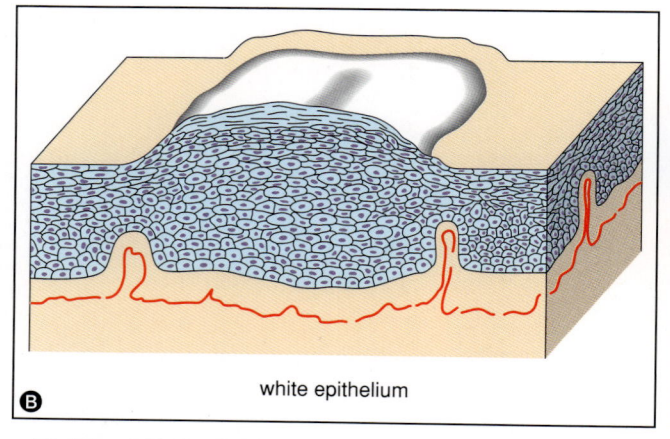

Ⓑ white epithelium
白色上皮：細胞層の重積性増加と血管の圧排により形成される。

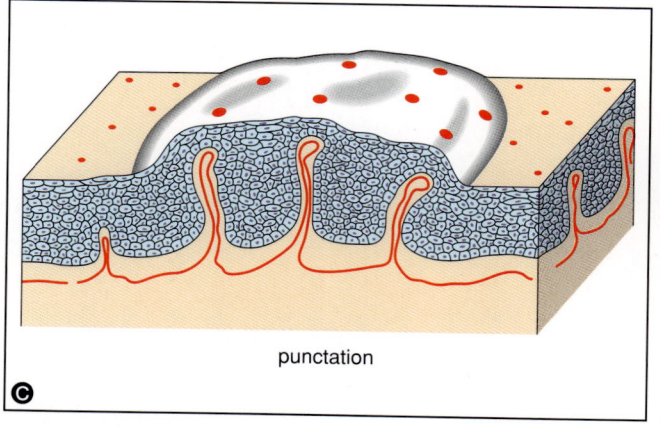

Ⓒ punctation
赤点斑：細胞層の重積性増加と乳頭の肥大，それに伴う栄養血管の怒張により形成される。

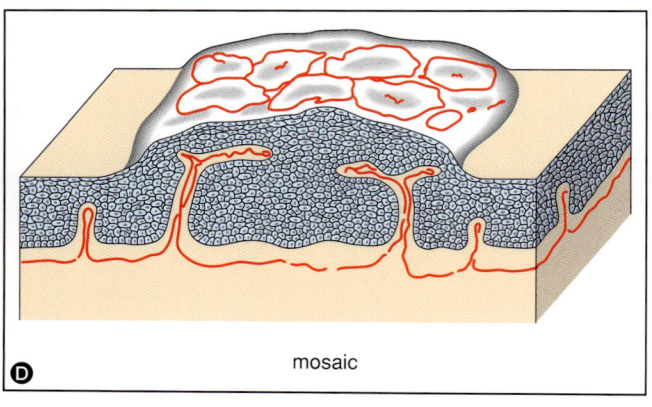

Ⓓ mosaic
モザイク：細胞層の重積性増加と乳頭の肥大，それに伴う栄養血管の怒張さらに乳頭血管の連結により形成される。

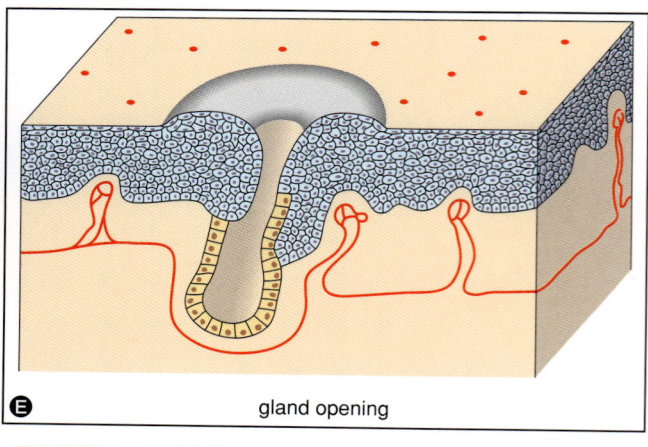

Ⓔ gland opening
異型腺開口：内頸腺腔の開口部における扁平上皮細胞層の重積性増加により形成される。

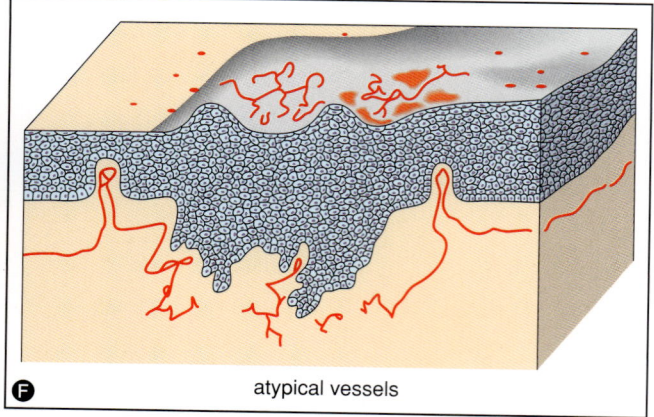

Ⓕ atypical vessels
異型血管：癌細胞による基底膜破綻が生じると栄養血管の怒張や新たな腫瘍血管が新生される。

図6　子宮頸部異形成の成り立ち

A 正常所見 Normal colposcopic findings（NCF）

① 扁平上皮 Original squamous epithelium（S）
重層扁平上皮層下の血管が微細な点として観察されるために平坦でピンク色を呈する（図7）。ヨード加工 schiller test で黒色調に変色する。

② 円柱上皮 Columnar epithelium（C）
微小な乳頭組織の集合構造で，ミカンの果肉様外観を呈する。乳頭内に微細な血管が透視できる。酢酸加工で表面は薄く白色調を帯びる（図8）。白色の薄いフィルム状の膜は腺腔の間に介在する未熟扁平化生上皮層である。

③ 移行帯 Transformation zone（T）
化生上皮が成熟して上皮層が厚くなれば元来の扁平上皮と変わらない。未熟ならば酢酸加工により薄いフィルム様の白色調上皮として観察される。腺開口やナボット囊胞 Nabothian cyst を認める（図9）。

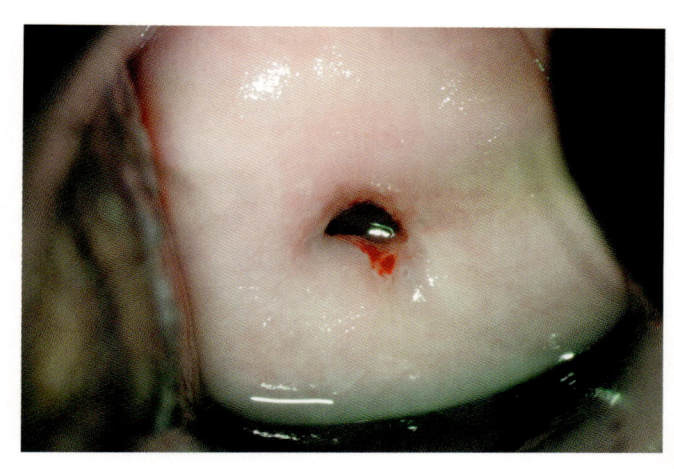

平坦で白桃の様な外観を示す。

図7　正常扁平上皮

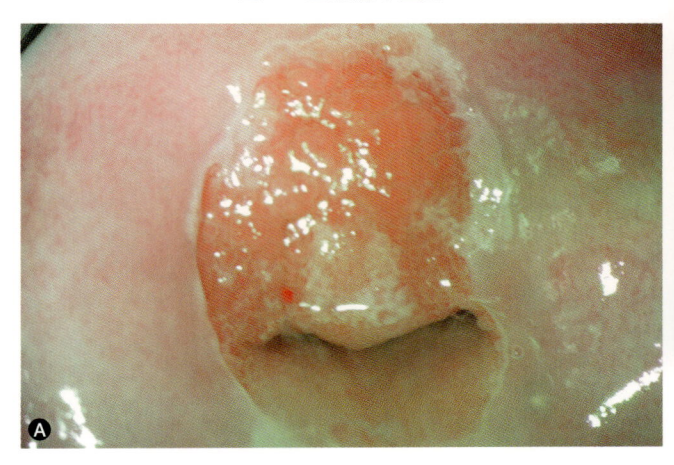

ミカンの微小な果肉様外観を示す。

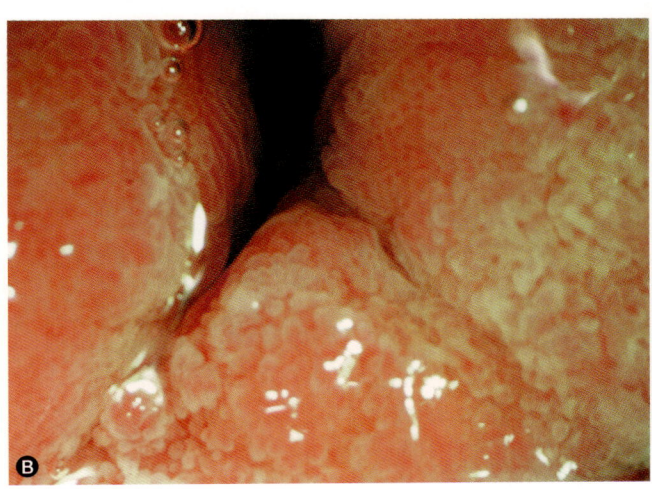

図8　円柱上皮

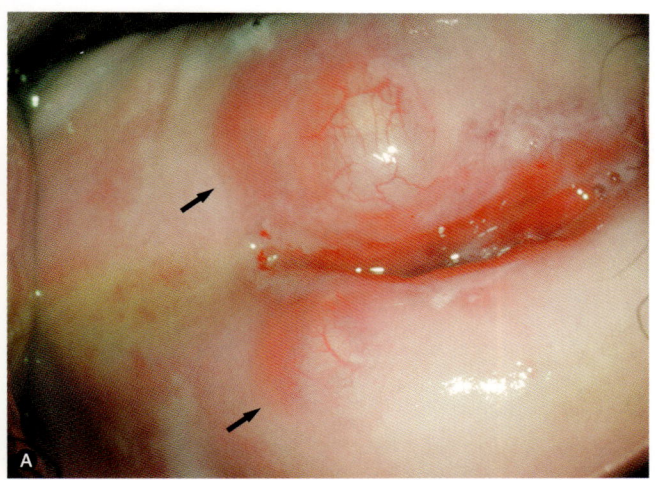

化生上皮が完全に成熟すれば元来の扁平上皮と区別できない。ナボット囊胞（↑）の存在により移行帯と推測できる。

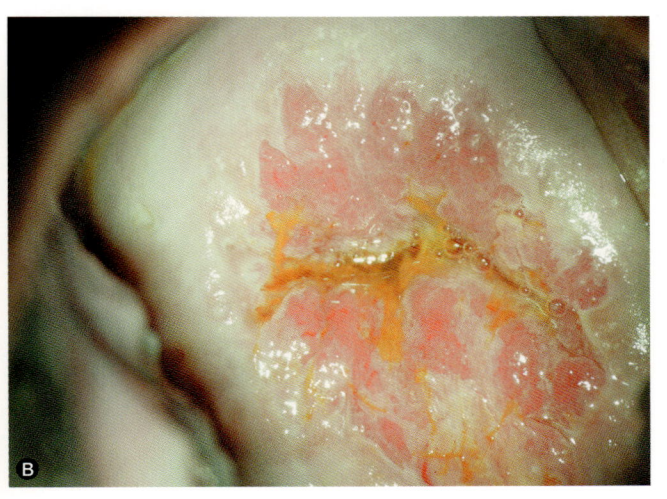

腺上皮と移行帯が入り組む。異常所見はない。

図9　移行帯

B 異常所見 Abnormal colposcopic findings（ACF）

　異形成から初期浸潤癌までを包含する。上皮と血管の織り成す変化を拡大鏡で観察することで病変を捉える。高度と軽度に亜分類する。軽度所見は組織学的には CIN1，高度所見は CIN2/3 におおむね対応する。以下の異常所見は単独で出現することより混合形で観察されることが多い。

① 白色上皮 Acetowhite epithelium（W）

　酢酸加工で白く浮き上がる上皮をいう。上皮層が厚いほど白色上皮は盛り上がり厚みを増す。軽度の場合は，flat acetowhite epithelium：W1，高度の場合は，上皮に厚みが加わり dense acetowhite epithelium：W2 と記載する（図10）。さらに厚くなると盛り上がり白斑やコンジローマの所見となる。

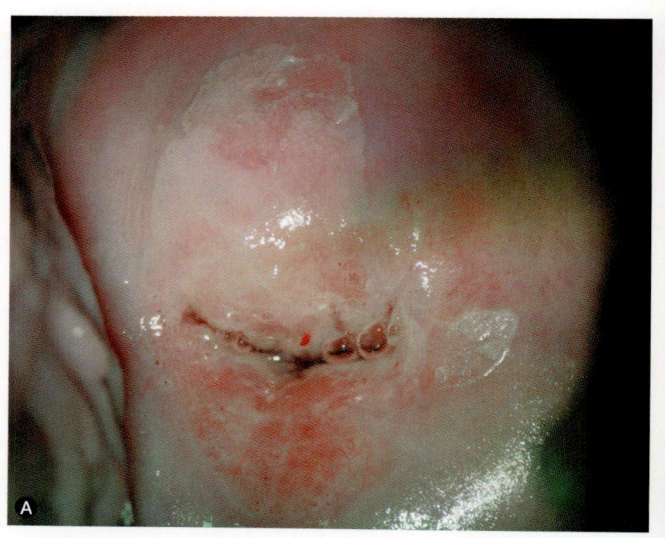

軽度所見（W1：flat acetowhite epithelium）：酢酸加工すると白色上皮が島状に現れる。表面は平らで薄い。CIN1 である。

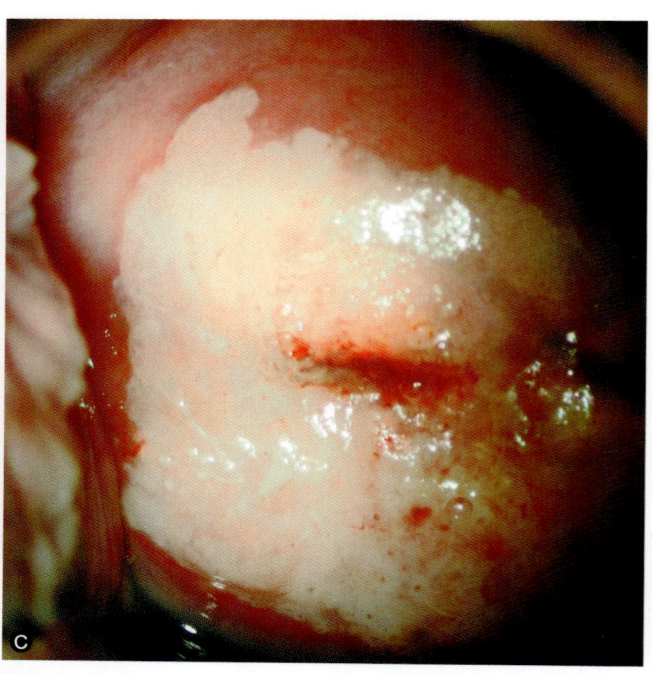

高度所見（W2：dense acetowhite epithelium）：白色の島状域は厚みを増し，表面は平坦ではなく凹凸粗造となる。

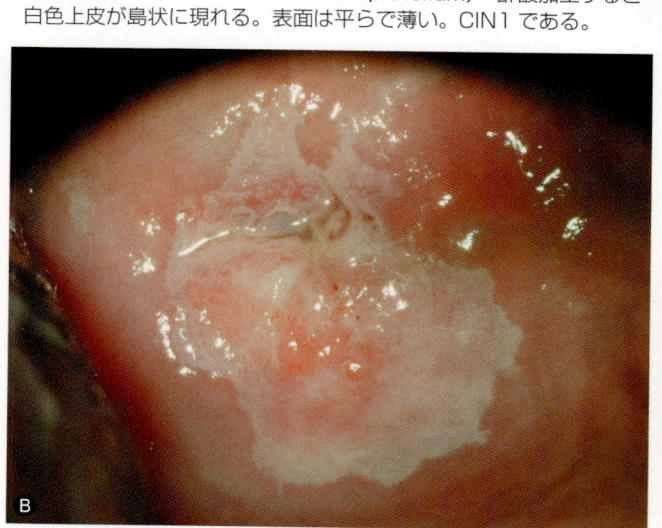

高度所見（W2）：3〜4％の酢酸を含んだ綿球を押しつけ数分後に観察すると島状の白色上皮が浮き上がってくる。W1 と W2 の中間的所見であるが辺縁部は W2 である。生検では CIN2 である。

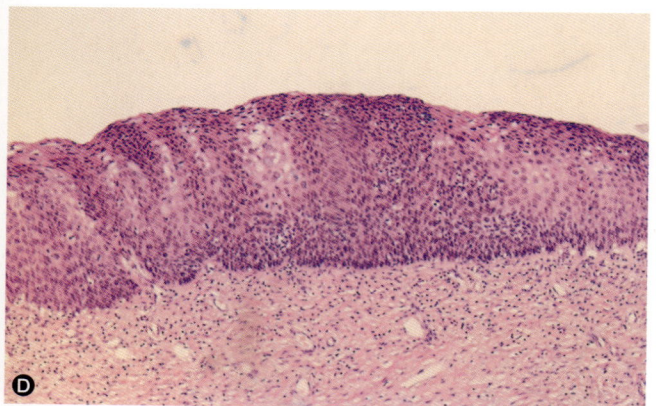

白色上皮の病理組織像（CIN3）：細胞密度の増加した上皮層が厚みを増し，乳頭部が押し下げられると血管が透過されず白色上皮となる。HE 染色

図10　白色上皮（W：Acetowhite epithelium）

② **腺開口 Gland opening**

腺開口部が酢酸加工にて白い輪として出現したもの。白色輪が淡いものは**軽度 mild finding（Go1）**とし，輪の輪郭が明瞭で厚いものを**高度 severe finding（Go2）**と判定する（図11）。白色上皮を伴うことが多い。

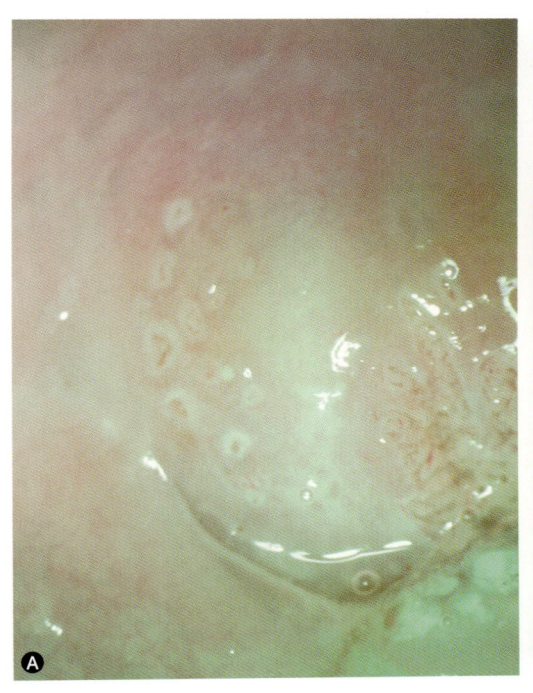

軽度所見（Go1：Gland opening, mild finding）：酢酸加工により頸管腺開口部に白色のリングが現れる。

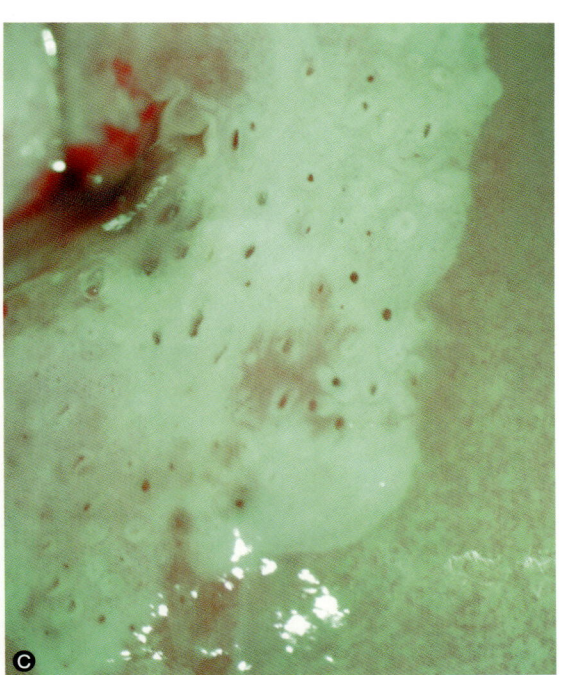

高度所見（Go2：Gland opening, severe finding）：白色のリングは肥厚・拡大し白色上皮に移行する。

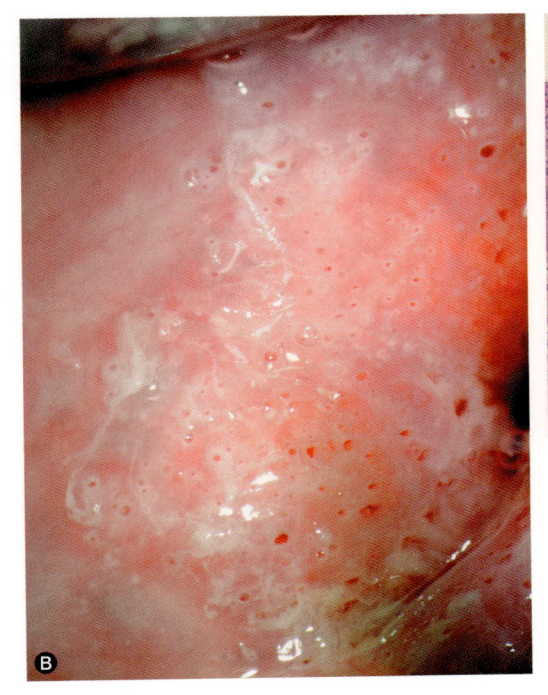

軽度所見（Go1）：病理診断は CIN1。

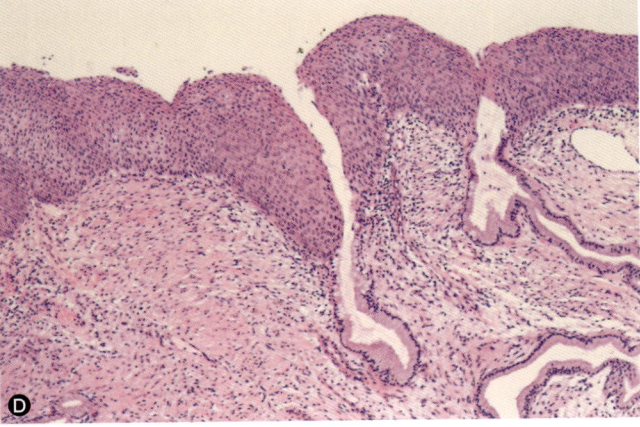

腺口型白色上皮の組織像：腺腔内に異形成細胞層が侵入する（腺腔侵襲）とコルポ診では腺口型白色上皮となる。病理診断は CIN3 である。HE 染色

図11　腺口型白色上皮（Go：Gland opening）

③ モザイク Mosaic（M）

モザイクタイルを敷き詰めたように見える領域をいう。タイルとタイルを埋める目地は血管と間質から成る。酢酸加工にて明瞭となる。モザイク模様が淡く薄い場合は**軽度 fine mosaic（M1）**と判定する。モザイクが大小不揃いとなり，中央部に点状の血管像を認めることもある。これら所見に加えて周囲からモザイクが浮き上がって見える場合には**高度 coarse mosaic（M2）**と判定する（図12）。

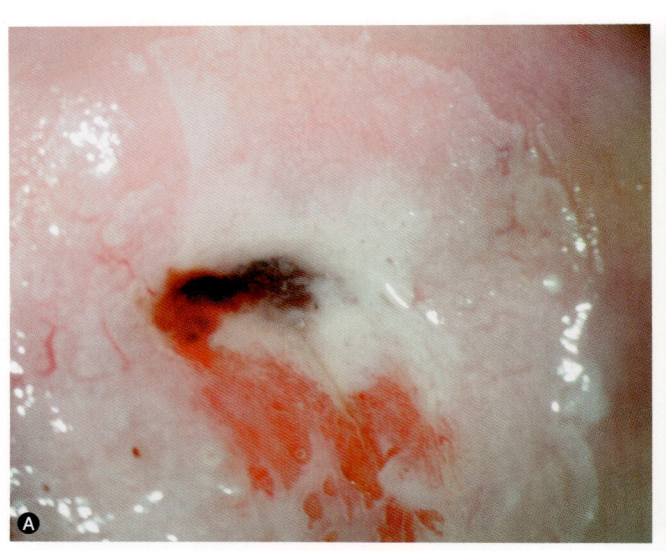

Ⓐ 軽度所見（M1）：病理診断はCIN1。

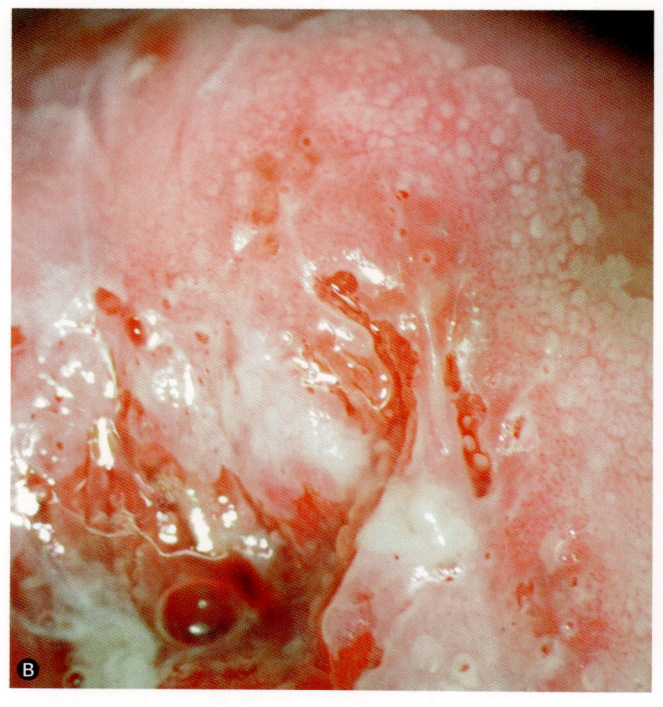

Ⓑ 軽度所見（M1：fine mosaic）：酢酸加工すると薄いモザイク状の模様が出現する。

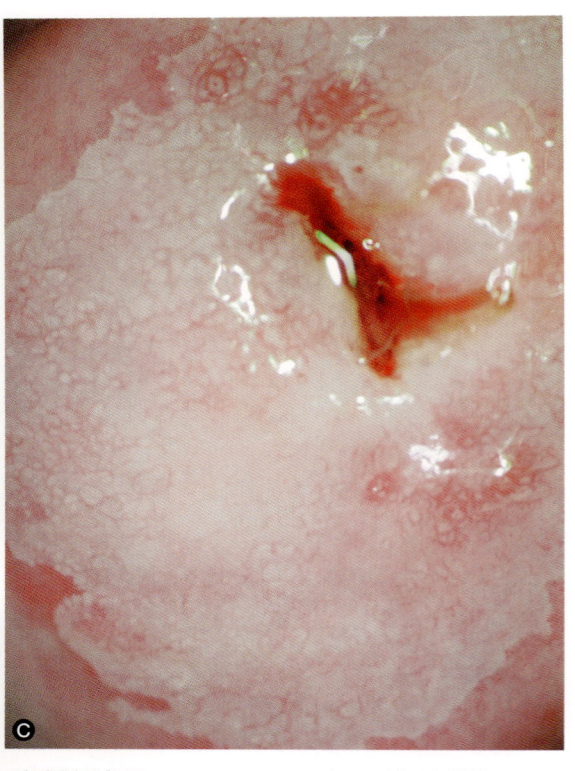

Ⓒ 高度所見（M2：coarse mosaic）：モザイク模様は周囲から盛り上がり明瞭となる。

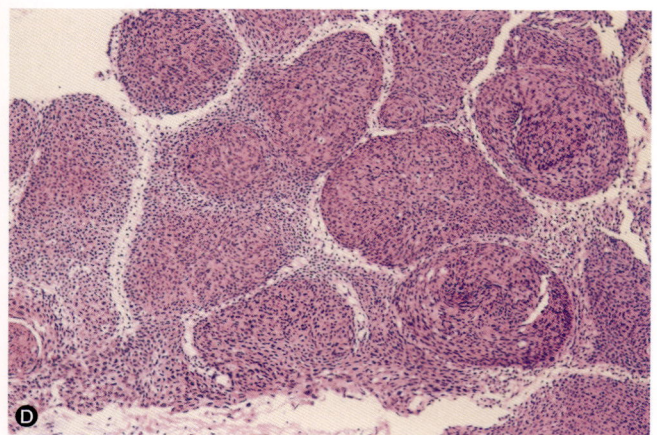

Ⓓ モザイクの病理組織像（CIN3）：細胞密度と厚みを増した上皮層は乳頭でモザイク状に区画される。乳頭内の間質に怒張した血管を見る。HE染色

図12 モザイク（M：Mosaic）

④ 赤点斑 Punctation（P）

酢酸加工にて上皮が白色化することにより血管が赤い斑点として顕在化する領域をいう。上皮が薄く赤点斑が小さい場合には**軽度 fine punctation（P1）**，赤点が大きく明瞭で上皮も厚みがある場合には**高度 coarse punctation（P2）**と診断する（図13）。モザイクの中央部に赤点をみることも多い。

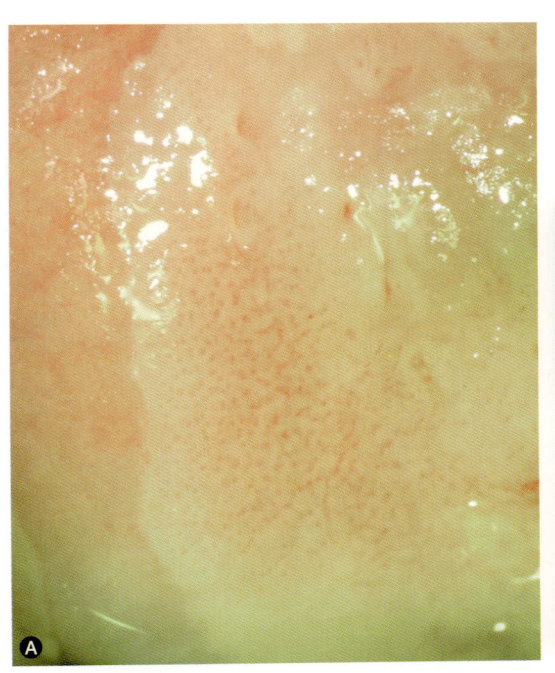

軽度所見（P1：fine punctation）：酢酸加工すると薄い白色上皮に微細な赤い斑点領域が現れる。

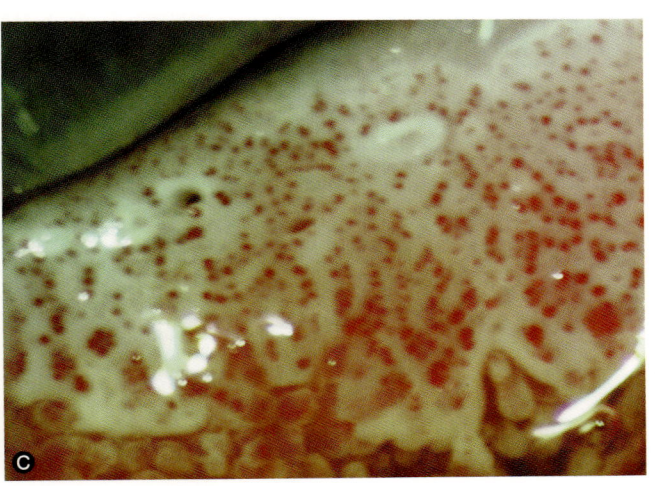

高度所見（P2）：赤い斑点大小不同で粗大。相互に融合し，時には出血もみられる。

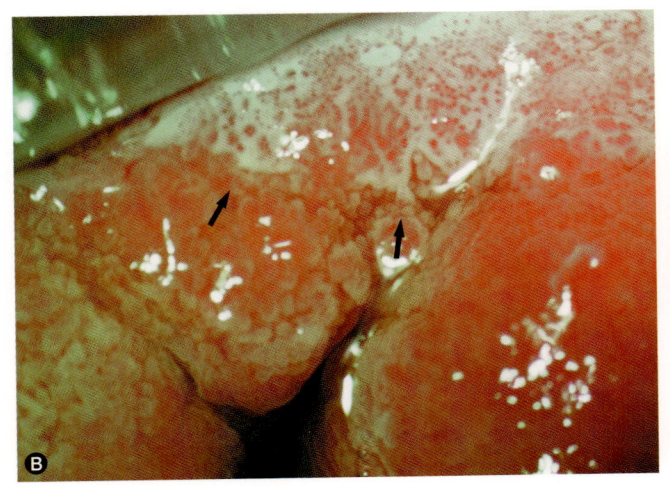

高度所見（P2：coarse punctation）：盛り上がった白色上皮に鮮明な赤い斑点（↑）を認める。

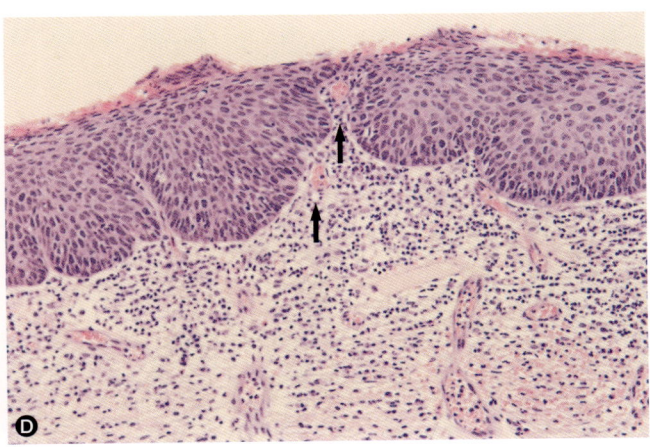

赤点斑の病理組織像（CIN3）：異形成上皮層の厚みと細胞密度の増加，表層に達する乳頭と怒張した血管（↑）をみる。HE染色

図13 赤点斑（P：punctation）

⑤ 白斑 Leukoplakia (L)

酢酸加工する前にすでに隆起した白苔としてみられる。錯角化 parakeratosis や過剰角化 hyperkeratosis に相当する（図14）。白斑が移行帯外に存在する場合にはコンジローマと診断する。

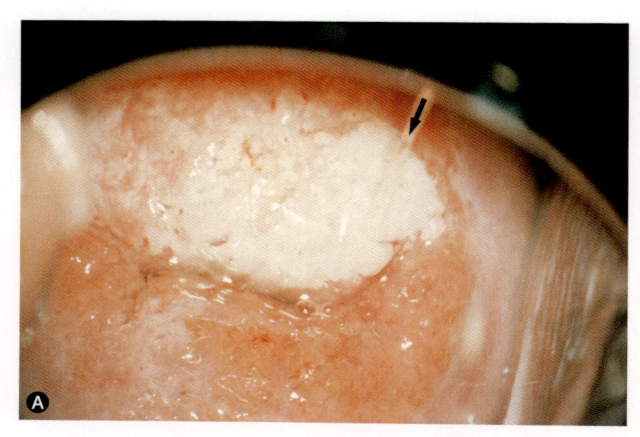

⑥ 異型血管域 Atypical vessels (aV)

樹枝上の微細な血管像（図15）ではなく，折釘様，コンマ状，コルク栓抜き状の血管がみられる領域をいう（図16）。脳回転様外観を呈することもある。易出血性である。グリーンフィルターを掛け観察するとより鮮明となる。

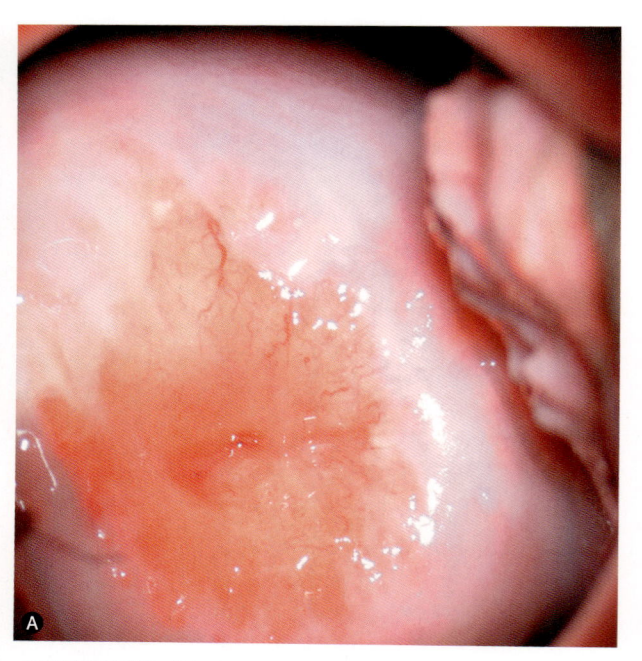

A コルポ像：酢酸加工前から限局した白色の隆起性病変（↑）として観察される。

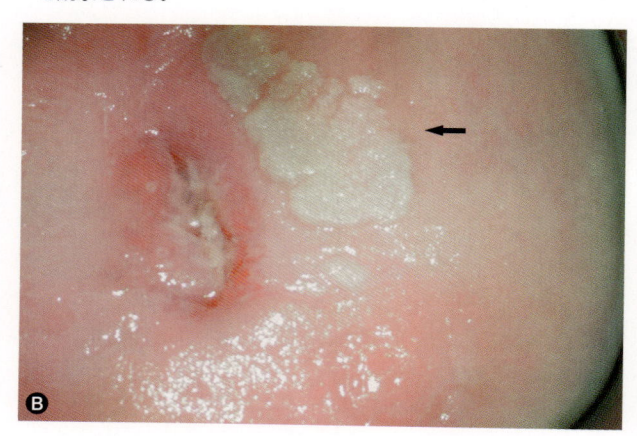

B 移行帯に白斑（↑）を認める。

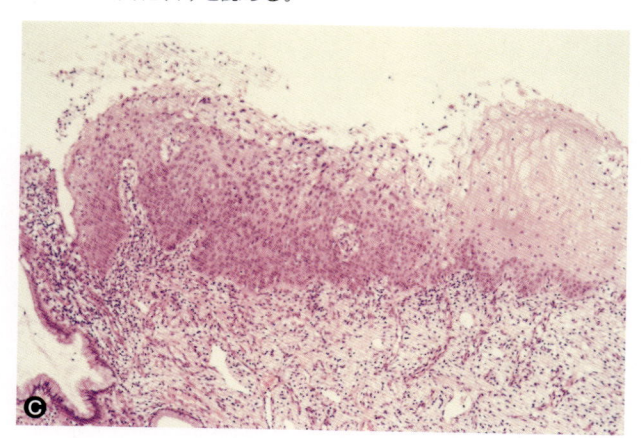

A 移行帯周辺部に微細血管を認める．

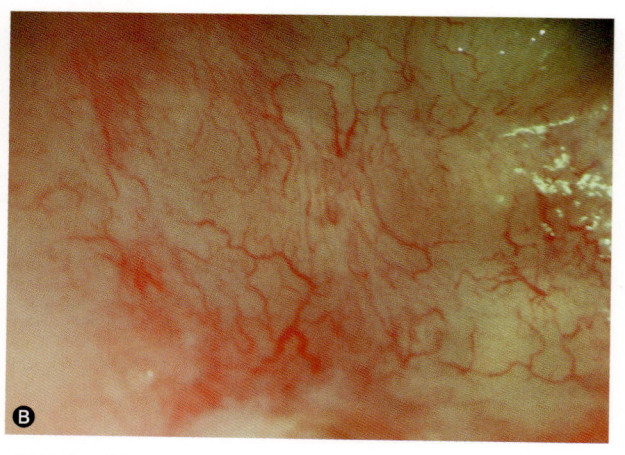

B 樹枝状の微細な血管像を示す。

図15 正常血管像

C 組織像：上皮細胞の熟化異常 hyperkeratosis, parakeratosis に対応する。HE 染色

図14 白斑（L：leukoplakia）

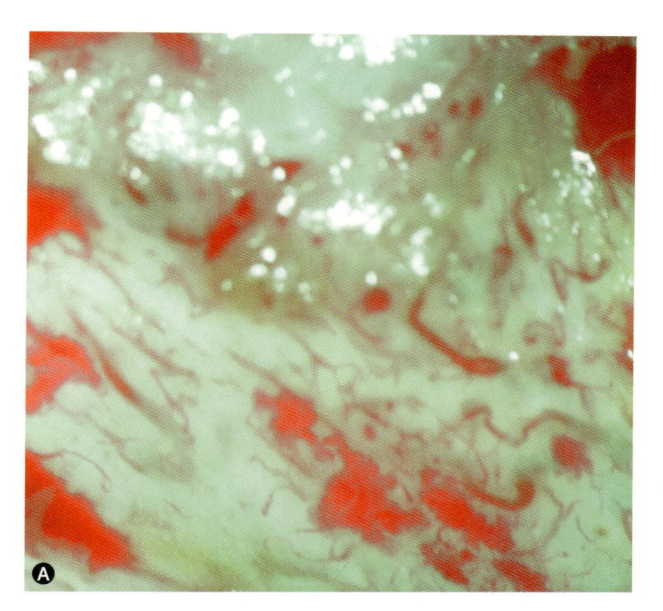

C 浸潤癌 Invasive Cancer(IC)

多くの浸潤癌は肉眼的に診断できる(ICb)が，稀にコルポスコピーで初めて浸潤癌と診断できる症例(ICa)もある(図17)。出血，異型血管，潰瘍，腫瘍増殖を伴う。特に血管像に注意する。

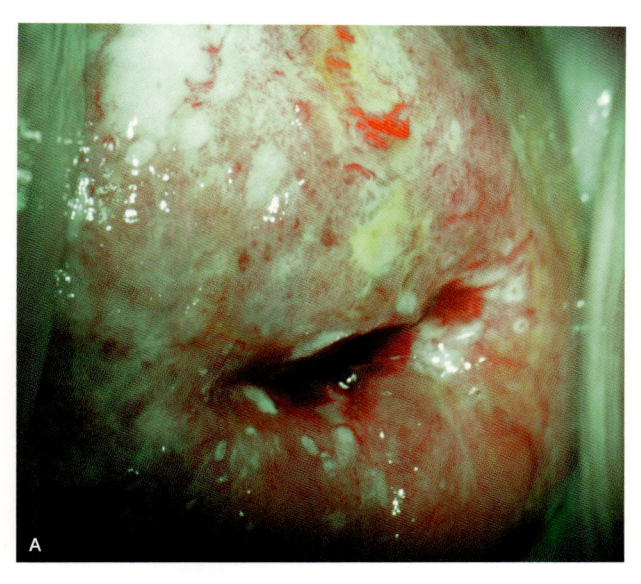

コルポ像：折れ釘，コンマ状，スパゲティ様血管が出現する。出血を伴う。

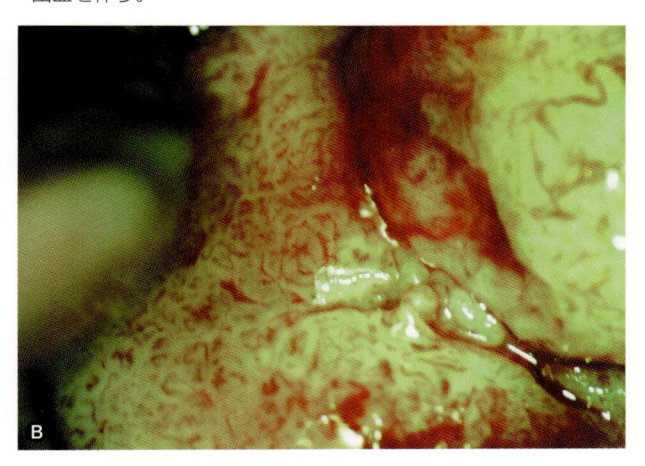

脳回転様像

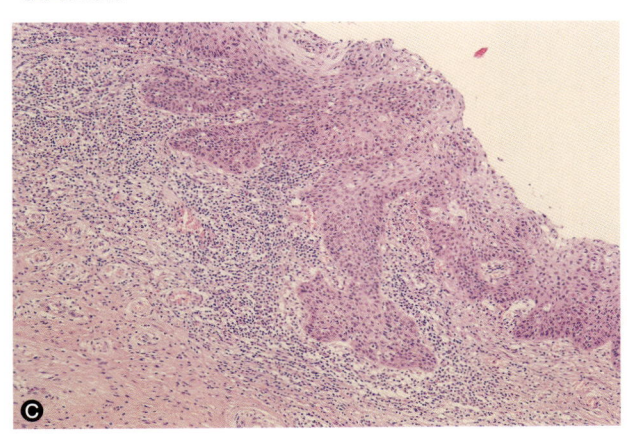

組織像(微小浸潤扁平上皮癌)

図16　異型血管域(aV：atypical vessels)

コルポスコピー浸潤癌(IC-a：colposcopic invasive cancer)：肉眼的には不明確であるがコルポスコピーで浸潤癌と診断される。大型の異型血管や出血を認める。軽い操作で白斑やモザイクが崩れ出血する。

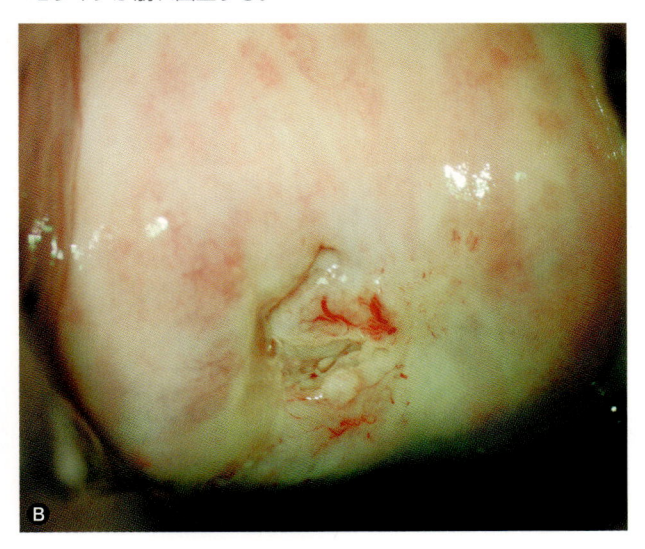

IC-a(コルポスコピー浸潤癌)：表面は微小病変であるため肉眼的には癌と診断できないが，コルポスコピーで初めて腫瘍と異型血管を認め癌と診断できる。

図17　浸潤癌(IC)

肉眼的浸潤癌(IC-b：macroscopic invasive cancer)：異型血管，潰瘍，易出血性肉塊の所見を示す。

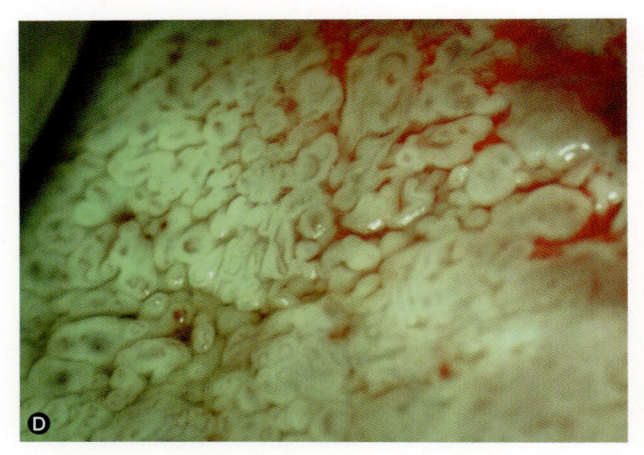

腫瘍乳頭にヘアピン血管を認める。

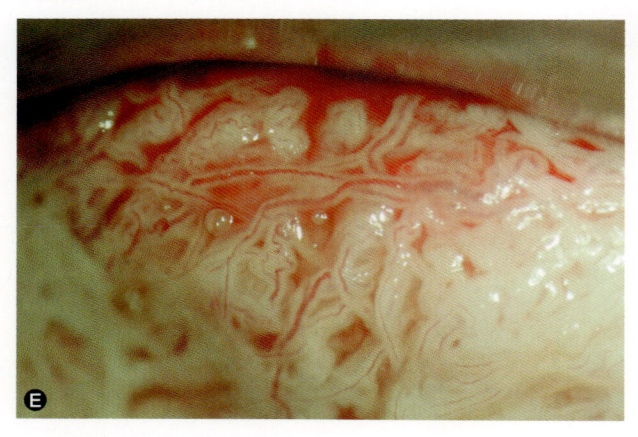

スパゲティ様の血管を認める。

図17　浸潤癌(IC)

D 不適例 Unsatisfactory colposcopic findings (UCF)

子宮頸癌は新旧のSCJ間の移行帯に生じる。新SCJが頸管内に入り込み見えない場合には，コルポスコピーの適応の意味で不適例となる。異常所見 abnormal colposcopic findings (ACF) を伴わない場合はUCF without ACF (UCF-a)，異常所見を伴うがSCJの全周囲の一部が見えない場合UCF with ACF (UCF-b) と記載する(図18)。ピンセットで頸管内を開大して観察することが必要である。

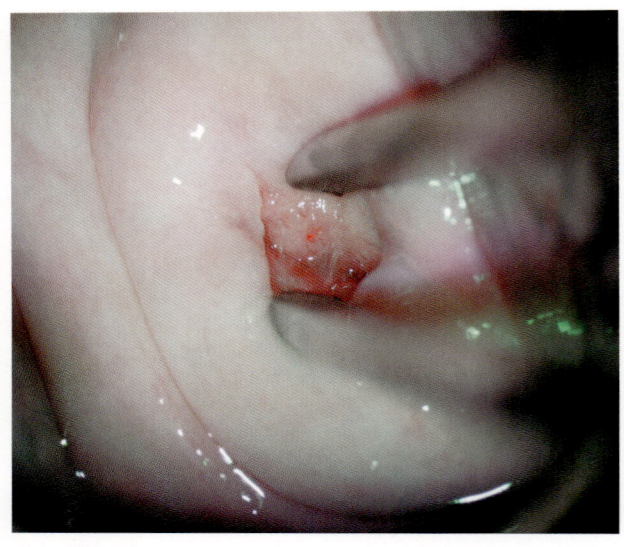

SCJが子宮口内にあるため，ピンセットで頸管を開大して観察する。

図18　不適例 (UCF：Unsatisfactory Colposcopic Findings)

E その他の非癌所見（Others）

① コンジローマ Condyloma（Con）

白色の乳頭状腫瘤である。HPV感染による変化であるが，隆起が著明であれば**コンジローマ**，平らな場合には**白斑**と診断する（図19）。

② びらん Erosion（Er）

損傷によって上皮の剥脱した領域をいう。炎症や前癌病変により上皮は容易に剥離する。病変の周辺部にめくれあがった上皮が見える時もある。頸管腺上皮が外反して肉眼的に赤くびらん状に見える場合も臨床医は「びらん」と診断しているが，「びらん」とは異なり混同してはならない（図20）。

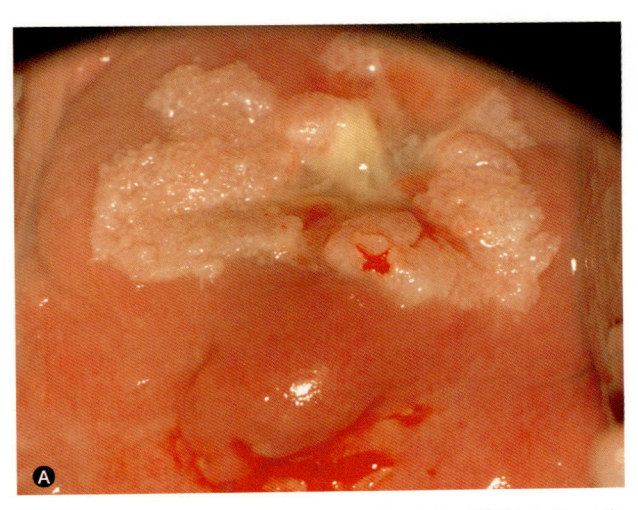

コルポ像：表皮が剥脱しているため赤色の間質（↑）が直接見える。

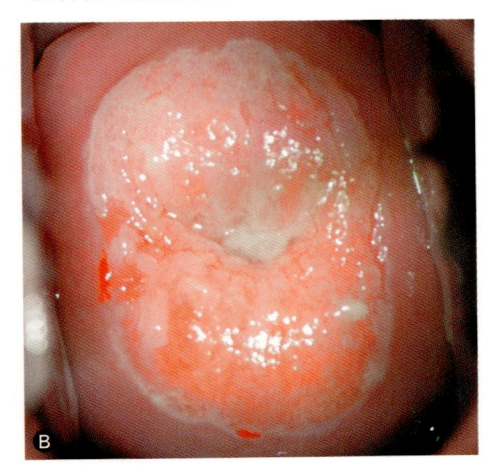

子宮頸管腺上皮の外展：正常の子宮頸管腺上皮が子宮腟部に押し出しびらん状に見える。びらん（erosion）と混同してはならない。

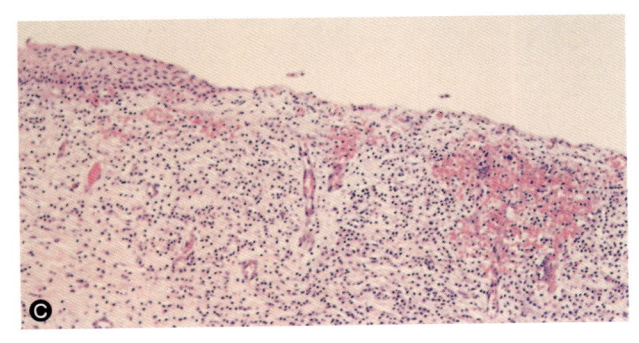

コルポ像：外向発育した白色の乳頭腫を示す。乳頭内にループ状の血管を認める。

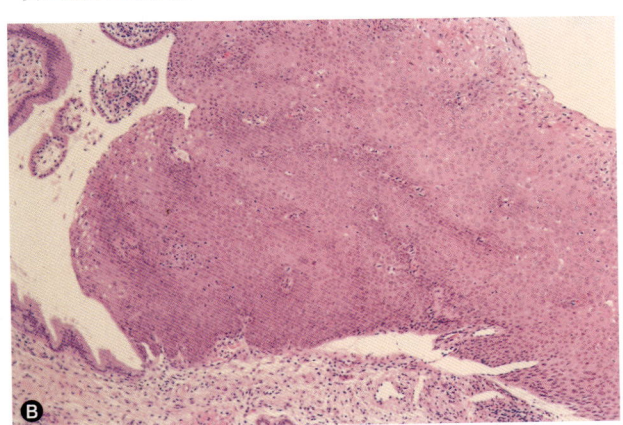

組織像：コイロサイトを伴った典型的なコンジローマ像を示す。HE染色

組織像：上皮が剥脱し間質が剥き出しとなる。間質は出血や炎症を伴うことが多い。HE染色

図19 コンジローマ（Con：condyloma）

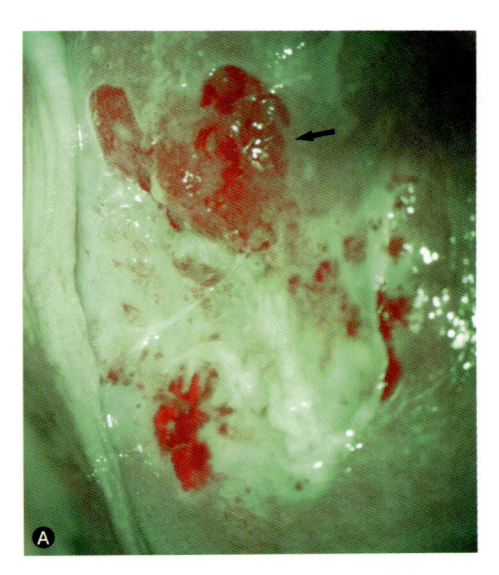

図20 びらん（Er：Erosion）

③ 炎症 Inflammation (Inf)

血管の怒張を認め，イチゴ状外観を呈する。赤点斑と混同されやすいが酢酸加工によっても上皮は白色化・肥厚化しない点や限局性でない点で鑑別できる（図21）。

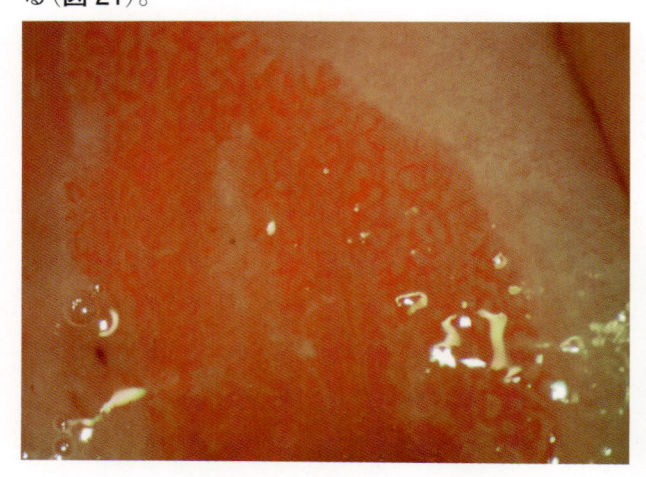

④ 萎縮 Atrophy (Atr)

エストロゲン欠乏により菲薄化した上皮をいう。しばしば樹枝状・網状の微細血管が透視できる。炎症所見や上皮下に出血斑をみる（図22）。

⑤ ポリープ Polyp (Po)

多くは頸管上皮から発生する。円柱上皮や扁平化生上皮で被われている（図23）。

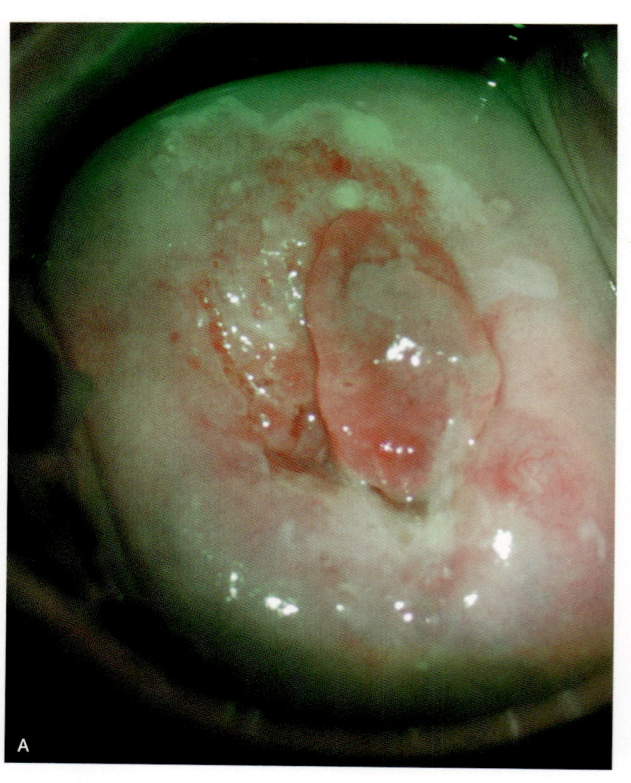

怒張したループ状血管を認めるが，異型はなく周囲の上皮の肥厚は認めない。

図21　炎症像

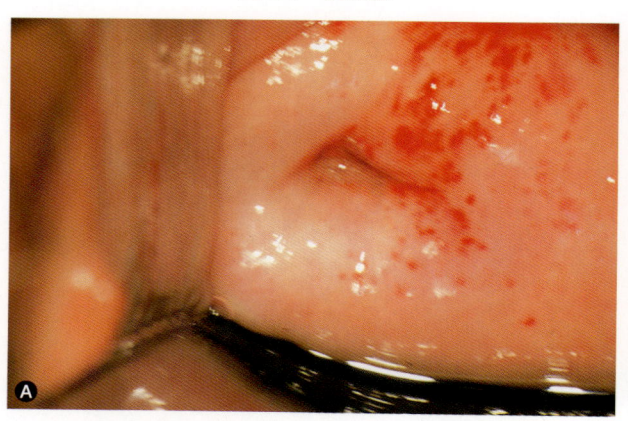

Ⓐ コルポ像：不規則な出血斑を伴う。

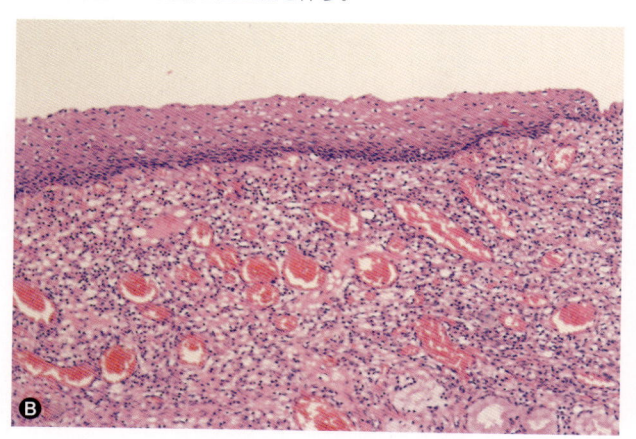

Ⓐ コルポ像：内子宮口より舌状の桜色の光沢のある乳頭腫をみる。易出血性である。

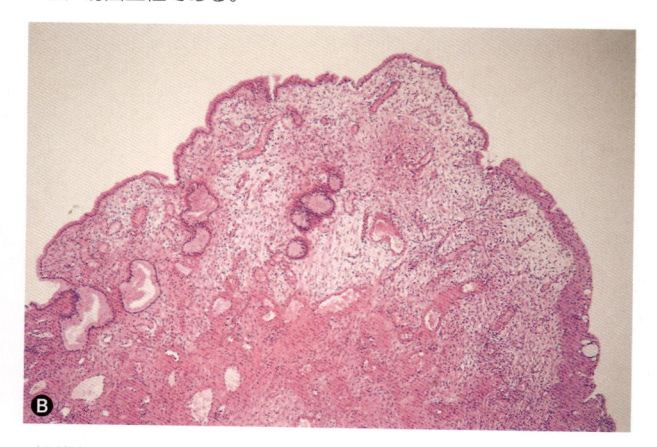

Ⓑ 組織像：上皮は薄く間質は怒張した血管や出血と炎症細胞の浸潤を伴う。HE染色

図22　萎縮（Atr：Atrophy）

Ⓑ 組織像：表面は腺上皮あるいは化生上皮で覆われる。間質は水腫様で怒張した血管をみる。HE染色

図23　ポリープ（Po：Polyp）

⑥ 潰瘍 Ulcer（Ul）

癌所見を伴わない潰瘍をいう。正常部との境界明瞭で突然に異常所見を伴わずに潰瘍に移行する。

⑦ その他 Others（etc）

子宮腟部に認められる良性病変（図24）や，子宮腟部の特殊な悪性腫瘍，腟・外陰部の良性腫瘍や悪性腫瘍，および転移性腫瘍を包含する（図25）。

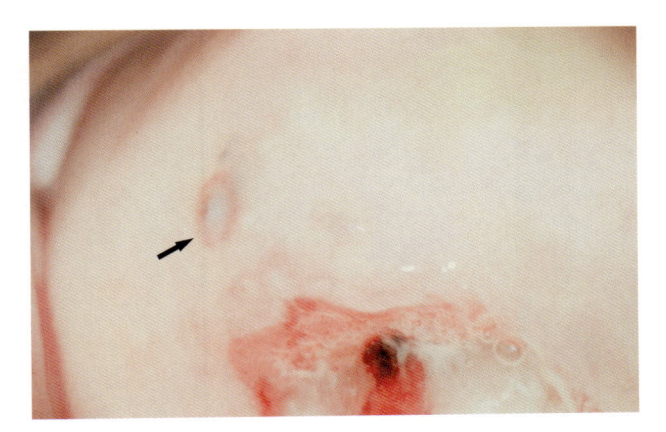

F 腺癌 Adenocarcinoma

腺癌の初期病変を捉える特徴的な像はない。頸管腺乳頭の大小不同性，乳頭内の微細血管の不揃い性や異型血管の出現，易出血性，周囲組織からの隆起，微細な潰瘍形成などを所見として列挙できる。しかし，感度・特異性に欠ける（図26）。

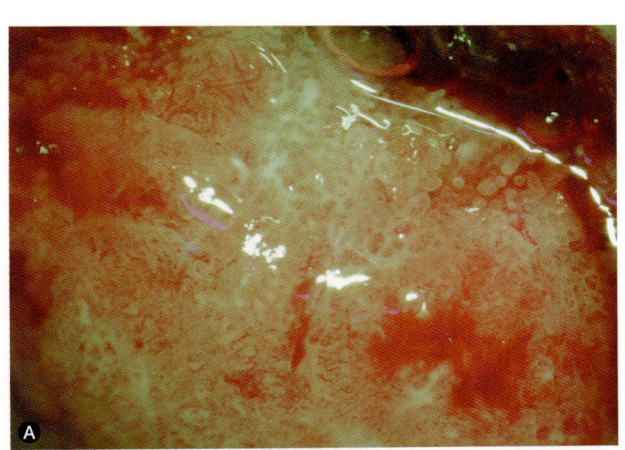

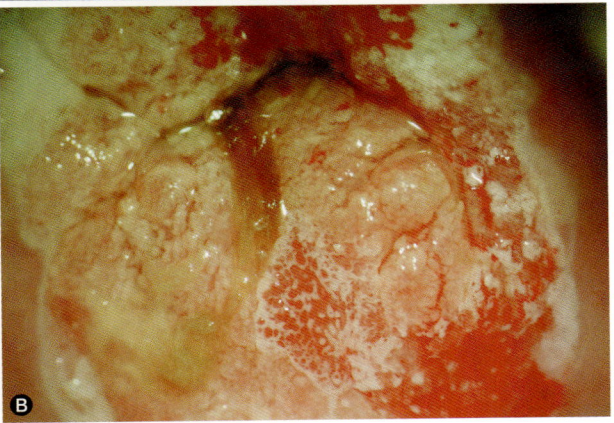

図24　子宮腟部の子宮内膜症病変（↑）

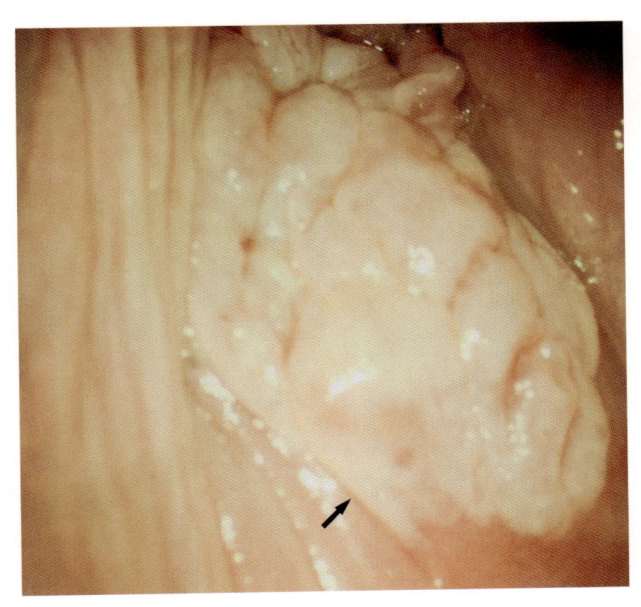

A, B：大小の乳頭で融合。出血以外は特徴的所見なし。

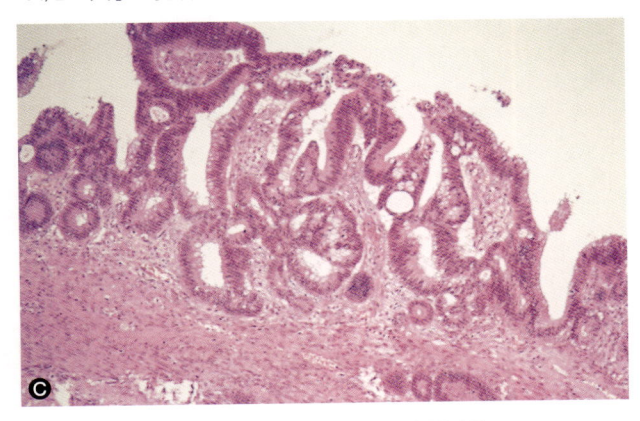

図25　腟壁の扁平上皮内癌（↑）

子宮頸部表層部に腺癌細胞よりなる腺腔を認める。

図26　初期浸潤腺癌

5　組織生検

子宮頸部の組織診は通常，癌検診の際に細胞診で異常がみられた場合に二次検診（精密検査）として行う。コルポスコピーで異常所見のある部分に狙い組織検査を行う。コルポスコピーでSCJの見えないUCFの場合には，頸管内膜掻爬を行う。頸管内掻爬にても異常所見が得られないが細胞診で異常所見が持続する場合や，微小浸潤癌を疑う場合には，子宮頸部円錐切除による組織検査が必要である。これら診断のための標準的なフローチャートを示す（図27）。

圧迫で十分である。膣内ガーゼを充填し自宅での抜去で対応できる。ごく稀に上記操作での止血が困難で縫合が必要なときもある。癌組織は止血が難しいことが多いため，外来診療では患者にその旨伝える必要がある。CIN3病変でもコルポスコピー下での狙い生検により約50％の症例で病変の消失があると報告されている（Guido 2005）。CIN病変のコルポスコピーでの観察と複数の生検は治療にも有効である（Walker 2006）。

A　狙い組織検査
　　Colposcopy-directed biopsy

パンチバイオプシー（生検）用の試験的切除鉗子を用いる。異常所見部をできるだけ大きく深く切除すると病理医にとって診断しやすい標本となる。切除切片は直ちに10％ホルマリン瓶に入れる。止血は

B　頸管内掻爬
　　Endocervical curettage

掻爬キュレット器具を用いる。SCJの見えない症例や腺由来の異型細胞が出現する場合には必要である。頸部腺癌の発見のためルーチンに行うことを推奨する意見もある。但し，妊娠中は禁忌である。

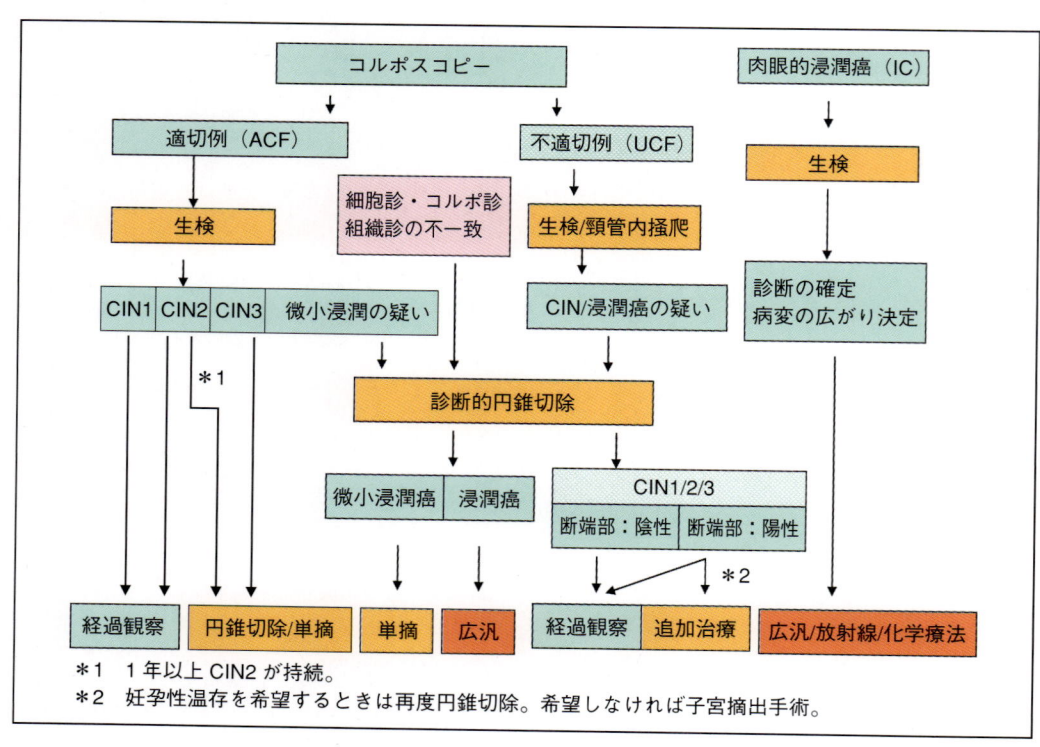

*1　1年以上CIN2が持続。
*2　妊孕性温存を希望するときは再度円錐切除。希望しなければ子宮摘出手術。

図27　子宮腟部病変の診断・治療のフローチャート

C 円錐切除法 conization

本法は細胞異常に対して精密検査の目的では行うべきではない。適応を遵守することが大切である（表2）。

円錐切除にはいくつかの方法がある。それぞれの利点と欠点を見極め選択することが大切である。しかし，どの手技によって円錐切除を施行しても一次治癒率はほぼ同じで85～95％である（Nuovo 2000, Shumsky 1994）。要点は残存病変を残さないように切除することである。必ず断端部が陽性か否かチェックする必要がある。切断断端部陽性でも多くは自然消滅する。したがって，断端に病変が陽性でも再手術ではなく経過観察が適切である。

① コールドナイフ法

通常のナイフで頸部を円錐型に切除した後，断端部を前後左右の腟壁と縫合する術式（スツルンドルフ術式）や断端面をオキシセルガーゼの充填のみで終了する術式がある。本法の利点としては切除組織の病理形態が保持されるので，診断を目的とする場合には本法を選ぶほうがよい。一次治癒は約98％である。術後再発の経過観察には断端部開放（オキシセル法）が優れている。

表2 円錐切除法

1. 円錐切除の適応
    - ① 微小浸潤癌の浸潤の程度決定
    - ② 細胞診，組織診の不一致例における診断確定
    - ③ コルポスコピー不適格例で細胞診断陽性例
    - ④ 内頸部搔爬で悪性細胞陽性例
    - ⑤ 前癌病変，微小浸潤癌の治療目的
2. 円錐切除の禁忌
    - ① 肉眼的浸潤癌
    - ② 強度の炎症を伴う頸管感染症
    - ③ 妊娠中。ただし，微小浸潤癌を疑う場合や浸潤癌の鑑別を要する場合はこの限りではない。
3. 円錐切除の合併症
    - ① 手術後1週間以内の出血（約10％）
    - ② 頸管癒着による子宮血腫や子宮留膿腫（約4％）
    - ③ 頸管粘液減少による不妊
    - ④ 頸管無力症による流早産
    - ⑤ 円錐切除1～2週後の子宮摘出には頸部傍結合織の血管怒張のために手術操作に出血を伴うことが多い。

② LEEP (loop electrosurgical excision procedure)法

LEEPによる切除後にオキシセルガーゼを充填する法は医師にとっても簡便で患者の負担も少ない利点がある。術後の妊娠率は高くその後の流産率も低い（Girardi 1994）。劣る点として，数片に分けて切除すると組織が高周波により焼け，診断が困難な場合がある。診断目的の場合には避けたほうがよい。

[LEEP手技]：あらかじめ3～5％酢酸塗布後，コルポスコープで異型移行帯の範囲を確認する。あるいはルゴール液（ヨード過敏症患者に注意）を塗布して病変部を確認する。局所麻酔はエピネフリン添加1％キシロカインを切除部位周囲に深さ数mm，および3時，9時の頸管傍組織の深さ10mm程度まで注入する。次いで，ループ電極を用いて混合モードで3時，9時の水平切除か，12時，6時の垂直切除を行う。切除部位や電極を生理食塩水で湿らすと切除が容易となる。細切れの組織切片は高周波電流により焼け，あるいは上皮が剥離して病理診断が困難であることが多い。したがって，大きい組織切片として少なくとも2切片程度ですべてが切除できる程度に端子を進めることが肝要である。SCJを越えて内頸腺領域を十分切除する。切除後の止血にはボール電極を用いて切除断面を凝固させる。電極は組織に押し付けず軽く接触する程度にすると止血は容易となる。病変周囲部を10mm程度広く焼灼するとよい。最後に，切断面にパウダー状の抗生物質を塗り，オキシセルガーゼを充填して次に綿ガーゼを腟内に充填する。翌日綿ガーゼを抜去する（図27）。この方法は大変簡便で患者の負担も少ない利点があるが，ときに数日後に大量の出血を来すことがあるので注意を要する。完全治癒に約2か月を要する。

③ CO_2 laser 法

設備が高価であるため一般病院には普及していない。LEEPと同様に切断端の組織が焼けるため，組織検査には不向きである。

どの方法を選ぶかは目的を十分に考えるべきである。切除標本は組織が歪まない程度に大きな10％ホルマリン容器で固定する。板や濾紙に貼り付けるのも一考である。12時に糸あるいは切開など目印が必要である。コルポ像と12分画病理像と対比して学ぶと病態を理解しやすい。

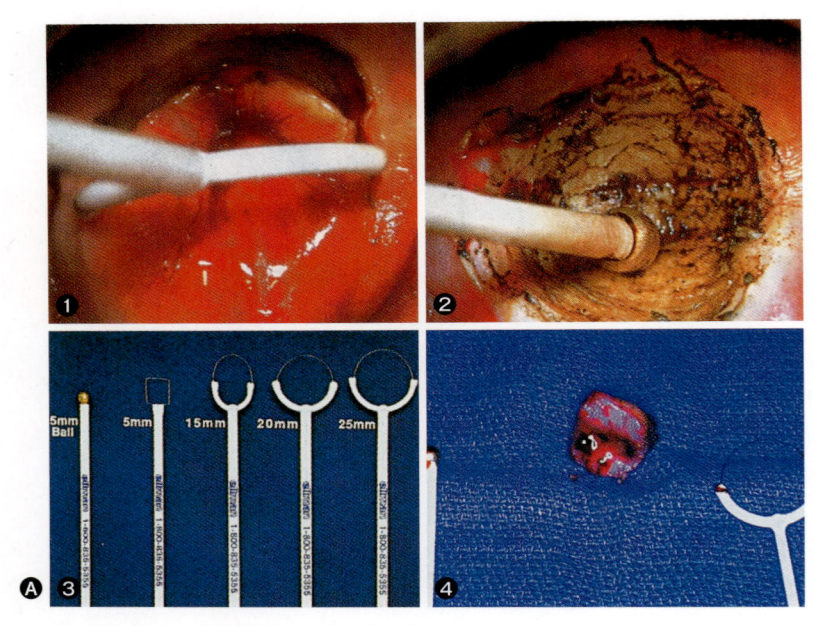

Ⓐ ①円錐切除中。②切除後の止血操作。③LEEPの種々端子。④切除標本。

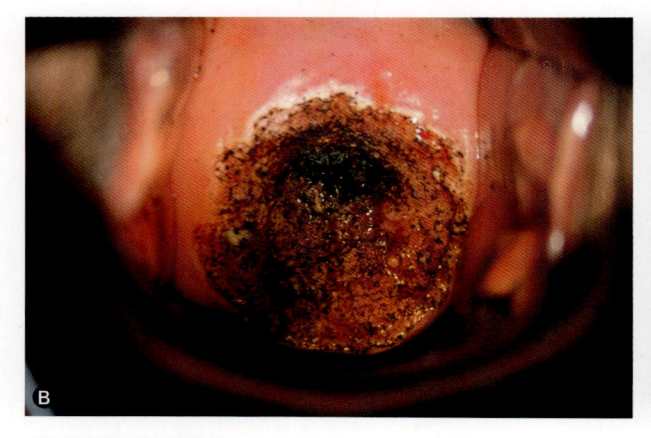

Ⓑ 治療直後の子宮頸部。

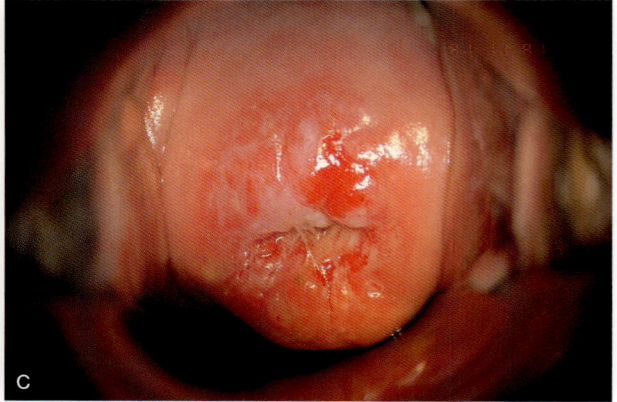

Ⓒ LEEPによる円錐切除後3か月の子宮頸部。

図27　LEEPによる円錐切除

IV 細胞検体の標本作製

1 細胞診検査の精度向上のために

　現在，臨床検査の多くはしっかりとした精度管理の下で高精度なデータを臨床に提供している。細胞診検査も臨床検査の1つであり，しかもその結果は臨床現場でのゴールドスタンダードである病理組織検査に次いで高い臨床的意義を有している。しかし，細胞診検査は精度管理の観点では臨床検査の中で最も低レベルな位置にある。特にスクリーニング検査として用いられる場合には診断精度が甘くなっている。細胞診断は元来情報量が少ないうえに客観的な数値化ができず，主観性の高い形態学という宿命を負っている。現在のわが国の臨床現場においては，より高い精度の臨床検査の提供が求められている。

　高い精度の細胞診検査とは適切な採取，正しい診断，よい標本の3つがそろったものである。さらに，よい標本作製のための要素はよい塗抹，よい固定，よい染色である(**図1**)。

　現在，本邦で広く用いられている塗抹法は，精度管理の行き届いた標本作製法とは言い難い。検体の細胞採取から顕微鏡に乗るまでの過程で様々な人為的な介在が問題を生じさせている。標本作製が標準化されていない点が最大の問題点である。

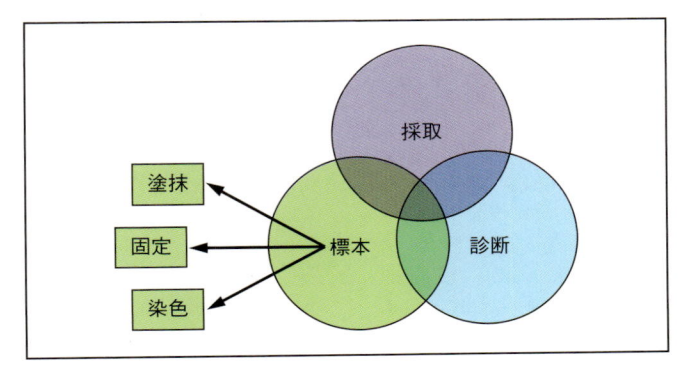

図1　細胞診の精度に関わる要因

2 塗抹法から液状法へ

　塗抹法では，採取した細胞をスライドガラスに塗り，その状態で細胞を固定する操作を行う。この方法ではガラス上に均等に塗ることが困難である。細胞採取から固定まで時間的なロスが生じ，その後の染色が標準化できないことが生じる。ガラス上に細胞の乗っていない標本や乾燥標本が臨床現場の条件で作られることになる。さらに，ガラス上に乗るのは採取された細胞の一部(約10％)であり，多くの細胞(約90％)は捨て去られることになる(手塚 1994)。染色過程でも細胞の集塊や粘液が被う場合には染色のむらが生じることになる。均一な標本ができない状態や細胞が捨てられている状態では正しい細胞診断に到達できないのは当然のことである。塗抹法の基本操作であるガラスに検体を塗る操作は精度管理上最大の問題点である(**図2**)。

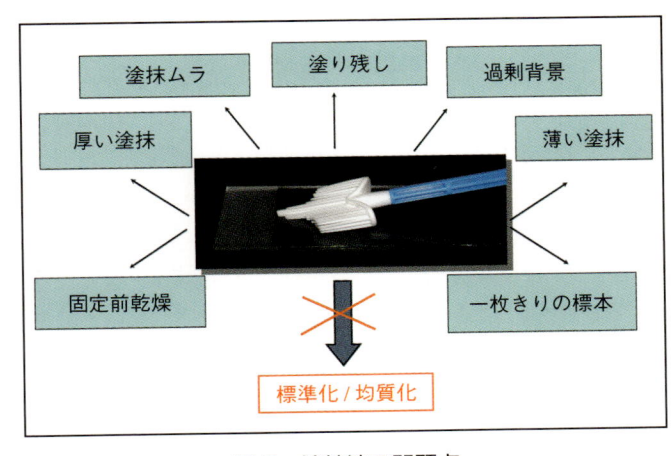

図2　塗抹法の問題点

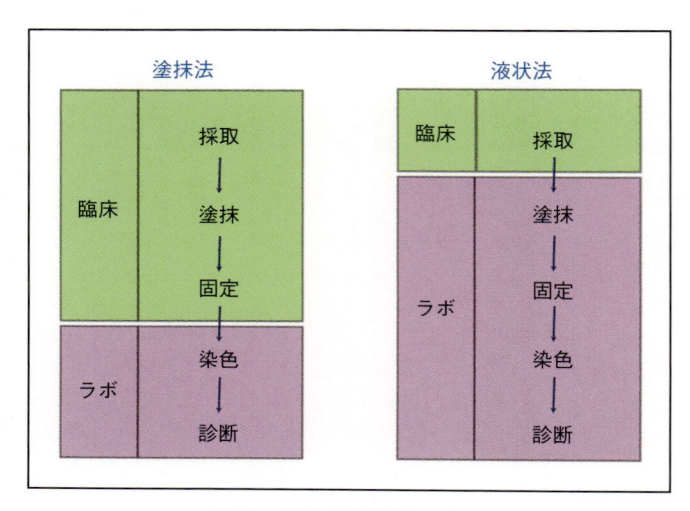

図3　標本作製過程の違い

これを改善する方法として，**液状細胞診（LBC：liquid-based cytology）法**が開発され，その有用性は多くの国で認知されている（Kischner 2006, Roberts 2007）。これにより細胞採取から固定の一連の操作が標準化され均一な標本が作製されることになった。これは標本作製が臨床主導型から検査室（ラボ）主導型に変わることである。臨床現場は標本作製の重要な部分に関わることから解放され，適切な検体を採取することに専念すべきである。標本作製を含めたその後の過程は，標本を実際に鏡検するラボ自身が責任をもつべき仕事となる。実際に液状法を導入すると細胞採取以外のすべての標本作製過程は標準化された操作のもとでラボにおいて実施されることになる（図3）。品質管理が行いやすい環境と言える（Nance 2007, Ronco 2007）。

3　細胞診検査の品質管理と品質保証

細胞診検査は医療現場（市場）において受診者（買手）に対し検査（品物，サービス）を提供するものであり，企業における品質管理という一連の活動体系と同じ視点で捉える必要がある。細胞診検査の精度を品質と考えた場合，**品質管理 quality control** とは，製品である標本を標準化された高品質なものに維持するということである。また，**品質保証 quality assurance** とは，サービスである検査結果であり，それは製品である標本の品質を保証するものでなければならない。この意味において新規の細胞診断基準（ベセスダシステム）を液状法と共に用いる意義は大きい。以上のように品質管理と品質保証の2つがそろって初めて，真の意味での子宮頸部細胞診の品質向上すなわち精度向上が達成される（図4）（Hutchinson 1994, Lee 1997）。

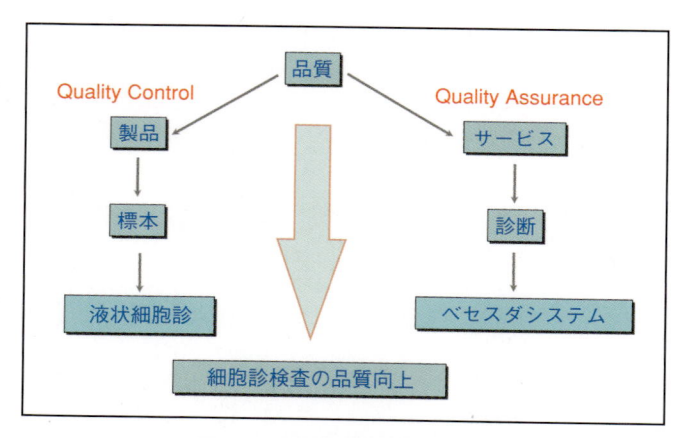

図4　細胞診検査の品質管理

4 液状法の有用性

　液状法の最大の利点は標本作製が標準化されることにある（**表1**）（Hutchinson 1994）。標準化により作製者の技量を問わず，常に一定の高品質な標本が作製できる（図5）。また，スライドガラス上の限局された位置にのみ細胞が存在するため，鏡検視野が著しく減り，スクリーニングの省力化が図れる。これにより，スクリーニング主体であった細胞診検査が細胞判定主体となり，余剰時間もできる。検鏡にかける時間は1/3～1/4に短縮できる（奥原 2001）。不適標本例は塗抹法では19.5％であるのに対して，液状法では1.8％であり，採取医師の違いによるばらつきも少ない（赤松 2005, 2008）。

表1　液状法の利点

- 固定ミスがない（乾燥しない）
- ムラなく均一に塗抹される
- 細胞重積がなく塗抹される
- 邪魔な背景が減弱される
- ブラシの塗り残しがない
- 標本作製手順が標準化される
- 鏡検視野数の減少による省力化
- 標本の複数作製が可能
- 他の遺伝子・分子解析に利用できる

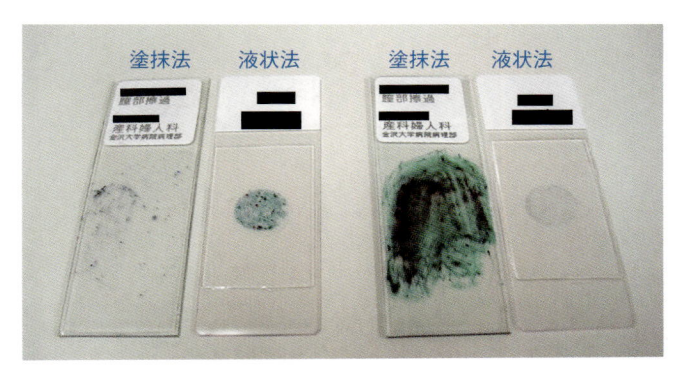

塗りむらが生じず均一な標本が得られる。

図5　液状法による高品質な標本①

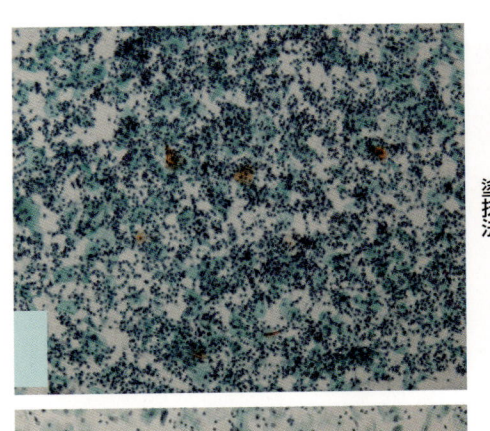

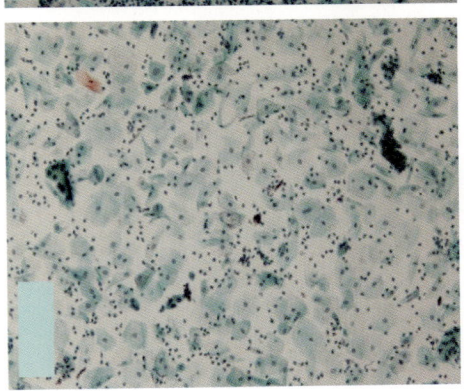

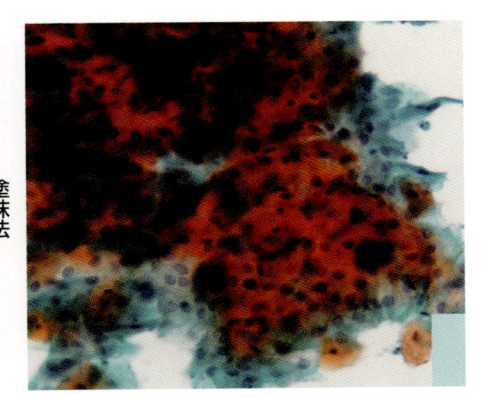

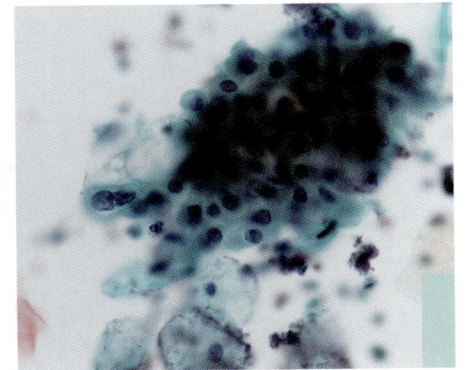

余分な背景が取り除かれ診断が容易となる。

細胞の重積性が少なくなり，細胞異型の診断が容易となる。

図5　液状法による高品質な標本②

子宮癌検診での異型細胞検出率は多くの報告で，液状法のほうが塗抹法より優れているとされている(Lee 1997, Baker 2002, Limaye 2003, Kirschner 2006)。金沢大学病院で塗抹法と液状法(Sure-Path™)とを同一患者から同時に検体採取し比較した結果，液状法によって異型細胞の検出率は上昇し，病理診断との一致率が向上した(図6)。さらに，同一検体から複数枚の標本作製が可能で，免疫染色等による検討が容易に施行できる(Norman 2007)(図7)。

液状法のもう1つの利点として，残存検体によるHPV-DNA検査等の分子生物学的検査も可能である(Qureshi 2005, Wentzensen 2005, 丹後 2008)。癌関連の遺伝子解析を実施している施設もある。室温で6週間保存可能である。

液状法の最大の難点は塗抹法に比べてコストが高いことである。しかし，企業において品質管理にコストをかけるのは当たり前のことである。品質を維持するための努力を惜しんでいれば，いずれはその製品自体が市場から消滅する運命を辿る。その意味において，細胞診検査は子宮頸部病変検出のための有効な第1選択手段であり続けるための変革期を迎えており，液状法とベセスダシステムの導入はその鍵となるものと考える。

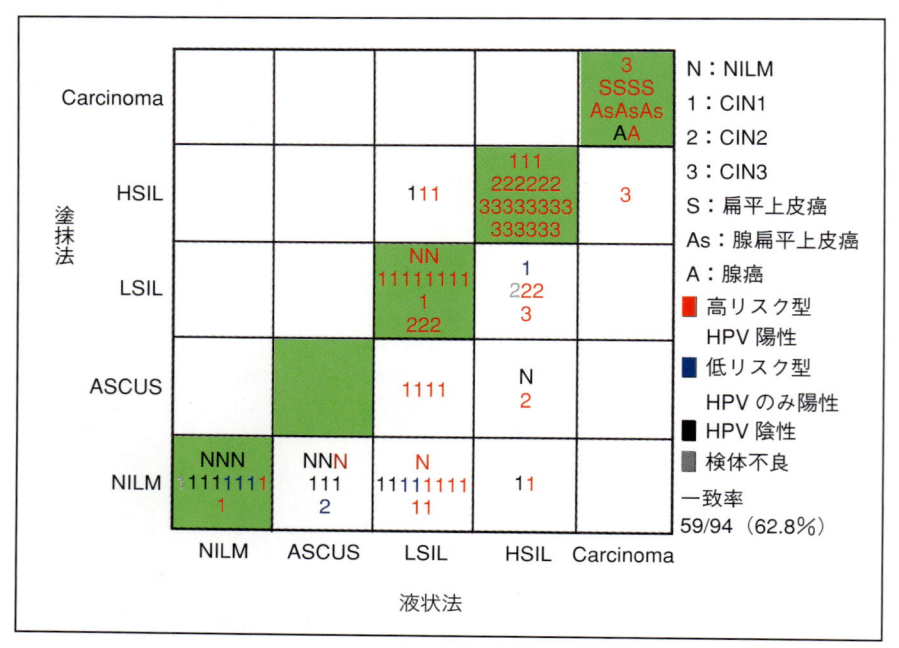

液状法は塗抹法に比較してより病理診断に近い診断が得られる。塗抹法ではCIN1やASCUS例に見落としが多い。液状法は精度管理に優れた標本である。

図6 液状法と塗抹法の比較

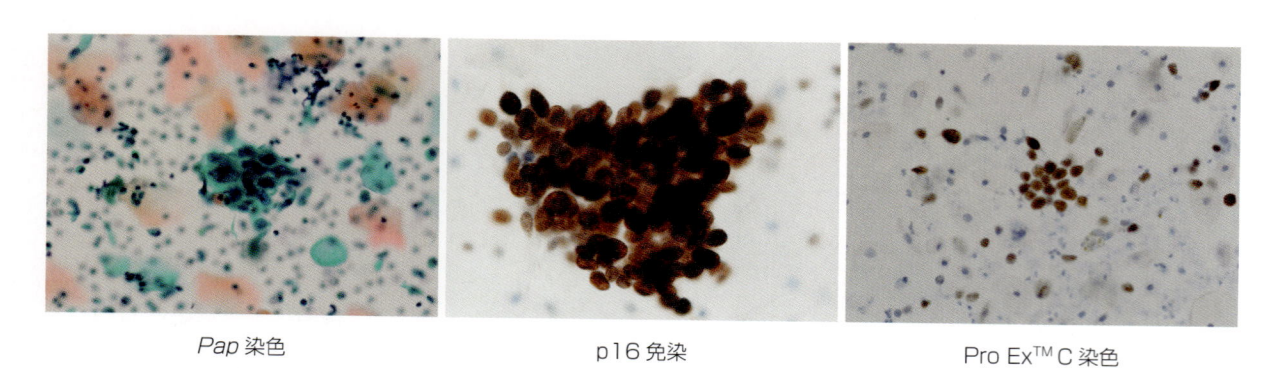

Pap染色　　　p16免染　　　Pro Ex™ C染色

複数標本の作製が可能なため，免疫染色に利用できる。遺伝子・分子の解析に利用できる。

図7 液状法による複数標本の作製と染色

5 液状法の種類

　子宮癌検診における細胞診断の精度管理の甘さは，1988年に米国の新聞 Wall Street Journal で厳しく批判された。液状法は精度管理向上のための細胞検体処理法として開発された。米国では子宮頸部細胞診ほぼすべてが液状法により行われており，EU 諸国においても年々着実に増加している。細胞診の最大の臨床的有用性は癌検診（スクリーニング検査）にある。細胞診を利用した癌検診の精度管理上において液状細胞診は従来の塗抹法より優れている。婦人科腫瘍専門医が常駐している二次検診施設や癌専門病院での有効性は検討が必要である（Arbyn 2008, Siebers 2008）。

　日本で子宮頸部細胞診に利用される液状法にはThinPrep® System（Cytyc Corp, Boxborough, Massachusetts, USA）と SurePath™ System（TriPath Imaging, Inc, Burlington, North Carolina, USA）の2つがある。これらは FDA（Food and Drug Administration of the United States of America）の製造承認を受けている。この両者はともに，専用容器の中の固定液で検体採取後のブラシを洗い（標本瓶の中で専用ブラシを落とし込む）（図8），細胞を回収し薄層標本（Thin Layer 標本）を作製するというものであるが，その過程および原理は異なっている。

　標本作製における両者の主な違いを表に示す（表2）。筆者らが両者を異時的に検討した印象としては，ThinPrep® は機器まかせに非常に簡単に標本作製ができる。SurePath™ は完全用手法でも機器使用でも標本作製にはやや手間がかかるものの，その分，血液や粘液等の不純物の影響が少なく，より均質な標本が得られる。作製された標本を鏡検すると，ThinPrep® ではやや核が膨大し柔らかい印象で，従来の塗抹法に近い細胞像が得られる。SurePath™ ではやや核が濃縮する傾向（特に腺系）がみられ，全体に硬質な印象を受ける。液状法導入にあたっては両者をよく比較検討し，施設により適応した方法を選択することが必要である（Rinas 2006, Sweeney 2006）。

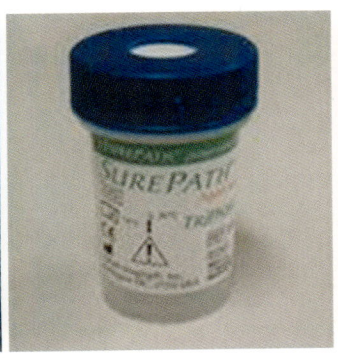

図8　液状法の採取容器

表2　ThinPrep®法とSurePath™法の相違点

	ThinPrep®	SurePath™
固定液	メタノール	エタノール
用手法	不可	可能
作製原理	フィルター法	密度勾配法
前処理	不要 （必要に応じ溶血処理）	2回の遠心と吸引
追加処理	不要 （必要に応じ溶血処理）	パーコール液
細胞像	軟調	硬調

6 液状法の実際

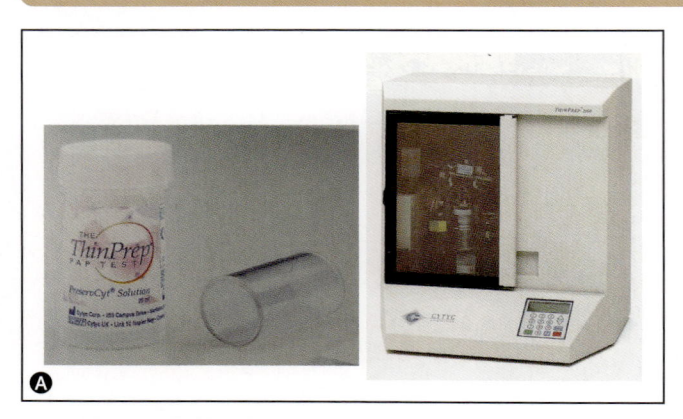

A ThinPrep® System

ThinPrep®標本作製手順を説明する。プロセッサーに専用容器で採取された検体を置き，フィルターおよびスライドガラスを装着する（図9A）。あとはボタンを押すだけである。フィルターは検体毎に交換する必要がある。プロセッサー内部では以下のことが行われる（図9B）。

① バイアル中に入れたフィルターが回転し固定液内に水流を作り，採取した細胞が均一に攪拌される。
② フィルターを通して固定液を吸引することによりフィルター表面膜に細胞が吸着する。
③ フィルターが上に向きを変え，スライドガラスにフィルターを圧着させ，陽圧をかけて膜に回収された細胞をガラス上に転写する。
④ 細胞が転写されたスライドガラスを固定用エタノール容器で固定し染色操作に移る。

Papanicolaou染色したThinPrep®標本を示す（図9C）。細胞付着部位は直径20 mmの円形である。フィルター法の特性上，細胞集塊の周囲に虫食い状の欠損ができる場合がある。また，血液混入検体では赤血球によるフィルター目詰まりで，細胞が吸着しない場合もあり，その際には検体溶血処理後に再作製が必要となる（Bentz 2002, Sweeney 2006）。

Ⓐ 検体処理に必要な器具と機器。
Ⓑ 基本原理。（フィルター回転による細胞分散／吸引によるフィルターへの細胞吸着／フィルターの細胞をスライドへ転写）
Ⓒ Pap染色標本。

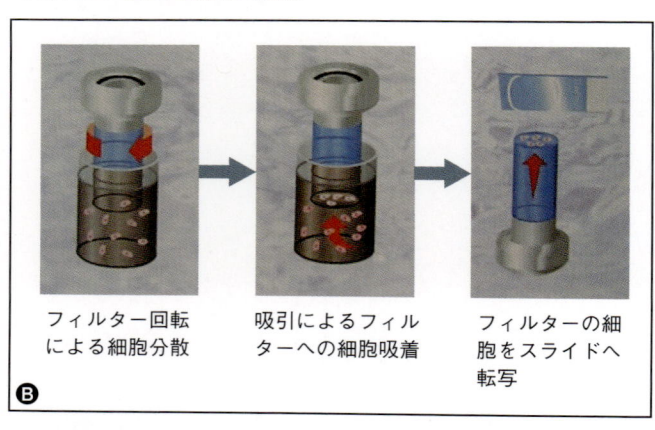

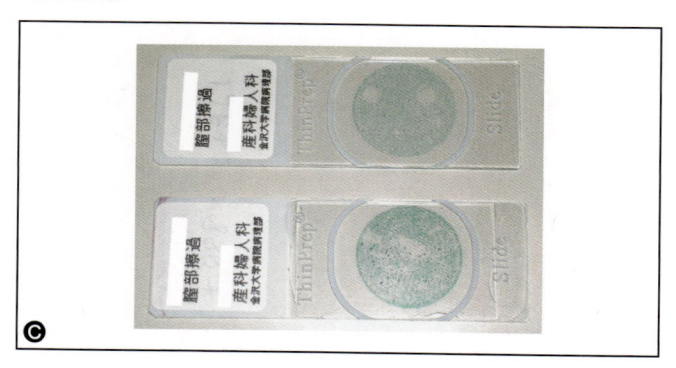

図9 ThinPrep®の標本作製法

B　SurePath™ System

SurePath™ の標本作製法について説明する(**図10**)。

① チューブにパーコール液(分離剤)を 4 ml 入れる。
② 検体を 8 ml 採取し，チューブ内の分離剤上に検体を静かに重層させる。
③ チューブを 200 G, 2 min 遠心する。
④ 3 層に分離される。上清には診断に不用な不純物，細胞崩壊物や白血球が含まれる。
⑤ 上清をピペットで吸引し，捨てる。
⑥ 再度より高速度(800 G, 10 min)で遠心する。
⑦ 上清にはまだ多くの細胞崩壊物質や白血球を含む。沈渣には診断に重要な細胞群と適量な背景群が残る。
⑧ チューブの底を上にして上清をデカンテーションする。
⑨ 蒸留水 1,000 µl を加え攪拌する。
⑩ スライドガラスに円形の反応チャンバーを取り付け，検体(300 µl)を入れ 10 分以上静置する。
⑪ スライドガラスは(＋)の電荷をもつように特殊なコーティングがされている。細胞は(－)に荷電されているためガラスに接着しやすくなる。また，細胞同士は(－)同士なので癒着せず，細胞重積のない薄層標本が作製できる。

10 分間以上静置後チャンバー内の溶液をデカンタにて捨て，チャンバー内にエタノール 1 ml 程度を静かに流し込む。チャンバーを軽く回すようにしてエタノールが均等にわたるようにする。エタノールをデカンタで捨て，染色操作に移る。

　婦人科以外の検体は専用の固定液で検体を固定(30 分)した後，①〜⑤の操作を省くことができる。
⑫ SurePath™ 標本では直径 13 mm の円形に細胞が均等に載っている。

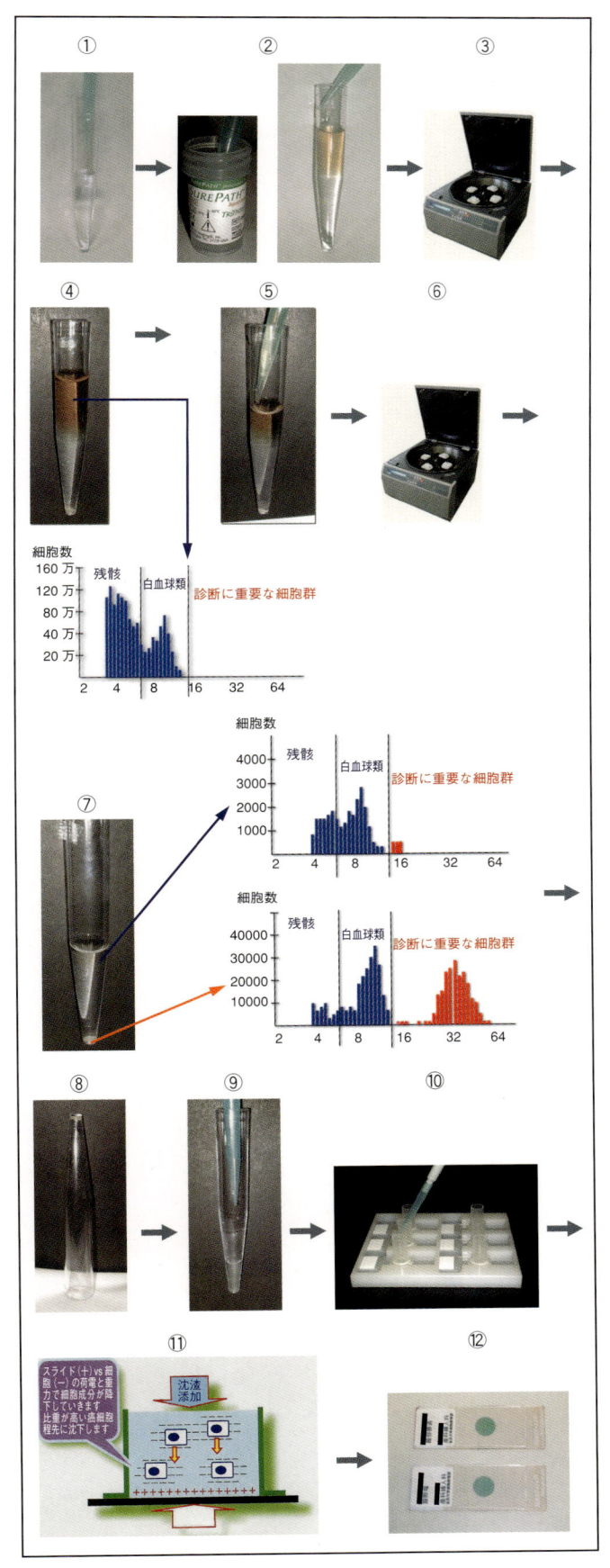

図 10　SurePath™ System の標本作製法

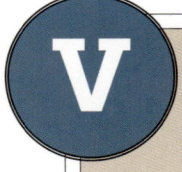

V 細胞診断（ベセスダ分類）と病理診断の対比

1 細胞診断におけるベセスダシステム

　病変の診断のゴールドスタンダードは現在のところ病理形態診断である。最近では免疫組織染色で抗原の発現状況も参考にされている。細胞診断は病理診断に一致すれば正しい診断ということになる。正確な細胞診断を行うには，標本の適切さと診断能力が必須条件である。米国では細胞診の精度管理を推進・向上させるために，1988年，従来の *Papanicolaou* クラス分類から新規の診断基準である The Bethesda System (TBS) に変更された。2001年には改訂も行われ (Solomon 2002)，多くの国で利用されている。

　TBS 報告内容は単に悪性細胞の有無だけではなく，採取法，良性細胞の形態変化の原因，感染症の種類，腺上皮細胞にまでチェック項目を広げている。これらのチェック項目を漏れなく検討することによりおのずと正しい診断に導かれる。誤りが生じた場合にはその原因をたどることが容易である。表1に2001年度改訂版 TBS 評価項目（著者による日本語訳を併記）を示した。

A 細胞診検体の採取法や処理方法

　検体採取用のヘラやブラシが市販されている（図1）。綿棒以外であれば採取細胞数に関してはどれも大差なく，子宮頸部の状況や利便性から選択すべきだろう。細胞診断の正診率を上げるため従来の塗抹細胞診 conventional cytology に替えて液状細胞診 liquid-based cytology や HPV 検査が導入されている (Wright 2007, Jordan 2008)。液状細胞診の採用率は米国やイギリスでは90%以上でEU諸国でも50%を超える。検体の採取法や処理法を記載する。

B 検体の適切性

　診断を正しく行うには，評価し得る細胞が1枚のスライドガラス上に十分あることが必要である (Bolick 2002)。従来の塗抹細胞診では8,000～12,000細胞が，液状細胞診では5,000細胞が1検体に必要とされる。したがって，これ以下の細胞数の場合には診断が不正確となるため，検体の適切性が問題となる。出血や炎症細胞が多い場合や，細胞固定が不良の場合も診断し得る細胞数が少なくなり不適切検体となる。特に，75%以上の扁平上皮が判定不能であれば不適切標本である。癌発生の母地となる移行帯からの細胞（扁平上皮化生細胞，頸管腺細胞）が採取されているか否かも問題となる。当然これらの細胞が採取されている検体では CIN1 の発見率は高くなる (Mintzer 1999) が，CIN3 以上の病変の検出率は変わらないとする反論 (Mitchell 2001, Davey 2002) もある。このため，TBS では頸管腺細胞や化生上皮が検体上になくても適正標本としている。不適正の理由や適正であっても問題点・注意点などを記載する必要がある。

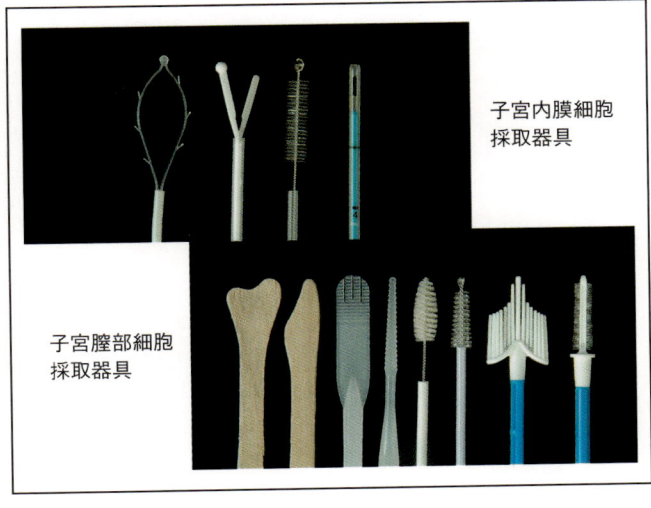

図1　細胞採取器具

表1　ベセスダシステムの評価項目(The 2001 Bethesda System)

標本の種類 Specimen Type
従来の塗抹細胞診，液状細胞診，その他

標本の適否 Specimen Adequacy：
□適正 Satisfactory for Evaluation
□不適正 Unsatisfactory for Evaluation
●検体の再採取 Specimen rejected/not processed（理由を記す）
●検鏡したが細胞異常の判定困難 Specimen processed and examined, but unsatisfactory because of（理由を記す）

総合的診断 General Categorization
□上皮性病変・悪性所見なし Negative for Intraepithelial Lesion or Malignancy
□その他 Other：See Interpretation/Result（たとえば，40歳以上に内膜細胞出現，など記載する）
□上皮細胞の異常 Epithelial Cell Abnormality：See Interpretation/Result（扁平系か，腺系かを記載する）

解説/結果（Interpretation/Result）：
□上皮病変/悪性所見なし Negative for Intraepithelial Lesion or Malignancy
●微生物・病原体感染 Organisms
・トリコモナス *Tricomonas vaginalis*
・カンジダなどの真菌 Fungal organism morphologically consistent with *Candida spp.*
・細菌性膣症を疑う Shift in flora suggestive of bacterial vaginosis
・アクチノマイシスの菌体 Bacteria morphologically consistent with *Actinomyces spp.*
・ヘルペス膣炎による細胞変化 Cellular change consistent with herpes simplex virus
●他の良性所見 Other non-neoplastic findings（Optional report）
・反応性細胞変化 Reactive cellular change associated with
随伴所見：炎症（典型的な再生上皮を含む），放射線，IUD
・子宮全摘出後の腺上皮 Glandular cells status posthysterectomy
・萎縮上皮 Atrophy

□その他（Others）
・内膜細胞 Endometrial cells（特に40歳以上では記載する）
・(Specify if "negative for squamous intraepithelial lesion")

□上皮細胞異常 Epithelial Cell Abnormalities
●扁平上皮 Squamous cell
・異型扁平上皮細胞 Atypical squamous cells（ASC）
①重要度不明のもの（ASC-US）
②HSILを除外できない（ASC-H）
・軽度扁平上皮内病変（LSIL）（HPV感染・CIN1を含む）
・高度扁平上皮内病変（HSIL）（CIS/CIN2/CIN3や浸潤癌を疑う細胞を含む）
・扁平上皮癌 Squamous cell carcinoma
●腺細胞 Glandular cell
・良性異型 Atypical glandular cells（AGC-NOS）
①内頸部細胞 endocervical cells
②内膜細胞 endometrial cells
③腺細胞 glandular cells
・腫瘍性異型 Atypical glandular cells（AGC-favor neoplastic）
①内頸部細胞 endocervical cells, favor neoplastic
②腺細胞 glandular cells, favor neoplastic
・内頸部上皮内腺癌 Adenocarcinoma *in situ*（AIS）
・腺癌 Adenocarcinoma
①内頸部 endocervical
②内膜 endometrial
③子宮外 extrauterine
④部位不明 not otherwise specified
□他の悪性腫瘍 Other Malignat Neoplasms:（詳細を記す）

補助検査 Acillary Testing
HPV, 腫瘍マーカーなどの検査結果を記載する。

教育的指導 Educational Notes and Suggestions
臨床的な取扱いについて記載する。ただし，専門学会で承認された最新のガイドラインに基づくものでなければならない。

注1：AGCを良性から区別する基準には，1)核膜の不整，2)孤立した異型細胞，3)細胞質の減少がある。
注2：子宮癌検診の精度管理上のACSやAGCの適正な比率はそれぞれ5%以下，1%以下である。

C　臨床所見の重要性

臨床医が診察した臨床所見，炎症，潰瘍，特に肉眼的悪性病変の有無などは細胞診断に有益な情報を提供してくれる。HSV，HPVなどの感染症，CEA，CA125など腫瘍マーカーの情報，免疫染色の情報があれば記載する。分子マーカーの併用は検診感度の向上に有効である(Dehn 2007)。FDA(2003)は30歳以上の子宮癌検診における細胞診とHPV-DNA検査の併用の有効性を認めている(Wright 2004)。

D　細胞診断の基準

TBSの中核をなす部は細胞の診断基準である(Solomon 2002)。表2に基本理念を示した。

表2　細胞診断の基本理念

・患者の治療に還元し得る細胞診断情報を適切に臨床医に伝えるものでなければならない。
・多くの病理医や検査施設の間で一定で且つ再現性が必要で，世界中の多くの施設で利用可能でなければならない。
・子宮頸部癌発生の理解や知見を反映するものでなければならない。

細胞診断はスクリーニング検査である。臨床の現場では簡便さや理解しやすさが重要であり，臨床的な処置・治療と一致する必要がある。特に重要な点は炎症や再生などによる良性の細胞反応と腫瘍性の細胞異型の区別である。臨床医に正確な細胞情報を伝えるには記述式でなければならない。今日，子宮頸癌発生にHPV感染が必須の要因であると判明したことから，HPV感染に伴う細胞変化はすべて腫瘍性病変に分類される。逆にHPV感染を伴わない細胞変化は非腫瘍性と判断ができる(**図2**)。

表3に挙げたパラメーターの総合判断が重要である。核異型度の基準となるのは中層細胞の核である。

表3　細胞診断の基準

・背景の状況，特に微生物，出血・炎症細胞，細胞変性物の出現状況
・細胞の重積性・配列性・細胞間の結合性
・細胞質の性状・広がりの程度・染色性
・細胞内の核の位置
・核の大きさ・核形不整，核の大小不同性・多核の有無
・核クロマチンの濃染度
・クロマチン粒子の大きさ
・核縁の肥厚・クロマチン粒子の核内分布の均等性
・核細胞質比
・核小体の有無，その大きさ・形・数

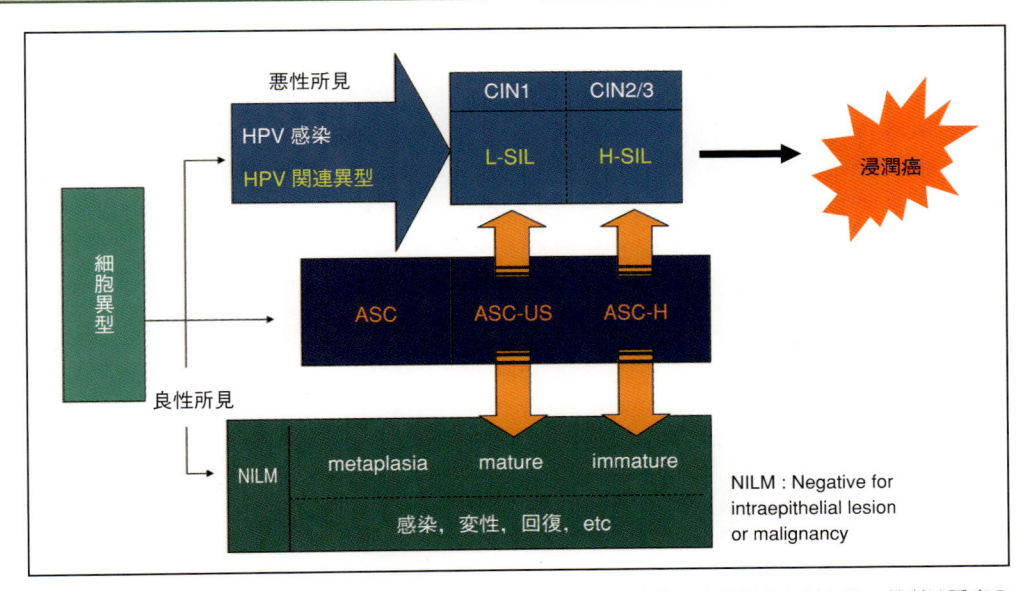

異型細胞はneoplasticな変化による場合とnon-neoplasticな変化による場合とがある。前者は腫瘍の初期病変であるためスクリーニング検査においても厳重な経過観察が必要である。子宮頸部のほぼすべてがHPV感染に起因した発癌であるため，HPV検査で振り分けることは合理的である。ASC-USは細胞分化がみられるためCIN1相当である。ASC-Hは細胞分化が未熟であるためCIN2/3に相当する。

図2　CIN1の基準を満たさない細胞異型の診断手順

2　ベセスダシステム(TBS)による分類の実際

A　ASC(Atypical squamous cells)

TBSでは炎症などによる反応性・修復性の良性変化とは異なり，腫瘍性異型(CIN)を示唆するが確定的な診断に至らないものをASC(atypical squamous cells)と定義し，これを以下の2つに亜分類する。

① ASC-US(Atypical squamous cells of undetermined significance)

CIN(SIL)の診断基準に達しない細胞異型核を有する細胞。CIN1を否定できない病変である(図3)。

② ASC-H(Atypical squamous cells of high grade)

高度の上皮内腫瘍を否定できない細胞を言う。CIN2やCIN3などの高度の異形成を否定できない所見である(図4)。

欧米ではASC-USでHPV陽性であればコルポスコピー検査を，ASC-USでHPV陰性であれば定期的な検診を勧めている。ASC-HはHSILを否定できないことから直ちにコルポスコピー検査が必要である(Wright 2007, Jordan 2008)。

日本では従来，判断に迷う症例を各施設独自にIIrあるいはIIbとして臨床医に注意を促してきた。このような方法では診断の標準化がなされず診断精度を保つことは困難である。

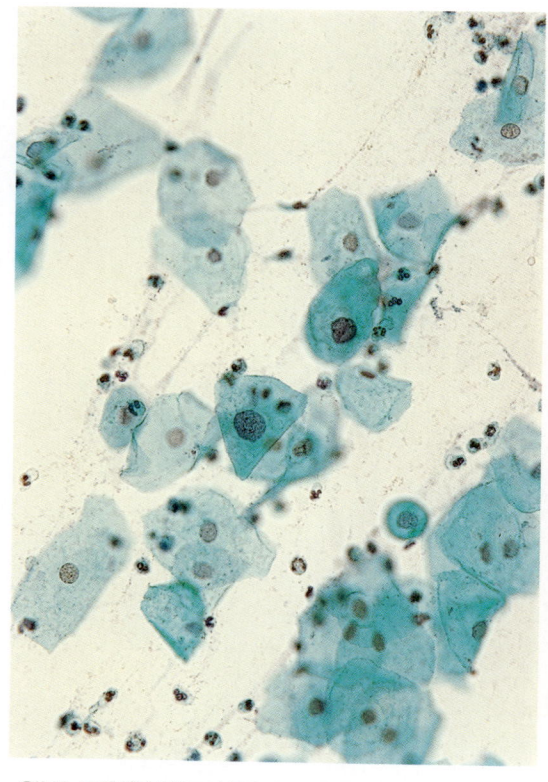

CIN1の診断基準には達しない核異型を有する。加齢や炎症などによる非腫瘍性の変化の場合や腫瘍性変化の初期像である場合が混在する。塗抹法

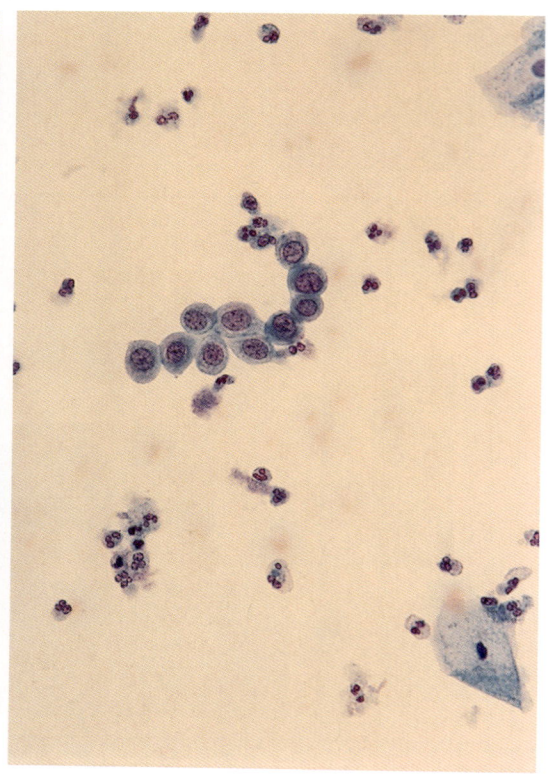

図3　ASC-US

核異型は軽度であるが核細胞質比が高く，CIN2/3の細胞と区別できない。塗抹法

図4　ASC-H

B SIL（Squamous intraepithelial lesion）

TBSは腫瘍性前癌病変をLSIL（low-grade squamous intraepithelial lesion）（図5）とHSIL（high-grade squamous intraepithelial lesion）（図6）の2つに分類している。

LSILは**軽度異形成**（CIN 1, mild dysplasia）を意味する。そして，HPV感染に関連した病変であるflat condyloma, exophytic condylomaも包含する。

HSILは**中等度異形成** moderate dysplasia, **高度異形成** severe dysplasia, **上皮内癌** carcinoma in situの広い範囲を含む。

これは病変の細胞生物学的な活性に対応したもので臨床的な処置に反映される。LSILは経過観察が妥当であり，HSILは治療的処置が必要となる。

C AGC（Atypical glandular cells）

腺系細胞の異型細胞はAGC（atypical glandular cells）と記載するが，診断基準は明確でない。炎症/再生/反応性変化と腫瘍性の異型を区別して報告する。頸管腺由来のAGCでは集塊として出現し，核はやや大きく偏在する。ときにロゼットを形成することもある。核クロマチンは細顆粒状，核小体や核膜の肥厚が著明である（図7）。核異型があれば**腫瘍性** favor neoplasticと診断するが，その区別は困難なことが多い。Glandular dysplasia G3（**腺上皮内癌：AIS**）や**浸潤腺癌**は細胞診での診断を求められるが，擦過細胞の形態が病変を反映しないこともあり診断は困難な場合もある。細胞異型があればコルポスコピー検査は必要である。生検，特に頸管内掻爬をルーチンとして重視する意見もある。

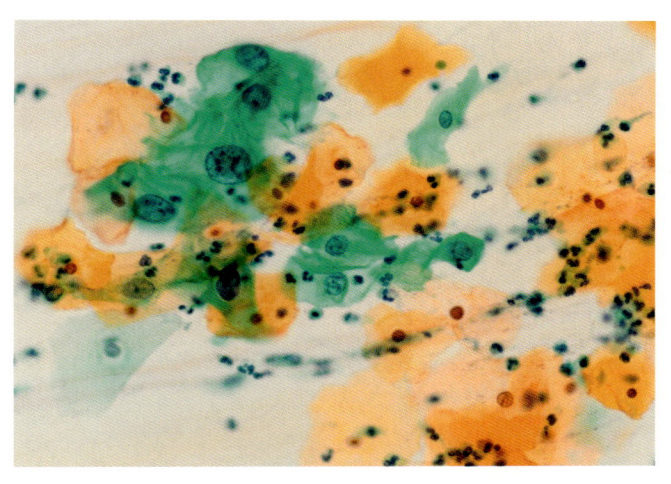

核は大きく濃染し，核クロマチンは細顆粒状である。典型的なCIN1を示唆する異常細胞である。

図5 Low SIL

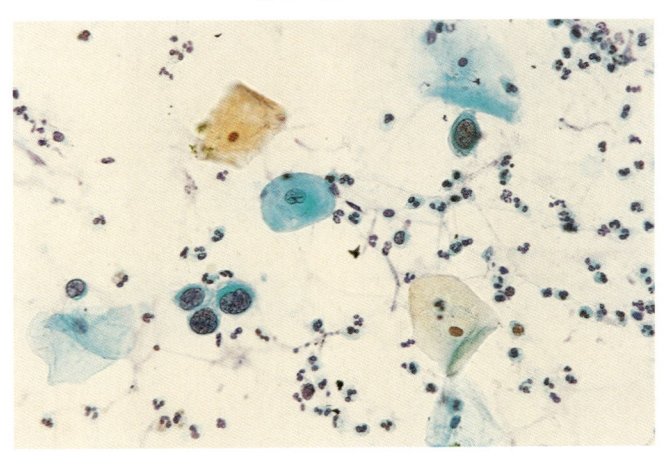

核は濃染し，核クロマチンは粗大顆粒状で，細胞質の広がりが少ない。典型的なCIN2/3を示唆する異常細胞である。塗抹法

図6 High SIL

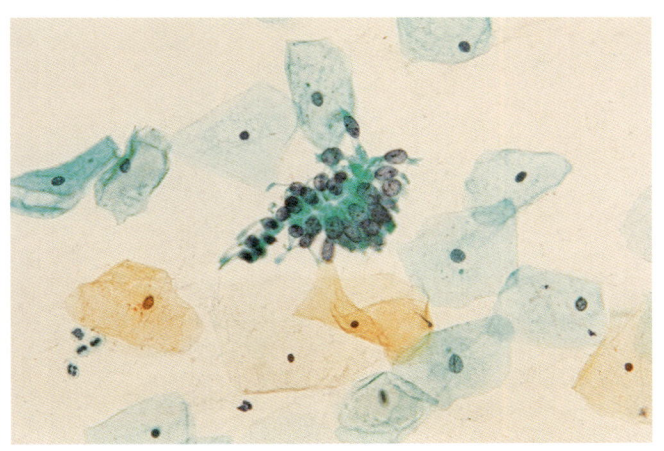

核は卵円形で偏在し，核クロマチンは微細顆粒状である。核小体も目立つ。ロゼット形成を示す。液状法

図7 AGC

3 組織診断と細胞診断の対比

WHO分類(2003)はHPV関連の上皮性病変として尖圭コンジローマ condyloma acuminatum, exophytic condyloma, 扁平上皮乳頭腫 squamous papilloma, 扁平コンジローマ flat condyloma, 頸部上皮内腫瘍(CIN1, CIN2, CIN3)を分類している(表4, 5)。CIN1, 2, 3の3分類を2つ(low-grade SIL, high-grade SIL)に分類することも容認している。CINは一連の病変であり腫瘍性病変としてCIN3以上を挙げている。HPV感染による良性変化(exophytic condyloma, squamous papilloma, flat condyloma)は、CINと区別している。しかし、flat condylomaとCIN1の区別は実際のところ困難であることから、わが国の多くの病理医はHPVによると考えられる細胞異型やコイロサイト変化があればCIN1(low grade-SIL)に分類している。

WHOは腫瘍性病変(CIN)の関連病変として化生上皮 metaplasiaを記載し、①**異型未熟扁平上皮化生 atypical immature squamous metaplasia**, ②**移行上皮化生 transitional cell metaplasia**, ③**異型予備細胞増殖症 atypical reserve cell hyperplasia**を挙げている。AFIP(American Forced Institute of Pathology)はdysplasiaより軽度の核異型をもつ扁平上皮の細胞異型を**扁平上皮異型 squamous atypia**(図8)としている。これらの細胞変化は病変であるのか単なる反応性の細胞形態変化なのかは不明である。実際のところ、組織診断でもCINとの鑑別は困難であり、臨床現場ではCINと診断されている場合も多い。

さらにWHOは化生上皮を非腫瘍性病変としながらも、腫瘍性病変との関連を示唆している。CINの細胞診断基準に至らない細胞変化はASCと診断される。これは炎症、放射線や化学物質の曝露、加齢に伴う変化、細菌やウイルス感染後の再生に関連する細胞変化であり、腫瘍の存在を示す細胞異常と一線を画するものである。

炎症、感染、組織再生などに関連した化生上皮(図9)は核異型が微小である点や核小体が明瞭である点、細胞密度が低い点などで異形成上皮と区別できるが、実際は鑑別困難な症例もある。その場合、細胞診断では細胞質に広がりがある場合にはASC-USと、細胞質が少なく核細胞質比が大きい場合にはASC-Hと診断し、それぞれのバスケットにいれ、HPVなどの第三のマーカーでブラッシュアップすることがスクリーニング検査としては現実的で

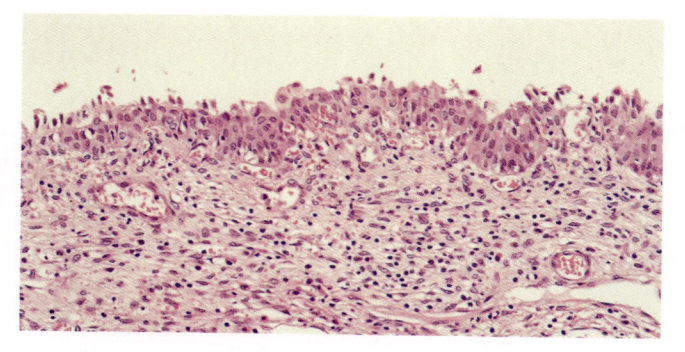

極軽度の核異型、細胞異型をもつ未分化な上皮性細胞層を示す。

図8　扁平上皮異型

表4　HPV関連病変の分類(WHO)

WHO分類	HPV-Genotype分類	診断分類システム		
		CIN	Dysplasia/CIS	SIL
Exophytic condyloma	Low risk			Low grade SIL
Squamous papilloma	Low risk			Low grade SIL
Flat condyloma	Low & High risk			Low grade SIL
CIN1	Low & High risk	Low grade CIN	Mild dysplasia	Low grade SIL
CIN2	High risk	High grade CIN	Moderate dysplasia	High grade SIL
CIN3	High risk	High grade CIN	Severe dysplasia/CIS	High grade SIL

ある(kim 2002, Sherman 2003, Cuzick 2003)。

組織・細胞分類においても種々混乱があるので理解を助けるために図10に比較を示した。

腺癌の場合は扁平上皮癌ほど明確ではないが，HPV の関連が示唆されている。HPV-DNA は腺癌の約 80％程度に検出される。18 型が多く，次いで 16 型である。腺癌の前癌病変は特定されていないが，前駆病変として WHO は glandular dysplasia, adenocarcinoma in situ を挙げている。しかし，病変の発癌過程が明らかになるに従い腺上皮異型に関しても扁平上皮と同様に一連の病変として捉える考えが主流となり(表6)，cervical intraepithelial glandular neoplasia (CIGN) 概念が提案されている(表7)。CGIN の細胞異型基準に満たない軽度な病

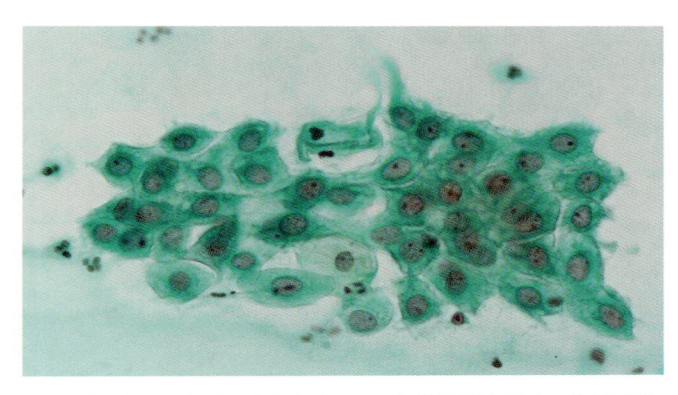

細胞質は青く多角形で突起を出し，石垣状配列を示す。核は円形で均一，クロマチンは微顆粒状で，微小な核小体を認める。塗抹法, Pap 染色

図9 化生上皮

表5 子宮頸部腫瘍の WHO 組織分類

上皮系腫瘍 Epithelial Tumours	漿液性腺癌 Serous adenocarcinoma
扁平性腫瘍と前駆病変 Squamous Tumours and Precursors	中腎性腺癌 Mesonephric adenocarcinoma
扁平上皮癌 Squamous cell carcinoma, not otherwise specified	初期浸潤腺癌 Early invasive adenocarcinoma
	腺上皮内癌 Adenocarcinoma in situ
角化型 Keratinizing	腺異形成 Glandular dysplasia
非角化型 Non-keratinizing	良性腺性病変 Benign glandular lesions
類基底型 Basaloid	
疣贅型 Verrucous	ミューラー管乳頭腫 Müllerian papilloma
疣状 Warty	内頸部ポリープ Endocervical polyp
乳頭型 Papillary	その他の上皮系腫瘍 Other Epithelial Tumours
リンパ上皮腫様 Lymphoepithelioma-like	腺扁平上皮癌 Adenosquamous carcinoma
扁平移行上皮性 Squamotransitional	すりガラス細胞癌 Glassy cell carcinoma variant
初期浸潤扁平上皮癌 Early invasive squamous cell carcinoma	腺様嚢胞癌 Adenoid cystic carcinoma
扁平上皮内癌 (Squamous intraepithelial neoplasia)	腺様基底癌 Adenoid basal carcinoma
	神経内分泌腫瘍 Neuroendocrine tumours
頸部上皮内腫瘍/上皮内癌 Cervical intraepithelial tumours (CIN3)/Squamous cell carcinoma in situ	
	カルチノイド Carcinoid
	異型カルチノイド Atypical carcinoid
良性扁平上皮病変 Benign squamous cell lesions	小細胞癌 Small cell carcinoma
尖圭コンジローマ Condyloma accuminatum	大細胞神経内分泌癌 Large cell neuroendocrine carcinoma
扁平上皮乳頭腫 Squamous papilloma	
線維上皮ポリープ Fibroepithelial polyp	未分化癌 (Undifferentiated carcinoma)
腺性腫瘍と前駆病変 Glandular Tumours and Precursors	間葉系腫瘍と腫瘍類似状態 Mesenchymal Tumours and Tumour-like Condition
腺癌 Adenocarcinoma	
粘液性腺癌 Mucinous adenocarcinoma	上皮間質混合性腫瘍 Mixed Epithelial and Mesenchymal Tumours
内頸型 Endocervical	
腸型 Intestinal	メラノ細胞系腫瘍 Melanocytic Tumours
印環細胞型 Signet-ring cell	その他の腫瘍 Miscellaneous Tumours
微小変異型 Minimal deviation	
絨毛腺管状型 Villoglandular	リンパ及び血液造血性腫瘍 Lymphoid and Haematopoetic Tumours
類内膜腺癌 Endometrioid adenocarcinoma	
明細胞腺癌 Clear cell adenocarcinoma	二次腫瘍 Secondary Tumours

表6　CGIN*が腺癌の前駆病変である根拠

腺癌組織の隣接部にしばしば H-CGIN 像をみる(Kurian 1999)
好発年齢は浸潤腺癌の平均年齢より 10 歳若く 35〜45 歳である
CIGN と診断された数年後に腺癌が発生している(Zaino 2000)
芽出を示す微小浸潤腺癌の母体部は CGIN 像を示す
90％以上において扁平上皮系の前癌病変・初期癌を合併する
Low-grade CGIN の数％は数年以内に high-grade CGIN に進展する(Brown 1986)
High-grade　HPV が高率に陽性である

＊CGIN：Cervical glandular intraepithelial neoplasia

変を**腺異型 glandular atypia** という。炎症や放射線等による反応性組織変化である。**Adenoma malignum** は高分化腺癌の一亜型であり，これと鑑別すべき良性病変として **Lobular Endocervical Glandular Hyperplasia (LEGH)** が記載されている(Nucci 1999)。これらも連続した腺細胞癌化の1ステップを担うのか，全く別の疾患として捉えるべきか不明である。

　これらの病変は TBS 細胞診では AGC に相当する。しかし，実際には高度分化型腺癌との細胞診での鑑別が困難な場合も多い。実際的な対応として AGC が持続する場合には円錐切除が望ましい。

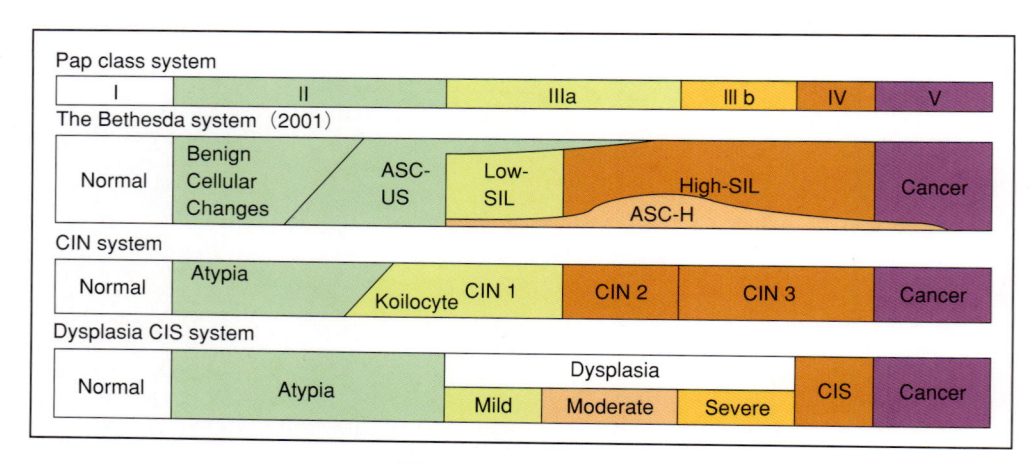

図10　各種分類の比較

表7　頸部腺癌前癌病変の分類比較

日本産婦学会	腺異型	腺異形成	上皮内腺癌
WHO 分類[注1)]	(Glandular Atypia)	(Glandular Dysplasia)	(Adenocarcinoma *in situ*)
	反応性の軽度核異型を示す	核異型は反応性を超えるが上皮内腺癌の基準を満たさない	悪性の腺上皮細胞が正常の内頸腺の構造を保ちながら増殖するが，間質浸潤を示さない
Gloor 分類	CIGN : Cervical Intraepithelial Glandular Neoplasia		
	Grade 1	Grade 2	Grade 3
Robboy 分類[注2)]	CGIN : Cervical Glandular Intraepithelial Neoplasia		
	Low-grade 粘液産生低下。核細胞質比増大。核の大小不同性出現。核クロマチン増量。細胞重積性出現。核分裂像。		High-grade 粘液産生消失。核異型の増強。腺管細胞の極性の消失。核小体の出現。核分裂像の増加。篩構造出現するが，間質反応を欠く。

注1：①著しい炎症や放射線照射により生ずる腺上皮の反応性異型は，腺異型と診断する。核の大型化，多形化，クロマチンの増量，核小体の出現を伴うが，核分裂像に乏しく細胞の重層化などの構造異型はほとんどない。
　　②腺異形成では核異型は強く核分裂像も出現する。細胞の重層化はみられるが乳頭状や篩状構造はない。
　　③腺異形成と上皮内腺癌との判別が難しい場合には後者とする。
注2：米国東海岸病理医グループの分類案で，子宮頸部扁平上皮系病変と整合性がとれ治療方針と合致しているため，臨床的に理解しやすい。

(Gloor 1986, Robboy 2002)

4 CIN の生物活性

癌は1つのクローンの過剰増殖より生じる。組織が1つのクローンの細胞集団からなることは癌としての活性をもつことを示している。これを調べるためにクローン性解析が行われる。

クローン解析には種々方法があるが、X染色体上のアンドロゲン受容体遺伝子(AR：androgen receptor遺伝子)を利用する方法が優れている。女性の1個の体細胞には、父親由来と母親由来の2対のX染色体が存在する。器官が形成される胎児期(胎生6～8週)に、個々の細胞はどちらか一方のX染色体が無作為にメチル化されることにより不活化される。正常組織では父親由来のX染色体が不活化されている細胞と母親由来のX染色体が不活化されている細胞とがモザイク状に混在し臓器を構成する。すなわちポリクローンの組織から構成されている。X染色体上に存在するAR遺伝子のエクソン1には90％の割合でヘテロ接合性を示すCAG繰り返し配列が存在し、かつAR遺伝子はメチル化にて2対の染色体の一方が不活化されている。このメチル化を調べることより細胞集団が単一由来(父親由来か母親由来)(monoclone)か、両者の混在(polyclone)かを調べることができる(クローン性解析)(図11、表8)。

CIN1(low-SIL)はpolycloneであることからHPV感染によって引き起こされた組織反応でHPV感染症(非腫瘍性増殖)といえる。一方、CIN2/3(high-SIL)はmonocloneで増殖の優位性を獲得した1つの細胞が増殖している状態で、癌の前駆病変(腫瘍性増殖)である(Cox 2003)。CIN1ではHPVのヒト遺伝子への組み込み率は0％で正常上皮と変わらないが、CIN2、CIN3、癌ではそれぞれ5％、16％、88％あることはこの考えを支持している(Matsukura 1989, Pirami 1997)。したがって、治療としてはCIN2以上の病変には治療的介入が必要である。しかし、現実的な対応としてCIN2をすべて円錐切除することは問題ありと著者は考えている。診断が均一化されていない点や、CIN1に移行し消えてしまう症例もあることからCIN2が1年以上持続する場合には円錐切除を推奨している。

表8 子宮頸部病変のクローン解析

診断	症例数	ホモ接合性	ヘテロ接合性 単クローン	ヘテロ接合性 多クローン
Normal	8	1	0	7(100%)
CIN 1 (Low-SIL)	22	1	3(14%)	18(84%)
CIN 2 (High-SIL)	15	1	8(57%)	6(43%)
CIN 3 (High-SIL)	24	3	19(90%)	2(10%)
Invasive carcinoma	84	3	80(99%)	1(1%)

CIN1は多クローンである。CIN2の多くは単クローンでCIN3/浸潤癌ではすべてが単一クローンである。CIN3は浸潤直前の癌といえる。(Son 2000)

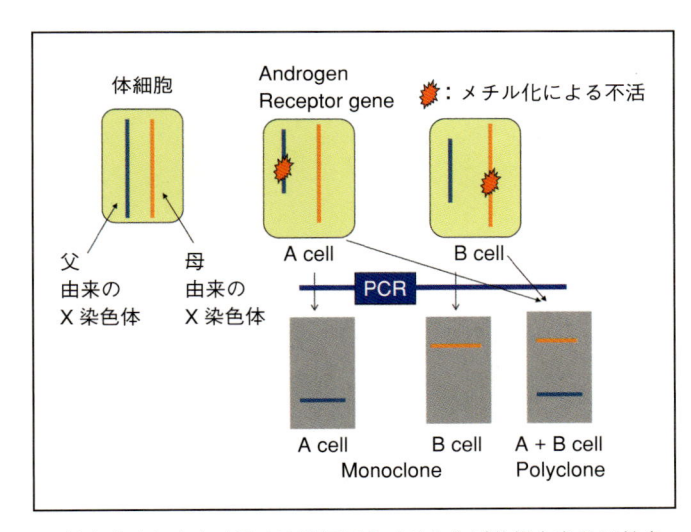

X染色体上に存在するAR遺伝子のメチル化が父親由来のX染色体上に存在するのか、母親由来のX染色体上に存在するのかで細胞が同じクローンであるか否かを解析できる。ゲル上のバンドが1本であれば組織を構成する細胞が同一クローン由来である。2本であれば多クローンである。

図11 クローン性解析

5　癌の浸潤程度（進行期）の診断

A　扁平上皮癌の初期浸潤

　浸潤の診断には，①上皮細胞の間質方向への分化像と，②間質反応（リンパ系細胞浸潤や間質の線維化と希薄化）が重要である。腺腔侵襲を浸潤と誤ってはならない。微小浸潤の約30％は単一の発芽のようにCIN3から突出するが（図12），多くは多数の芽状突起を認める。浸潤が明確でない場合はCIN3に分類する。基底膜の破綻の診断に，type IV collagenやlamininの免疫染色が有用である。滴下型浸潤は発芽突起と異なり進展・転移のリスクが高いため，両者を区別する意見もあるが，「FIGO」や「日産婦子宮頸癌取扱い規約」では区別していない。癒合浸潤は初期間質浸潤から大きな浸潤病巣の通過点に位置する所見で，多くはIa2期に分類される。脈管浸潤は予後不良因子であるが，「FIGO」や「日産婦子宮頸癌取扱い規約」では考慮していない（表9）。

　浸潤の深さを測定する方法は規定されている（図13）。脈管侵襲や癒合浸潤は診断基準には入れない。生検の病理所見では微小浸潤癌の深さや広がりを診断することはできないので円錐切除標本にて決める必要がある。

　臨床進行期Ib期に相当する癌は肉眼的に癌（IC-b：macroscopic invasive cancer）と診断できるが，稀にコルポスコープなどの拡大鏡で初めて診断できる癌（IC-a：colposcopic invasive cancer）もある。

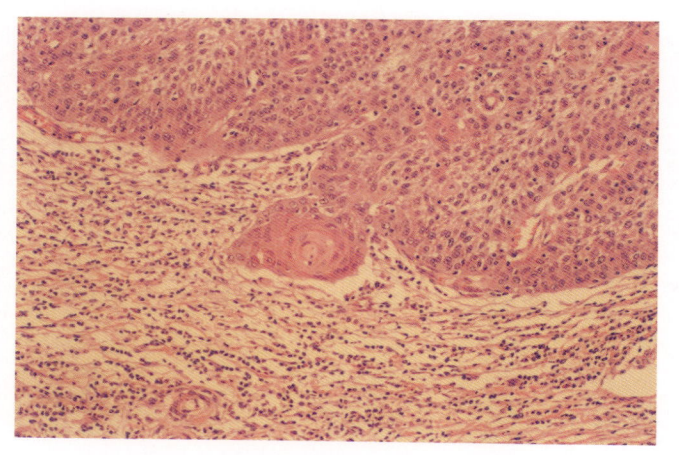

CIN3より発芽した浸潤部の細胞は分化傾向を示す。細胞質は広がり核の大小不同や核小体もみられる。

図12　微小浸潤癌

表9　子宮頸癌初期病変の臨床進行期分類

0期：上皮内癌
I期：癌が子宮頸部に限局するもの（体部浸潤の有無は考慮しない）
Ia期：組織学的にのみ診断できる浸潤癌
肉眼的に明らかな病巣はたとえ表層浸潤であってもIb期とする。 　　　浸潤は，計測による間質浸潤の深さが5mm以内で，縦軸方向の広がりが7mmを超えないものとする。 　　　浸潤の深さは，浸潤のみられる表層上皮の基底膜より計測して5mmを超えないものとする。 　　　脈管（静脈またはリンパ管）侵襲があっても進行期は変更しない。
Ia1期：間質浸潤の深さが3mm以内で，広がりが7mmを超えないもの
Ia2期：間質浸潤の深さが3mmを超えるが5mm以内で，広がりが7mmを超えないもの
Ib期：臨床的に明らかに病巣が子宮頸部に限局するもの。または，臨床的に明らかではないがIa期を超えるもの
Ib1期：病巣が4cm以内のもの
Ib2期：病巣が4cmを超えるもの

注1：FIGO分類の0期は上皮内癌（CIS）とCIN3を含む。
注2：浸潤の深さについて，近隣の正常腺の基底膜からの計測とする，と併記されているが日本では採用されていない。
注3：基本的な概念としては肉眼的な癌はもはや微少浸潤癌とは言えない。
注4：Ia1とIa2の分類は保存的治療の可否を意識して分類されている。
（日産婦1997，FIGO1994）

B 腺癌の初期浸潤

腺癌の初期浸潤の定義は曖昧である。「FIGO」や「日産婦子宮頸癌取扱い規約」では扁平上皮癌と同様に扱い，深さ 5 mm／幅 7 mm の腺癌がこの範疇に入る（図 14）。腺癌は扁平上皮癌の場合の 1 点から 1 方向への浸潤と異なり，多数の異型腺管上皮の面としての浸潤形態をとるため，不規則な腺管構造や正常の内頸管領域を超えた領域に存在する異型腺構造として認識される。浸潤腺管周囲には結合組織反応がないことも多い。したがって，腺癌の場合扁平上皮癌の基準をそのまま当てはめるのは少し無理がある。腺癌の深さの測定に関して基点をどこにするのか，面積で決めるのか，リンパ節転位など病変の進展と照らし合わせて検討する必要がある。

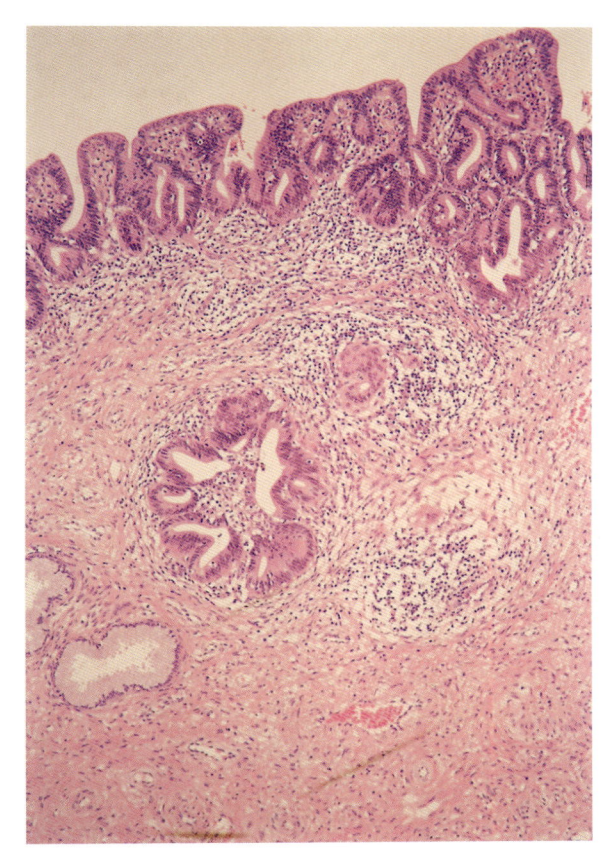

腺癌部から芽出した腺腔を認める。周囲間質は線維化と細胞浸潤を認める。

図 14　微小浸潤腺癌

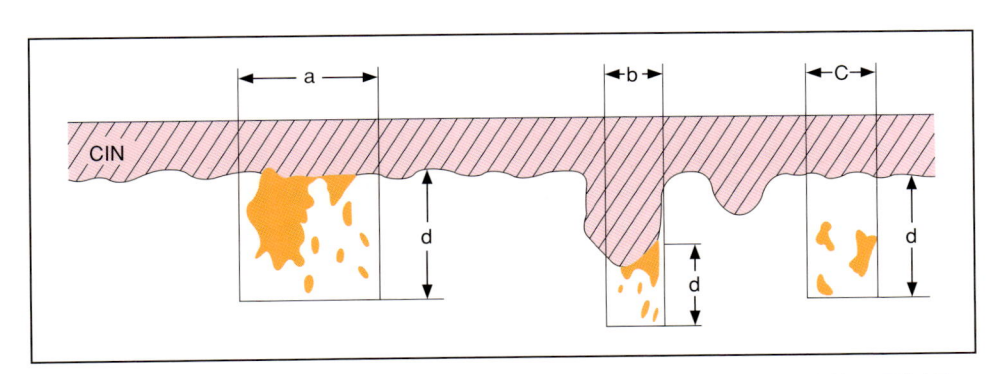

①縦軸方向の広がり（a，b または c）と浸潤の深さ（d）は組織標本上で計測し，mm 単位で記載する。病変が非連続性の場合など計測部位が 2 か所以上に及ぶ際には最大値をもってあてる。図の場合は a＞b，c なので縦軸方向の広がりは a となる。
②深さの判定は図のごとく浸潤の開始している基底膜部位から最も深い部位までの距離（d）となる。
③癒合浸潤，脈管侵襲がある場合はその旨記載する。進行期の判定には採用しない。
（日本産科婦人科学会ほか：子宮頸癌取扱い規約，金原出版，1997 による）

図 13　扁平上皮癌の浸潤部の測定法

6 細胞診断の精度を保つために

細胞診は非侵襲性で簡便であるためスクリーニング検査に最適である。しかし，形態診断は人の診断能力に頼るところが大きく，主観的である（Woodhouse 1999）。診断能力を維持するためには絶え間ない研修と教育が必要である。臨床医や他のスタッフとの定期的なコミュニケーションが大切である。他の施設との比較も大切である。施設として精度管理に関する以下のような評価項目を設定すべきである。

- 全体における「異常」カテゴリーの比率
- ASC-US/SIL 比
- ASC-US 中での HPV 陽性率
- 細胞診断と組織診断の対比

ASC の診断は精度管理に優れた検診では 5％以下である。この数字が高いと ASC の診断を使いすぎていることになる。ハワイ州の子宮癌検診のほとんどをカバーしているホノルルのクイーンズ医療センターでの診断比率を示した（表10）。この数値は検診での値であって，二次検診施設や癌専門病院には適用されない。米国病理医協会による全米 65 施設での調査（2005）では ASC/SIL 比の中央は 1.50 で 10％の施設は 0.83 以下であり，10％は 3.23 以上であった。ASC/SIL 比率が高いことは ASC-US や ASC-H の診断を使いすぎている可能性を示している。クイーンズ医療センターではベセスダシステム導入後この比率は 1.5 以下に保たれ精度管理がよいことが示されている（図15）。

HPV の陽性率と診断結果を照らし合わせることも必要である。多くの施設で ASC-US の 49〜55％が高リスク HPV 陽性である。この数字が低ければ ASC-US の診断を使いすぎている可能性がある。

細胞診断と組織診断とは，対比して自己の診断基準の調整を図る必要がある。しかし，細胞診誤診は診断者の診断能力によるものは 20％程度で，その原因の 80％は検体の不良によるものである。採取器具（ヘラやブラシによる擦過）や採取時期（月経期は避ける），検体の処理（液状細胞診導入）などの改善が必要である。さらに労務管理も必要な案件である。適正な仕事量（80 枚/日）を守り，適切な休養期間を設ける必要がある。スタッフの研修も施設として支援する必要がある。

細胞診の最も有用な点は癌のスクリーニング検査である。これを踏まえて細胞診の精度管理に努める必要がある。最近では HPV-DNA 検査の CIN2 以上の病変の発見感度が細胞診に優ることから，25〜64 歳の子宮癌検診に HPV-DNA 検査を一次スクリーニングとして，HPV 陽性者に対して二次検査として細胞診を施行する検診システムも提案されている（Cuzick 2008, Ronco 2006）。

表10 ハワイ州の子宮癌検診における細胞診統計

診断名	実数	全体での比率
ASC-US	3,203	3.56%
ASC-H	275	0.31%
LSIL	2,950	3.28%
SIL-NOS	380	0.42%
HSIL	395	0.44%
Squamous Cell Carcinoma	12	0.01%
AGC	20	0.02%
Adenocarcinoma	11	0.01%
Carcinoma	7	0.02%

ハワイ・クイーンズ医療センター細胞診統計（2005 年）

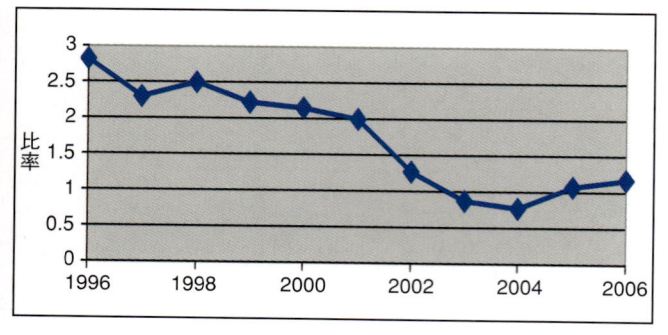

ハワイ・クイーンズ医療センター資料

図15 ASC-US/LSIL の比率年次推移

VI 非腫瘍性変化
―炎症，萎縮，刺激，修復などの良性化生変化―

1 非腫瘍性変化 NILM

子宮頸部や腟は解剖学的にも機能的にも様々の機械的刺激あるいは病原微生物の感染を受けやすい部であり，そのため様々な細胞変化をきたす。ベセスダシステム(TBS)では，細胞異型があっても腫瘍性変化に達しない細胞変化や特徴的な良性細胞変化を**非腫瘍性変化** negative for intraepithelial lesion or malignancy (NILM) と総合判断する。細胞変化の原因となる病原微生物が存在すれば，その由を報告書に記載する。良性細胞変化 benign cellular changes や正常範囲内の細胞変化 within normal limits は区別せずに NILM に一括する。NILM は良性の変化であり，特別なスクリーニングプログラムを組む必要はないことを意味する。

細胞診の一義的目的は子宮頸部扁平上皮癌とその前駆病変の発見であるが，非腫瘍性の良性変化も記載する。それは細胞検査士と病理医とのコミュニケーションとして細胞診精度管理上必要である。また臨床医にとっても，治療や経過観察の判断資料として重要である。

特に最近では高感度の検査法が開発され，検査陽性であっても微生物やウイルスの存在あるいは過去の痕跡を検出したにすぎず，現在での感染症を意味するものではないことも多い。

一方，HPV-DNA 検査に関しては細胞変化がなくてもその陽性の意味は大きい。HPV 感染が発癌への第1ステップであるため，HPV 陽性の場合には特別のスクリーニングプログラムを組む必要がある。正確な病変の診断と適切な処置を実施するためには，細胞検査士，病理医，臨床医の三位一体の作業が大切である。

2 病原微生物 Organisms

A トリコモナス腟炎 Trichomonas vaginitis

トリコモナスは長径 15～30 μm の柿の葉状あるいはエイ様の外観をなす原虫で，青～灰緑色の細胞質を有する(**図1A**)。細胞診では傍基底細胞と類似した形態の青い細胞中央部に背筋の様に細長い核と細胞質に赤い顆粒を認めることがある。液状細胞診では原虫の尾(flagella)を認めるときもある。コルポ像では泡沫状の粘液で子宮腟部が被われる(**図1B**)。ストロベリー様の微細赤点斑がみられる(**図1C**)。腟分泌物をスライドガラス上にとり生理食塩水を滴下して直接検鏡すると，動きのあるオタマジャクシ様の原虫を容易に発見することができる。剥離扁平上皮細胞の核周囲に halo を認めることがあるが，核異型がない点でコイロサイトと区別できる(**図1D**)。

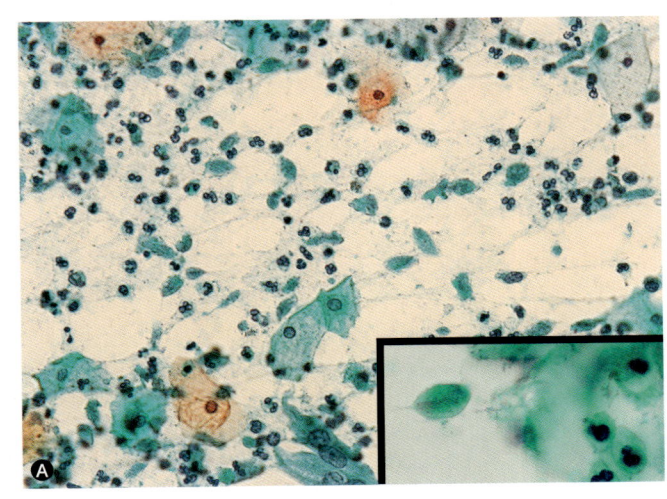

炎症性背景に灰緑色，小型柿の葉様の無構造質をみる。塗抹法

図1　腟トリコモナス(次頁に続く)

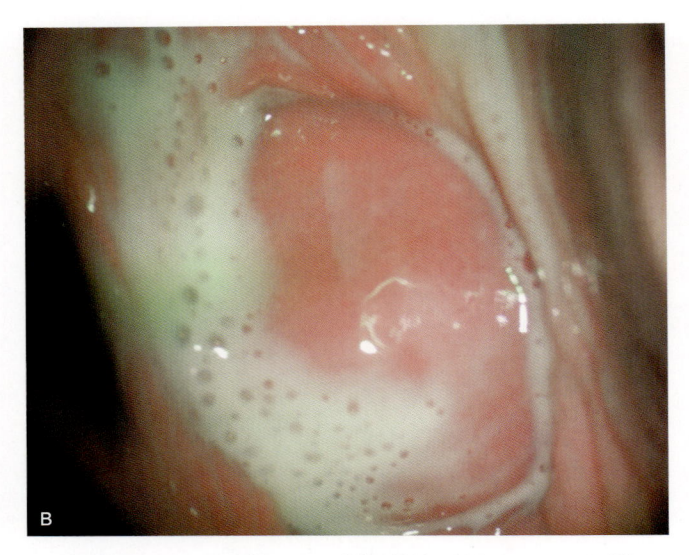

B カンジダ膣炎 Candida vaginitis

膣炎を生じる真菌の90％近くは *Candida albicans* である（図2A〜C）。ヨーグルト様の分泌物が子宮膣部を被う。膣部は充血する。ビスマルクブラウン好性の小型米粒状の分芽胞子とエオジン好性の分枝する仮性菌糸体が特徴である。

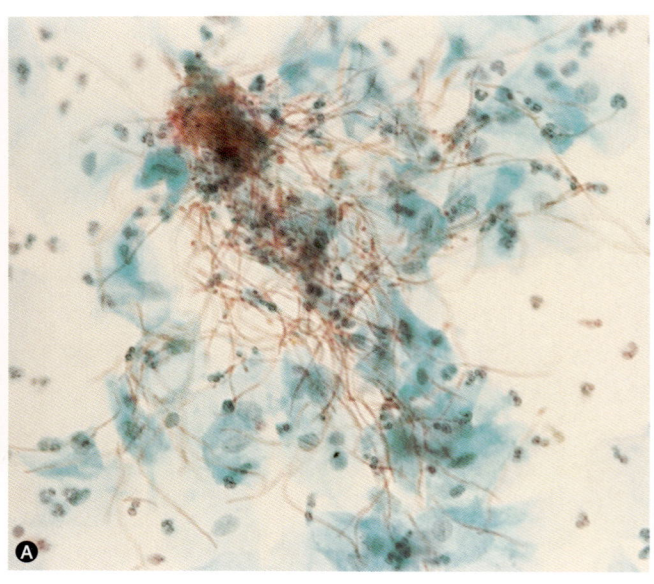

子宮膣部は充血し泡沫状〜チーズ状の粘液で被われる。コルポ像

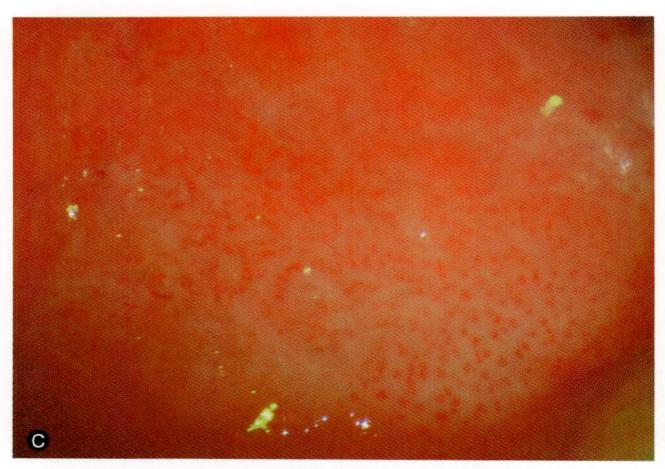

ストロベリー様の微細赤点斑

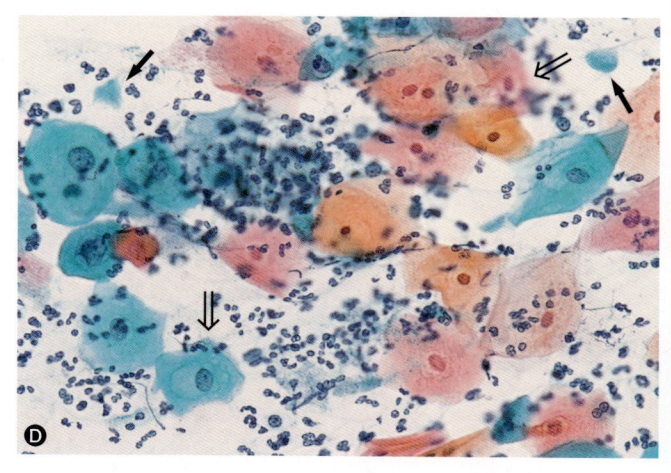

偽コイロサイト（⇑）は核周囲に明庭をみるが核異型はない。トリコモナス原虫（↑）を認める。塗抹法

図1　膣トリコモナス（続き）

上皮細胞に纏わりつくように分枝するエオジン好性の仮性菌糸を認める。塗抹法

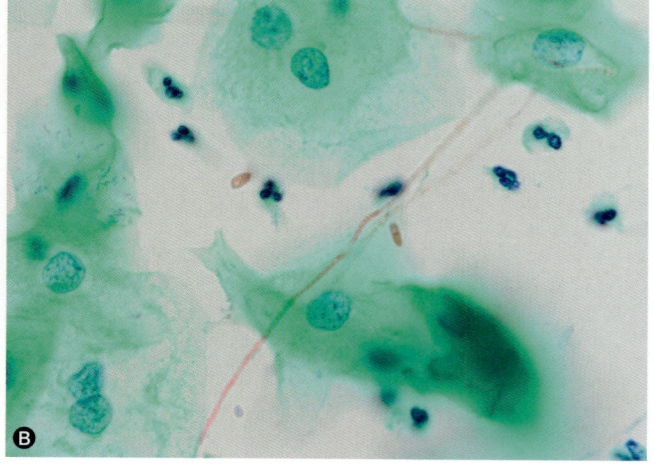

カンジダ仮性菌糸と胞子。液状法

図2　膣カンジダ

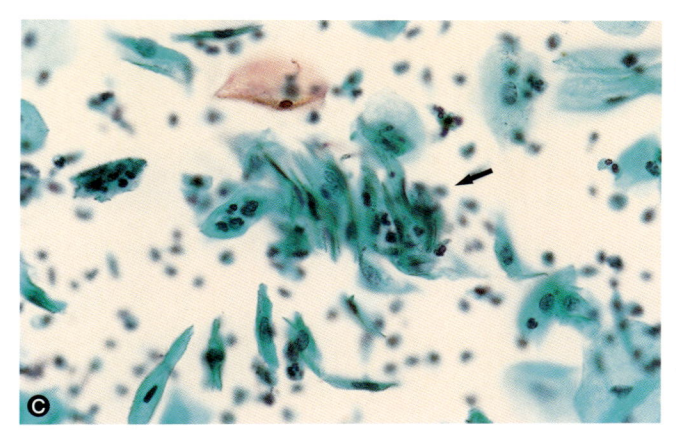

C 細菌性腟症 Bacterial vaginosis

種々の細菌により生じる腟炎である。主としてグラム陰性桿菌のガルドネレラ菌 *Gardnerella vaginalis* と嫌気性菌の混合感染で特有の悪臭（アミン臭）帯下を特徴とする。剥離上皮細胞にグラム陰性桿菌が巻き付いた状態 clue cell を示す（**図 3A**）。非特異的な炎症所見として上皮細胞に白血球が集合して丸く見える状態 cannon ball（大砲の弾）がしばしばみられる（**図 3B**）。起炎菌の同定には培養検査が必要である。

D アクチノマイセス Actinomyces

線維性微生物が塊を形成し綿球様像あるいは放射状に延び毛玉状を示す。多数の多核白血球を伴う急性炎症反応がみられる（**図 4**）。IUD 装着女性に多いとされる（Gupta 1982）。

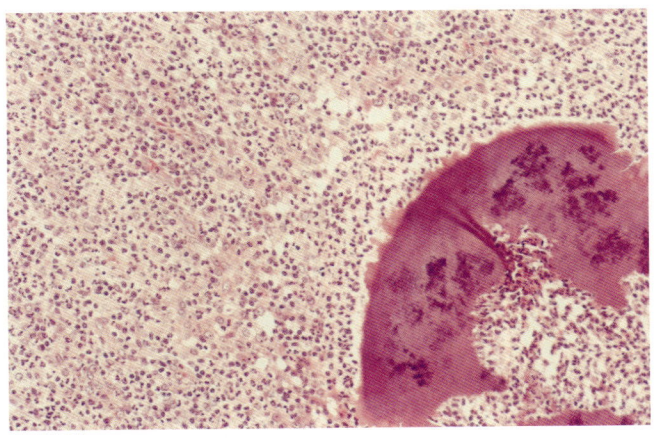

上皮細胞の串刺し形態（シシカバブー像）は腟カンジダに特徴的所見である（↑）。低倍率で容易に観察できるため，この所見があれば本症を疑い，菌糸体を探すとよい。液状法

図 2 腟カンジダ

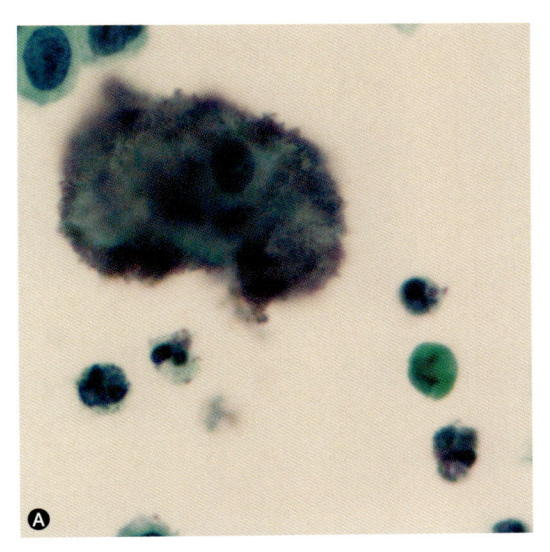

Ⓐ Clue cell：上皮細胞に細菌が巻き付き上皮細胞の輪郭が不明瞭となる。液状法

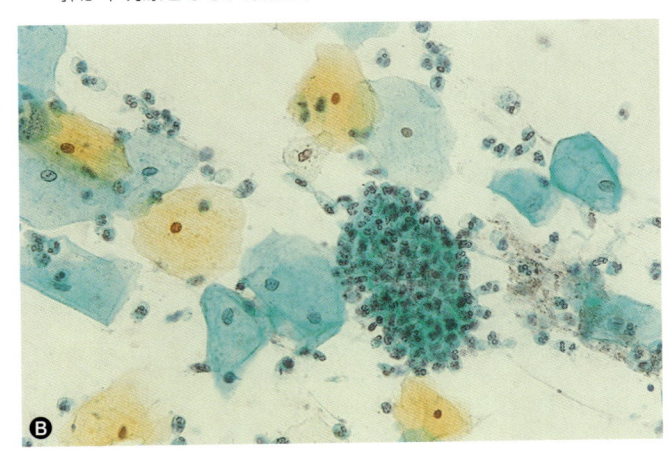

Ⓑ Cannon ball：好中球を主体とした炎症細胞が上皮細胞に付着して，砲丸のようにみえる。塗抹法

図 3 細菌性腟症

炎症細胞と毛玉状の菌体集合。HE 染色

図 4 アクチノマイセス

E ヘルペス感染症
Herpes simplex virus infection

　感染細胞の核は肥大しスリガラス状になる。細胞融合によって細胞は大型化し，核は多核となる(図5A)。核クロマチンは凝集して核縁に付着し核縁の明瞭化と肥厚がみられる。核内に周囲に透明帯をもつ核内封入体が形成される(図5B)。特徴的な細胞所見を得るためには潰瘍部から細胞を擦過する必要がある。病変部では初期には発赤した水疱が形成され(図5C)，破れるとびらん・潰瘍を生じる(図5D)。塗抹標本でHSV抗原を蛍光抗体法で検出する方法が簡便である(図5E)。

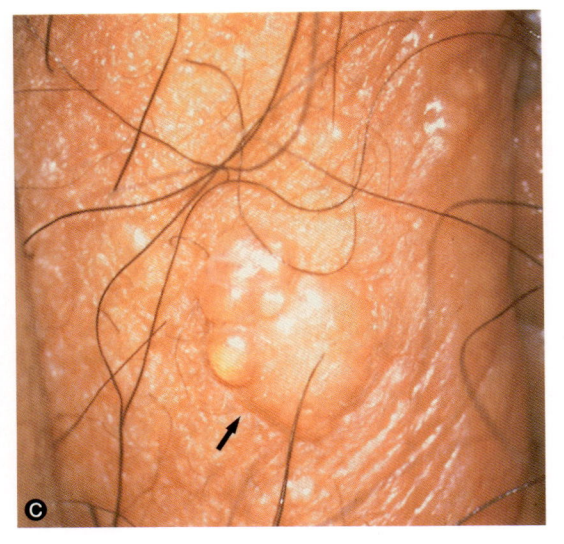

外陰部の初期感染時には発赤と水疱形成(↑)をみる。

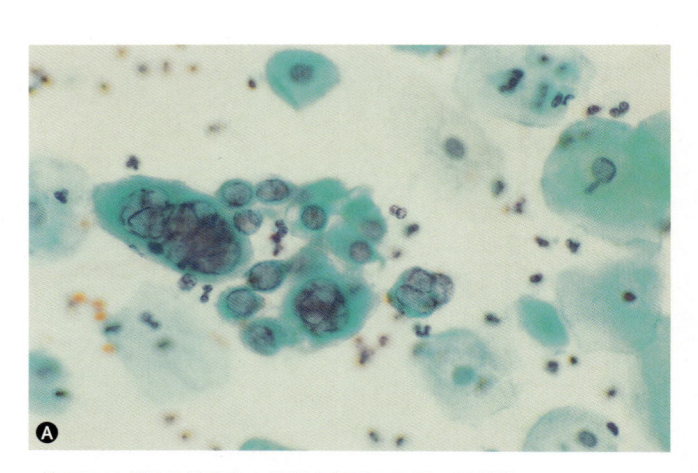

核のスリガラス状変化と核縁の肥厚をみる。塗抹法

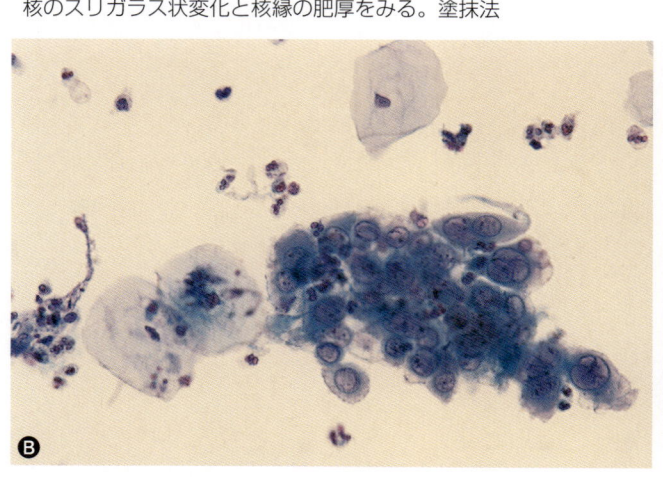

上皮細胞質の広がりがなく，腺系異型と混同されやすい。液状法

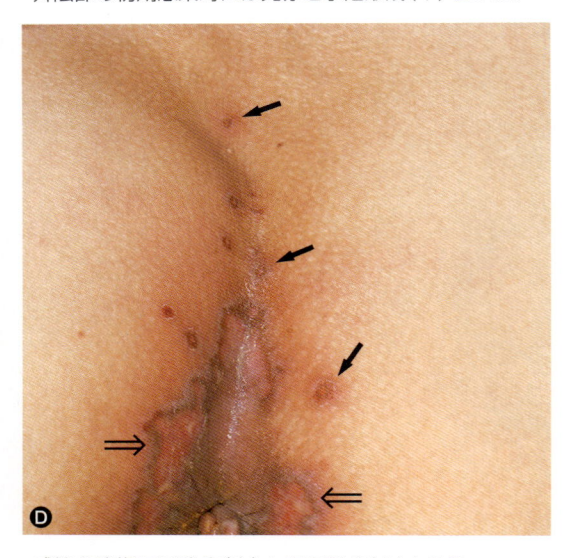

感染の晩期には潰瘍(⇑)と痂皮形成(↑)をみる。

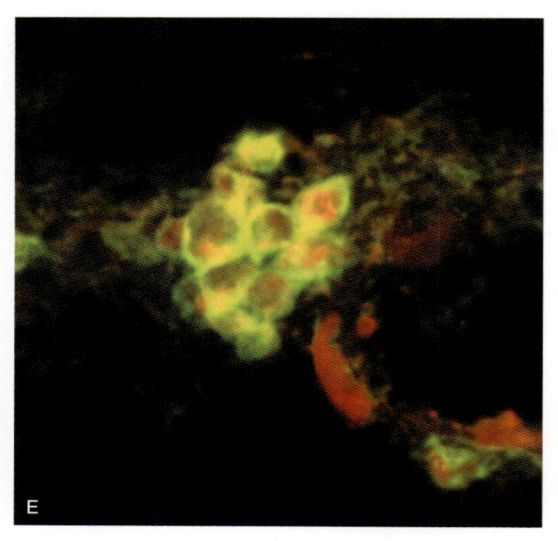

蛍光抗体法でウイルス抗原が検出される。

図5　ヘルペス感染症

F　クラミジア Chlamydia trachomatis

上皮細胞の細胞質内封入体が指摘されているが（Gupta 1979，久保田 1983），粘液変性所見との鑑別が困難な場合があり特異的な所見ではない（椎名 1986）（図6）。診断にはDNA/RNA検査が必要である。

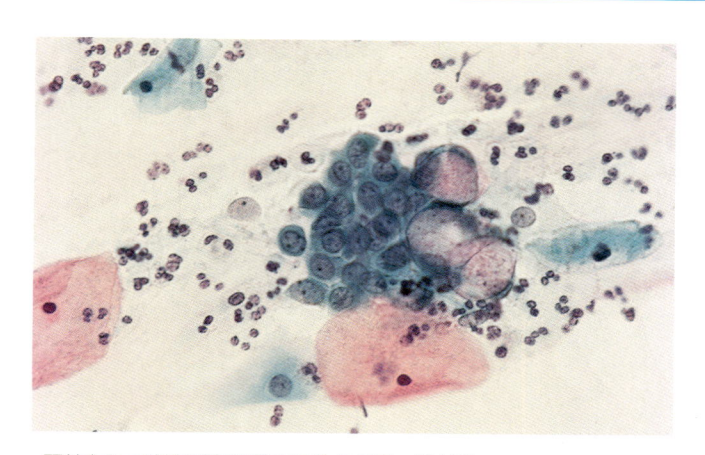

顆粒をもつ空胞が細胞質内にみられる。塗抹法

図6　クラミジア感染を疑う細胞

3　反応性細胞変化 Reactive Cellular Finding

反応性細胞変化は炎症，放射線や化学物質の曝露，加齢に伴う変化，ウイルス感染後の再生，ホルモン剤などに関連する細胞変化を包含する（植木 1990）。多くは原因不明であるが，環境と生体のバランスの変動や生理的な新陳代謝に伴う良性変化であり，腫瘍性変化と一線を画するものである。

化生細胞を発見した場合にはできるだけその原因を追究することが必要である。トリコモナス，カンジダなどの感染や組織生検，円錐切除などの医療行為に伴うことが多い。腫瘍性病変との鑑別診断には臨床医とのコミュニケーションが必須である。

以下に化生細胞の原因別の特徴的な細胞所見を記載する（Bibbo 1971，長谷川 1974）。

A　炎症に起因する修復

一見，癌細胞と混同しやすい。炎症細胞の出現をみるが背景は清明である。塗抹細胞診ではシート状で出現する（図7A, B）。多くは腺上皮由来である（Geirsson 1977）。

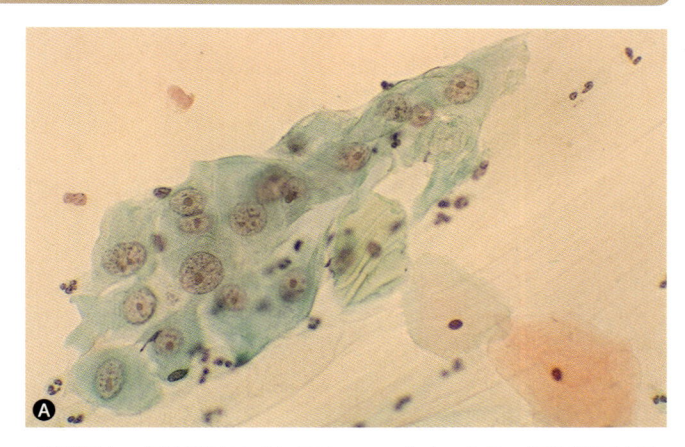

Ⓐ 核は腫大，細胞質はライトグリーンで豊富である。細胞境界は明瞭でシート状を呈する。塗抹法

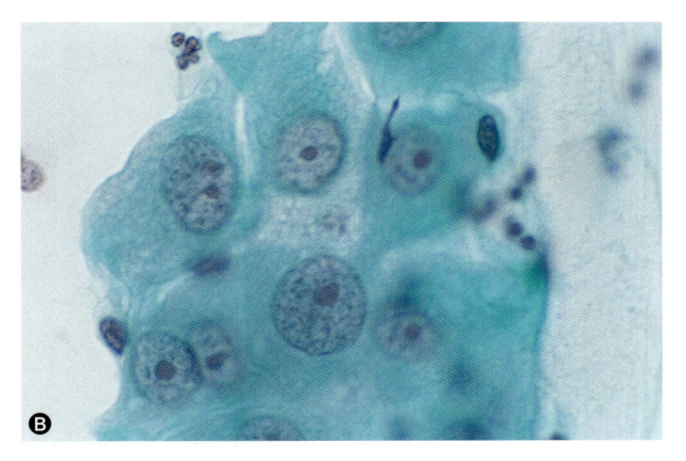

Ⓑ 核クロマチンは微細顆粒状である。大型の1～2個の核小体が著明となる。塗抹法

図7　炎症に起因する修復細胞（次頁に続く）

表1　修復細胞の特徴

- 細胞集塊は1層のシート状を示し，細胞境界は明瞭である
- 細胞質が突出したタコ様の細胞を示すこともある
- 細胞質は青く染まることが多いが，多染性を示す場合もある
- 核の腫大（正常中層細胞核の2倍以内）がある
- 核クロマチンはやや濃染するが，均等分布で，微細顆粒状である
- 核周囲にhaloを伴うこともあるが，核膜の肥厚はない
- 大型の核小体が1つあるいは多数出現する

液状細胞診では円形となり集簇性に出現するためHSILや腺癌との鑑別診断が難しい場合もある。

細胞が大きく，核の大小不同，核クロマチンの不均等分布があればatypical repair cellとしてASC，腺性格が強ければAGCと診断する（図7C〜F）（表1）。

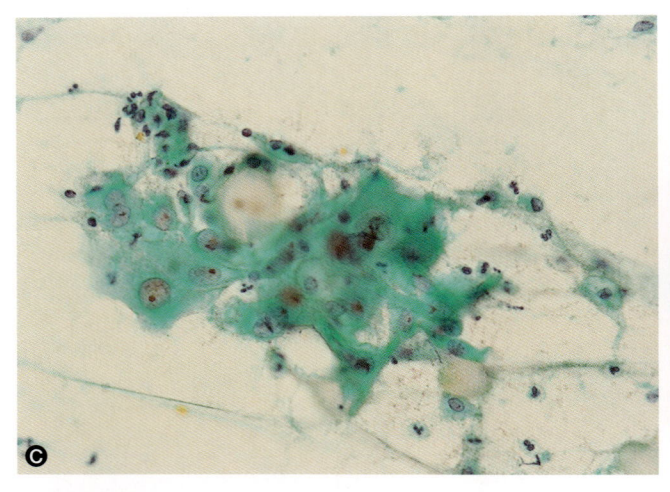

C 異型修復細胞：核の大小不同性や核クロマチンの濃染。細胞質は多様な形態で核異型もみられる。NILMと診断すべきだがASC-USと診断されることも多い。塗抹法

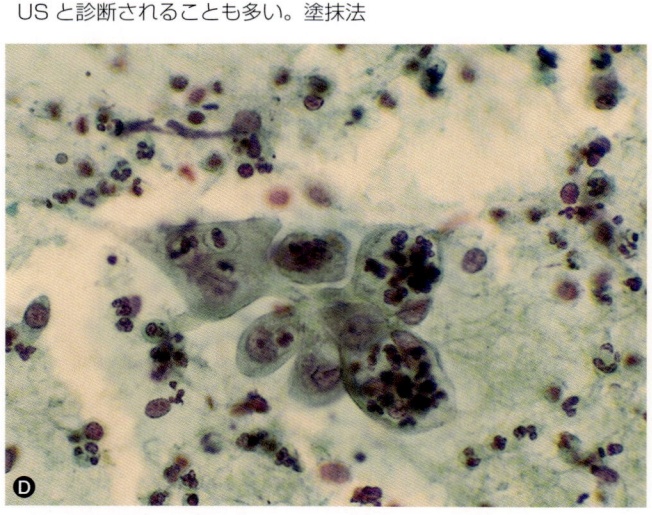

E 炎症に起因する子宮膣部修復上皮：間質に炎症細胞を伴い，上皮は成熟過程を欠く。HE染色

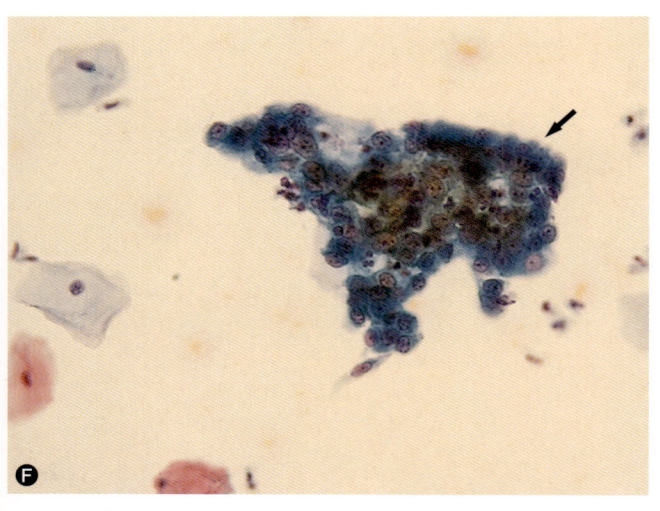

D 異型修復細胞：細胞質内に好中球を貪食する修復細胞。診断はNILMが適切である。塗抹法

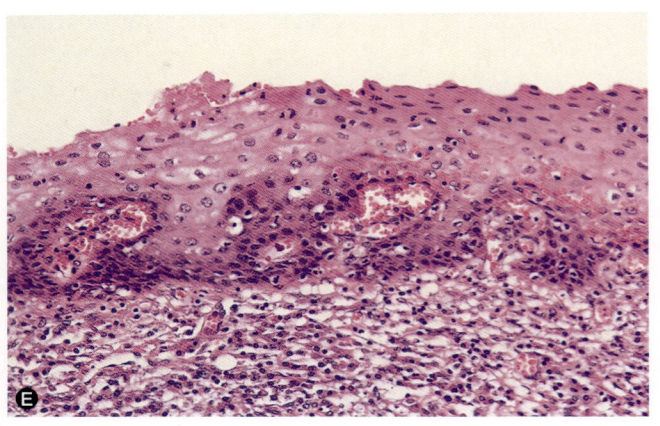

F 腺系の修復細胞：N/C比が大きく著明な核小体と微細クロマチンを示す。細胞集塊の辺縁部に腺細胞（↑）をみる。NILMと診断するのが適切であるが，ASC-HやAGC-favor neoplastic（腫瘍性の異型腺細胞）と診断されることも多い。液状法

図7　炎症に起因する修復細胞（続き）

B 放射線照射に起因する修復と反応性変化

子宮癌の放射線治療による変性細胞は照射終了後6か月以内に消失するが，一部は数年にわたることもある。基本的には炎症による再生上皮と同じであるが，修復機転がより急速に生じるため細胞変異が著明となる点と，放射線による細胞融合により奇怪な細胞形態と変性像がみられる点が特徴である。化学療法でも同様の変化を示すことがある。ときに核の濃染・腫大した細胞をみるため癌の再発と混同しやすい。N/C 比が低いことやクロマチンの濃染が著明でない点で鑑別可能である（**表2**）。

一方では最近標準的治療として治療数が増加している化学放射線治療後の二次癌の発生に注意する必要がある（**図8**）。

表2 放射線照射による細胞変化の特徴

・細胞は巨大化，あるいは奇異な形態を示す
・細胞質は空胞化し，多染性を示す
・核は腫大し，大小不同性や多核化することも多い
・核クロマチンの粒子が不鮮明となる
・核内に空胞をみる
・修復機転が生じると核小体が著明となる

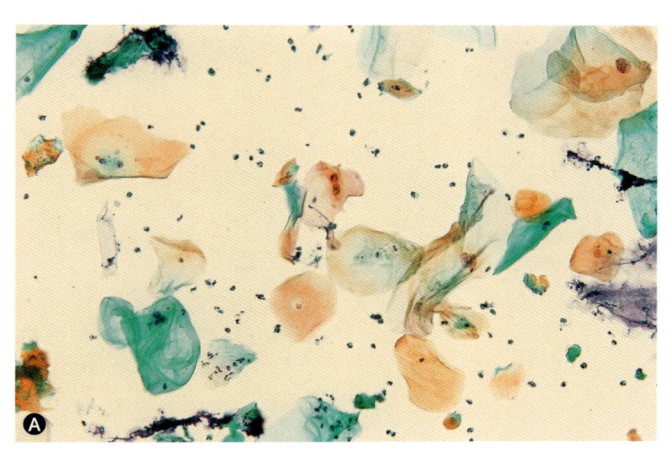

Ⓐ **放射線の影響を受けた細胞**：子宮頸部癌の放射線照射治療後6か月後。上皮細胞は巨大化し，多染性を示す。液状法

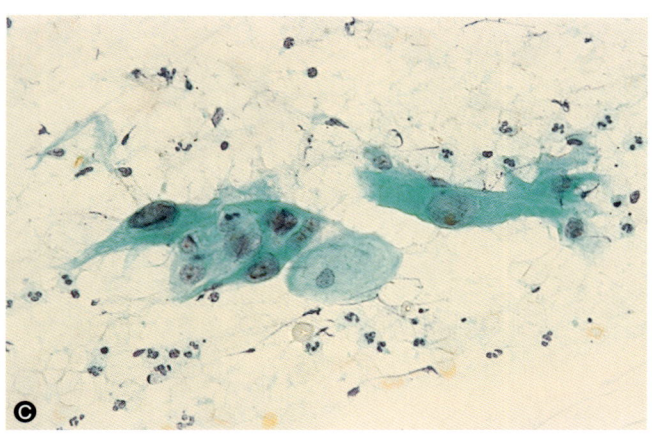

Ⓒ **放射線照射に起因する異型修復細胞**：核は腫大し濃染する。角化型扁平上皮癌（図8D）や治療後の再発との鑑別を要する。NILM と診断すべきだが ASC-US/SCC と診断されるかもしれない。塗抹法

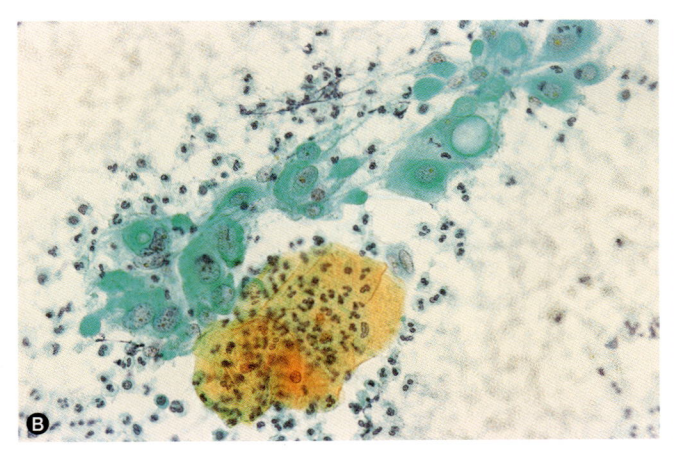

Ⓑ **放射線照射に起因する修復細胞**：細胞質は広がりライトブルーに染色され，核クロマチン粒子もやや粗くなるが，均等分布を示す。細胞融合や空胞変性がみられる。NILM と診断すべきだが ASC-US と診断されるかもしれない。塗抹法

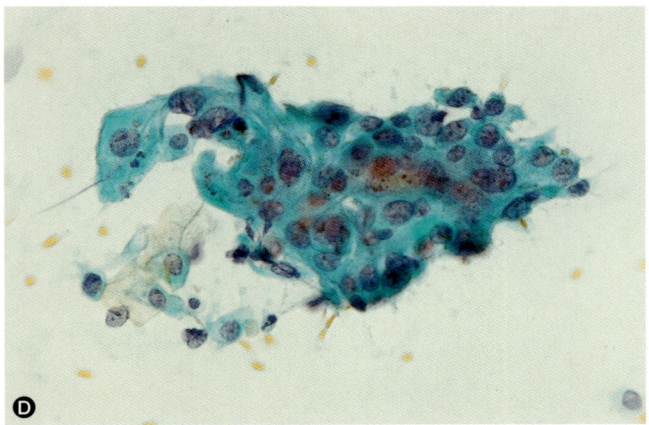

Ⓓ **角化型扁平上皮癌**：核は大小不同で極性が消失する。クロマチン粒子は濃染し粗大顆粒状，不均等分布である。数個の核小体をみる。塗抹法

図8 放射線照射に起因する修復細胞

C　IUDに起因する変化

　細胞質が空胞変性した小型の細胞集塊が清明な背景に出現する（図9）。その多くは細胞球や子宮内膜間質細胞である（安江1982）。細胞質内空胞のため核が圧排され小型印環状を示すこともある。ときに腺癌と鑑別を要する（青木1981）。クロマチンの濃染はない。HSILや腺癌と類似する場合はASC/AGCと記載する。

D　子宮摘出後の稀な変化

　単純性子宮全摘後に腺系の異型細胞が出現することがある（図10A）。膣壁の腺症adenosis，腺上皮への化生，内膜症遺残細胞，残存卵管上皮からの崩落などが想定される。
　稀に子宮内膜症膣壁浸潤巣からの癌発生や消化器癌からの転移もある（図10B）。悪性細胞との混同を避けるため，細胞異型があればAGC-NOSと記載する。

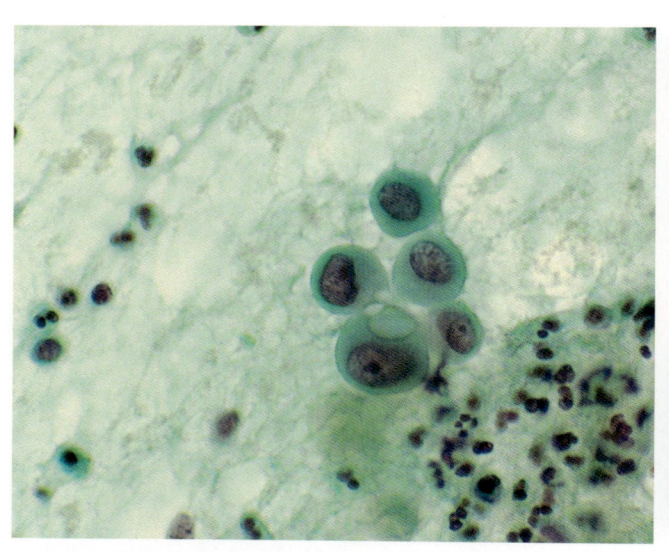

予備細胞類似の腺系異型細胞：細胞質の空胞で核が圧排される。核小体の出現や核クロマチンが濃染する場合には悪性病変と混同されやすい。ASC-HよりはAGC-NOSが適切である。塗抹法

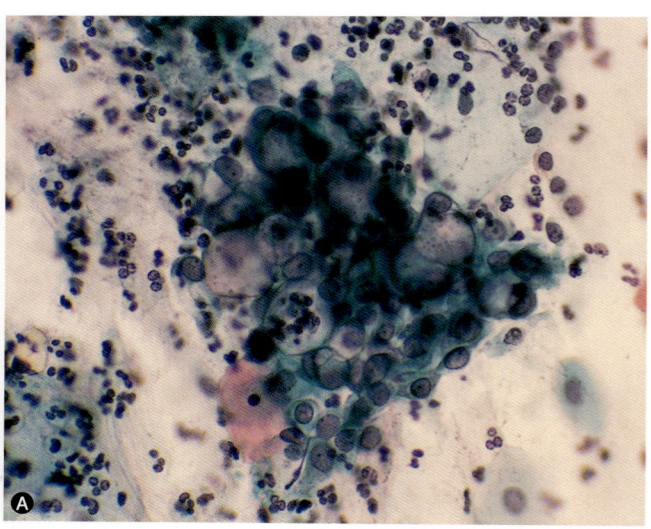

図9　IUD装着女性子宮膣部からの細胞

細胞質に粘液をもつ異型細胞集塊：炎症が加わり腺系修復細胞，腺癌との鑑別診断困難である。AGC-NOSが適切であろう。塗抹法

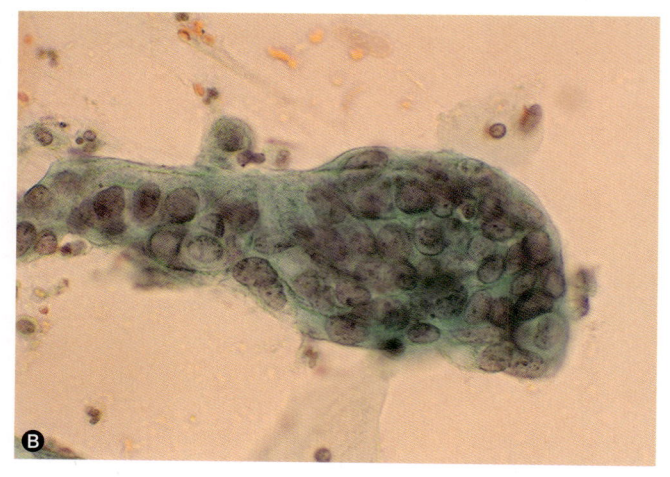

膣の類内膜型腺癌：核は腫大し遍在する。子宮摘出後の残存する子宮内膜症から発生したと考えられる。塗抹法

図10　子宮摘出後に出現した異型腺細胞

E 老人性萎縮やホルモン異常による変化

閉経後のエストロゲン低下により膣浄化作用が失われることに起因する変化(**表3**)。傍基底細胞が優位となる。炎症所見が強ければ**老人性膣炎 colpitis senilis** と診断する(**図11A, B**)。細胞採取から固定の段階で変性や崩壊しやすく再現性に乏しい。

少しでも核異型があれば炎症の合併の有無にかかわらず ASC として報告する。エストロゲン剤投与で細胞成熟を図れば診断は容易となる(**図11C**)。

子宮内膜症治療に使用される Gn-RH アゴニストでも低エストロゲンが惹起され、傍基底細胞優位の状態となる(**図11D**)。

表3 萎縮細胞の特徴

・炎症性の浸出物や組織球、白血球が出現する
・種々の大きさの組織球が出現する
・細胞融解のため裸核が出現する
・傍基底細胞類似の細胞がシート状に出現する
・濃縮核をもつオレンジ色の傍基底細胞や中層細胞が出現する
・傍基底細胞の変性・融解物(青い無構造物)が出現する
・核クロマチンは濃染せず、均等分布で微細顆粒状である

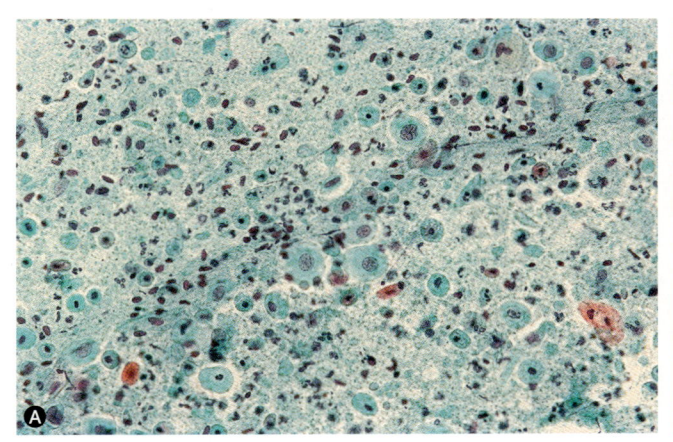

A 老人性膣炎:多数の好中球と傍基底細胞やミニティア角化細胞を認める。背景は薄膜状で腫瘍性と混同してはならない。塗抹法

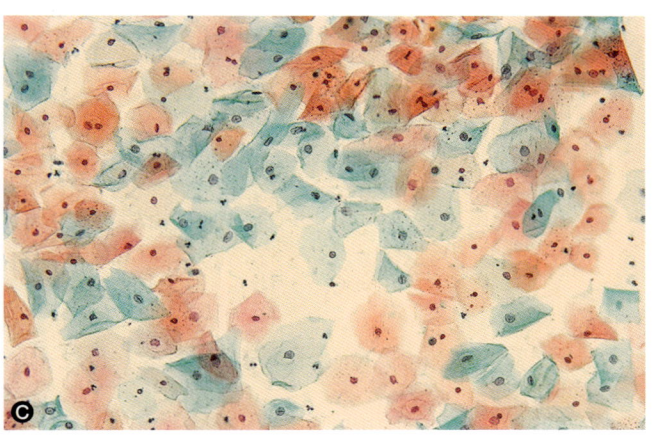

C Bの女性にエストロゲン(プレマリン1錠/日)2週間投与。背景は清明化し表層細胞優位となる。液状法

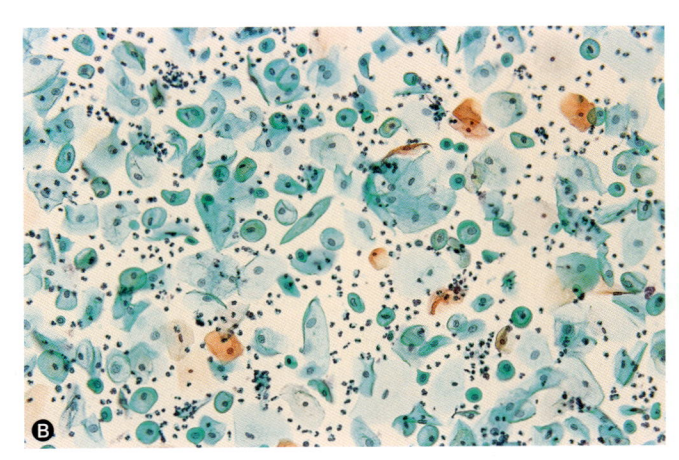

B 老人性膣炎:Aと同様の所見であるが、背景がやや清明となる。液状法

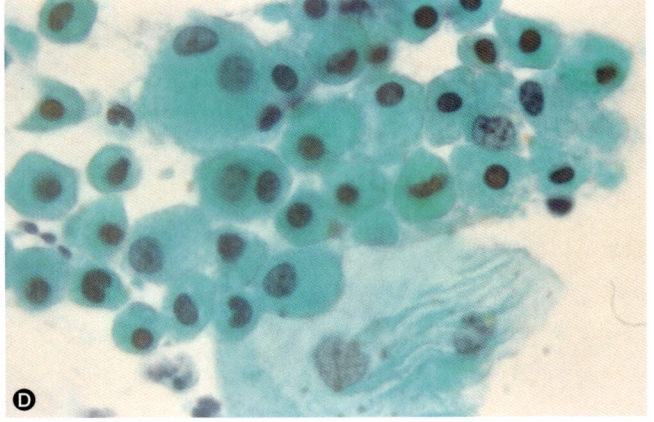

D 28歳女性にGn-RHアゴニスト(リュープリン1.75 mg/月)3か月間投与。エストロゲン低下のため傍基底細胞優位となる。塗抹法

図11 エストロゲン欠乏による変化

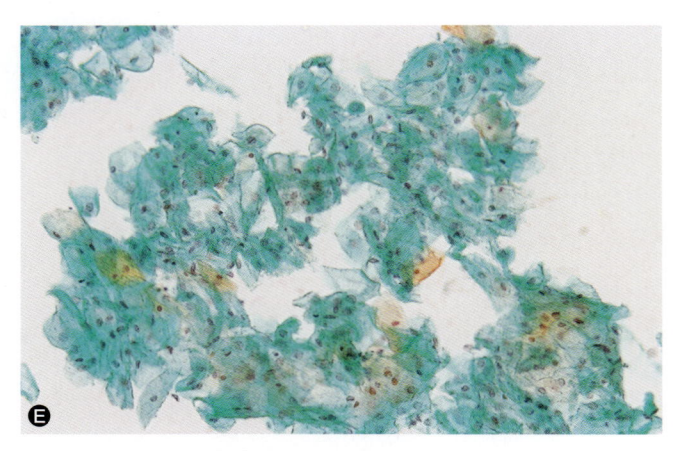

卵巣顆粒膜細胞腫のようなエストロゲン産生腫瘍では年齢に比して表層細胞優位となる(図11E)。

液状細胞診では背景が洗われ清明となり、傍基底細胞と変性傍基底細胞が明瞭となる(図11F)。コルポスコピーでは子宮腟部の萎縮、頸管腺の退縮、出血斑をみる(図11G)。

F　その他の特徴的な化生細胞所見

子宮腟部には様々な化生細胞が生じる。腫瘍性の細胞変化なのか、良性変化なのか形態の診断基準だけでは鑑別できないことが多い。HPVが発癌に絡む最大因子であることから、HPVに関連する細胞変化は腫瘍性であり、HPVと無関係の細胞変化は非腫瘍性と判断できる。

① 卵管上皮化生 Tubal metaplasia

子宮腟部擦過細胞診で線毛をもつ卵管上皮類似の腺細胞をみることがある。円柱状内頸部型上皮細胞である(図12)。しばしば、核は腫大し、クロマチンは濃染する。核小体は通常みられないが核異型が目立つときにはAGC-favor neoplasticと報告する。

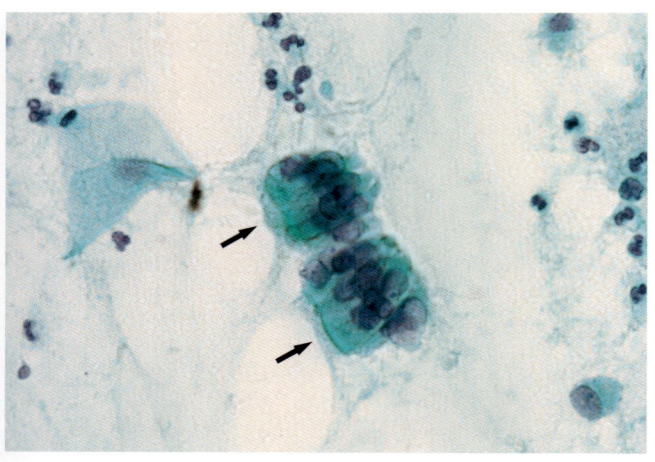

76歳、卵巣顆粒膜細胞腫女性の腟細胞像。年齢に比し表層・中層細胞が優位となる。塗抹法

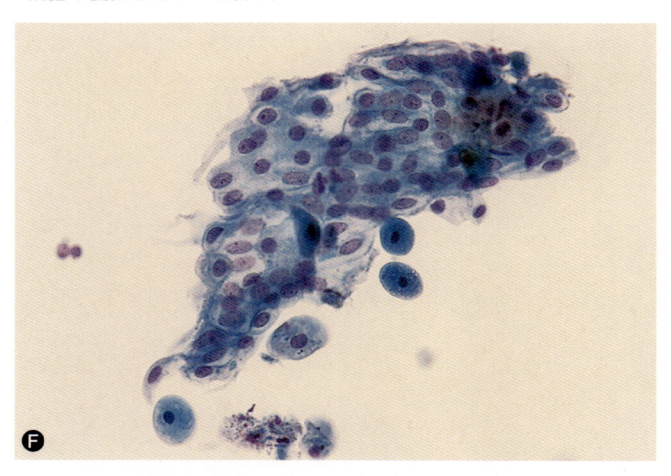

65歳女性の腟細胞像。液状法では背景は塗抹法に比し清明で細胞構造は明瞭となる。シート状に傍基底細胞が出現する。液状法

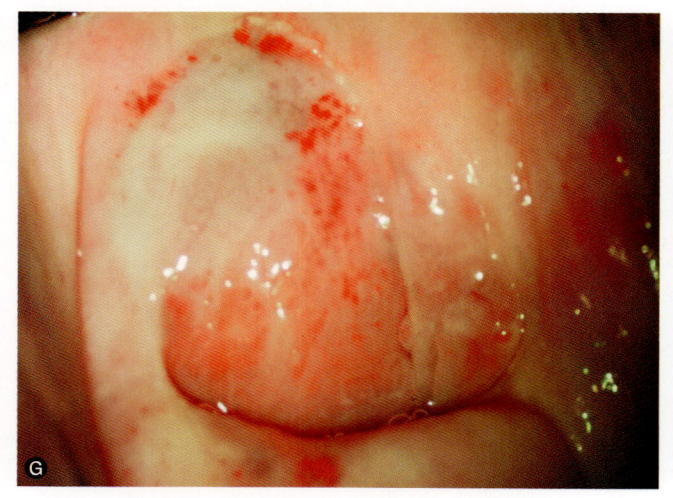

65歳女性。血性帯下を訴える。出血斑を認める。

図11　エストロゲン欠乏による変化

線毛(↑)をもつ内頸部円柱上皮。塗抹法

図12　卵管上皮化生

② 錯角化症 Parakeratosis

オレンジ色の小型の表層扁平上皮細胞で，孤立性に，シート状，あるいは渦巻き状の集塊（**角化真珠 keratin pearl**）として出現する（図13A）。核は小型で濃縮する。細胞質がオレンジ色に染まり濃縮核を有する正常表層細胞のミニチュア様細胞はNILMに分類するが，核異型や奇異な細胞形態があればその程度によりASC，SILに分類する（図13B）。子宮膣部上皮の正常な成熟・分化には角化は生じないが，慢性の機械的刺激で角化が生じる。癌表面にもみられるため，角化機転は腫瘍性と非腫瘍性の両者がある。良性角化と区別するために，腫瘍性と考える場合にはdyskeratosisと記載する病理医もいる。腫瘍性の区別にはHPV検査が有用である。

③ 過角化症 Hyperkeratosis

細胞質にケラチン顆粒を豊富に有する多稜形扁平上皮である。核は存在しない（図14A〜D）。核部分が薄く抜けたいわゆる幽霊核 ghost nuclei を示すこともある。通常はNILMに分類するが，奇異な細胞形態や多数の出現があればASCに分類する。過角化症自体は非特異的な良性変化であるが，扁平上皮癌が隠れている場合もあるため特別に注意を要する。

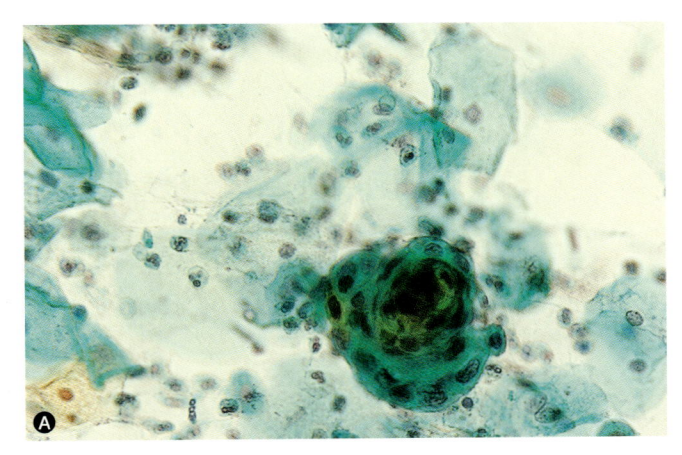

Ⓐ **角化真珠**：小型の角化細胞が渦巻き状の集塊を形成する。核は腫大しクロマチンの濃染がみられるためASC-Hと診断する。本症例の生検はCIN3であった。塗抹法

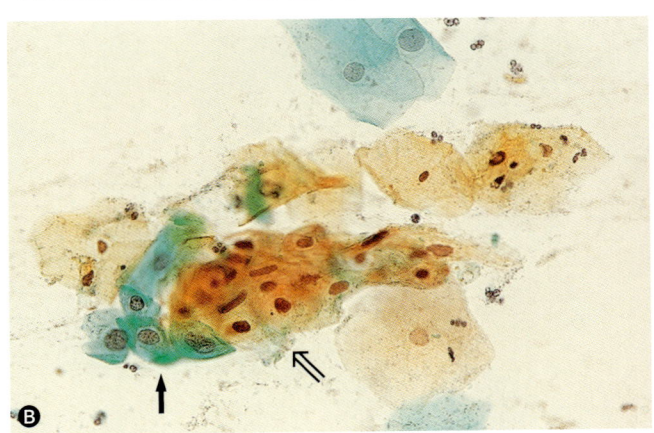

Ⓑ **異型角化細胞**：核の濃縮とクロマチンの濃染を認める。核の大小不同も目立つ。周辺部にLSIL細胞を認める（↑）。異型角化細胞（⇑）はLSILの表層細胞由来と推定する。塗抹法，Pap染色

図13 錯角化症 dyskeratosis

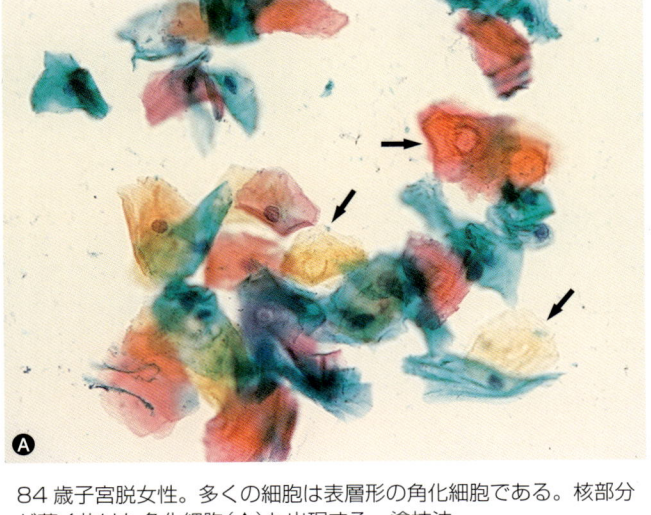

Ⓐ 84歳子宮脱女性。多くの細胞は表層形の角化細胞である。核部分が薄く抜けた角化細胞（↑）も出現する。塗抹法

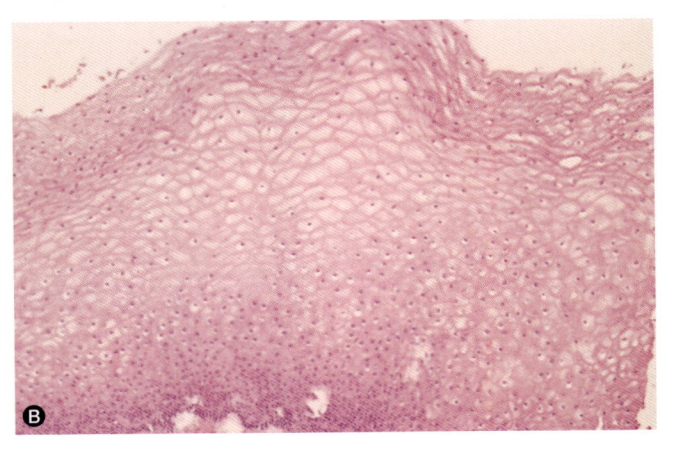

Ⓑ 角化細胞が重層して厚くなる。

図14 角化症（次頁に続く）

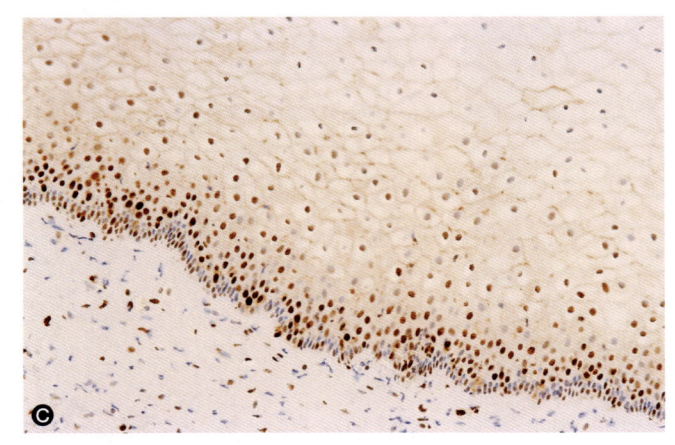

④ リンパ濾胞性頸管炎 Lymphocytic (follicular) cervicitis

慢性炎症時に粘膜下のリンパ濾胞を形成することがある。細胞診では未熟から成熟までの多様なリンパ球や形質細胞が出現する（図15A）。リンパ腫では一様なリンパ球が出現する。モノトーンな印象を与える（図15B）。

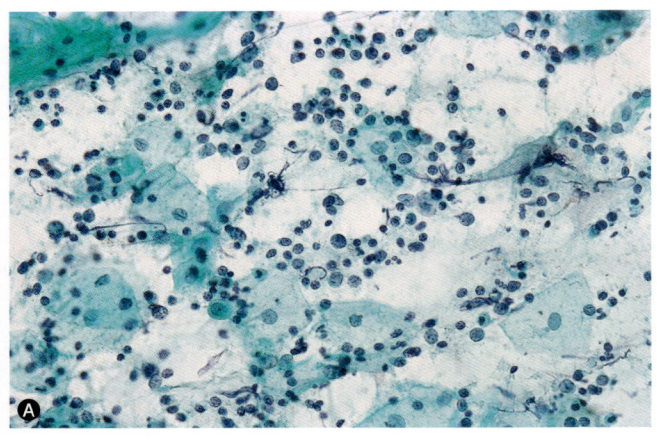

ProEx™ Cは細胞増殖を反映して陽性である。免疫染色

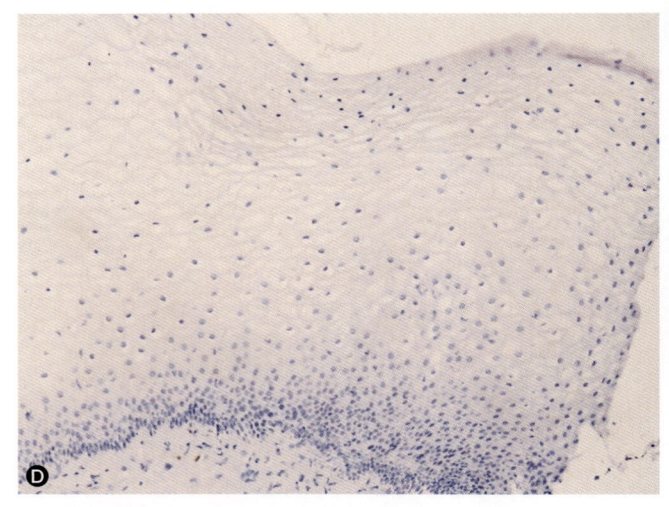

腫瘍性性格を示すp16やHPVは陰性である。免疫染色

図14　角化症（続き）

大小不同の成熟途上のリンパ球の出現をみる。塗抹法
図15A　リンパ濾胞性頸管炎

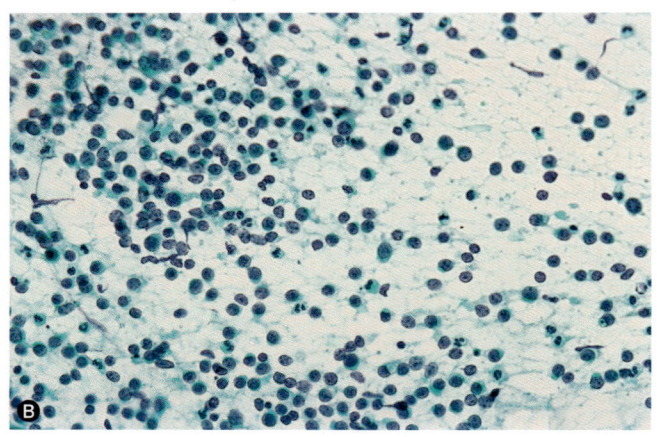

一様な腫瘍性リンパ球の出現をみる。塗抹法
図15B　悪性リンパ腫

4 化生細胞と病理組織の対比

細胞診でCINの診断基準を満たさないがCINを否定することができない細胞像はASC（atypical squamous cells）と診断するが，それに対応する病変として以下の疾患が挙げられる。これらの変化は非腫瘍性と推定される。

A 扁平上皮化生 Squamous metaplasia

子宮頸部円柱上皮下の予備細胞 reserve cell の増殖段階の初期 immature から晩期 mature の像を示す。細胞異型のないことからCINと区別できる。乳頭状を呈する場合は**乳頭状未熟化生 papillary immature metaplasia** と診断され，コンジローマや扁平上皮乳頭腫と組織形態上は鑑別が必要である。

異型成熟扁平上皮化生 atypical mature squamous metaplasia（図16A～C）はCINに至らない程度の核異型を示すことから，細胞診ではASC-USに対応する。

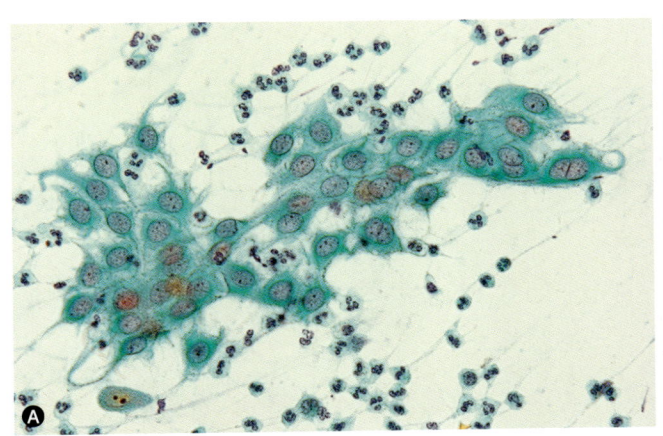

Ⓐ 成熟化生上皮細胞：細胞質は濃いライトグリーンに染まり，蜘蛛状の突起を出し細胞間橋も明瞭である。核は円形でクロマチンは細顆粒状で，核小体が核中央に明瞭となる。NILMと診断する。塗抹法

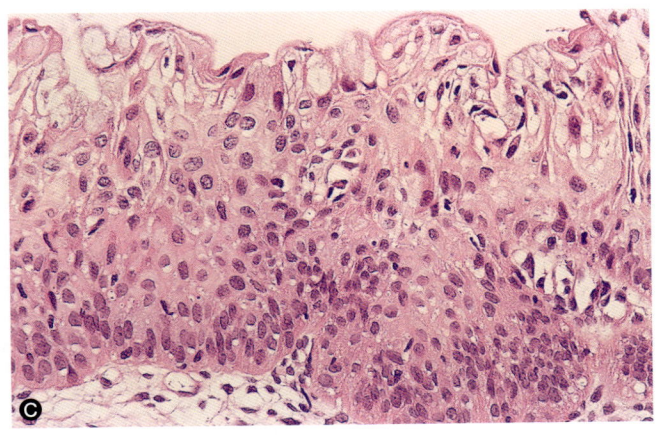

Ⓒ 化生上皮：表層に従い細胞質は豊富となる。最上層部には腺上皮が残っている。HE染色

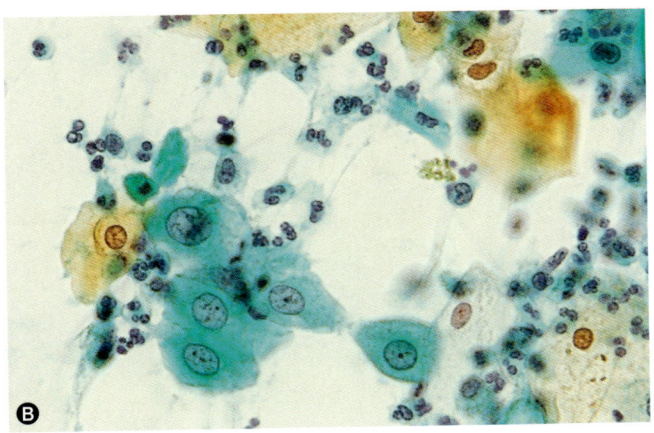

Ⓑ 異型化生上皮細胞：細胞がいびつとなり，N/C比大である。核クロマチンも濃染するが均等分布を示す。NILMとASC-USの中間的な所見である。塗抹法

図16 化生上皮

異型未熟扁平化生 atypical immature squamous metaplasia（図17）は細胞質が広がらず小型でN/C比が大きく，**予備細胞過形成** reserve cell hyperplasia（図18）と区別できない。これらはTBSではASC-Hに対応する。

予備細胞は元来，腺上皮にも扁平上皮にも分化する能力をもつ細胞である。腺性格が残っていればAGC-NOSと診断されるであろう。核異型が強ければAGC-favor neoplasticと報告すべきであろう。

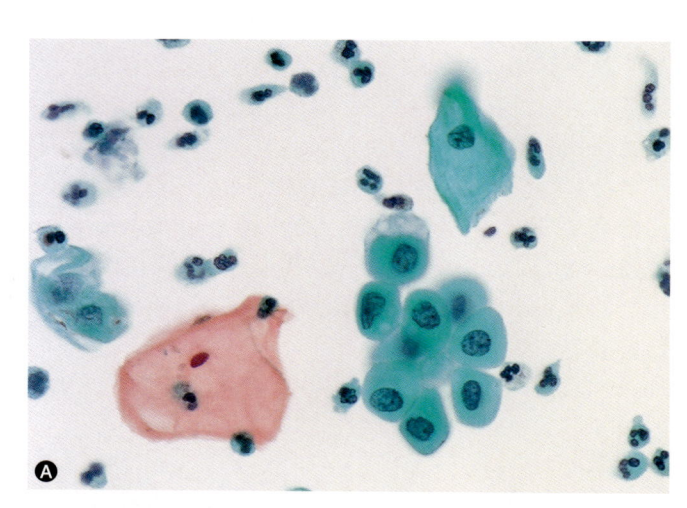

Ⓐ 未熟化生細胞：傍基底細胞類似の未熟化生細胞を示す。多くはASC-USと診断される。塗抹法

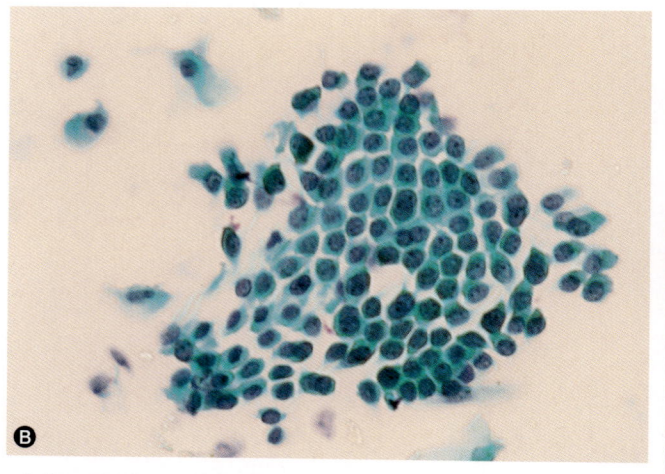

Ⓑ 未熟化生細胞：傍基底細胞類似の未熟化生上皮のシート状集塊を示す。塗抹法と異なり細胞が収縮するため小型化する。核内構造も不明瞭である。AGC-NOSと診断されるかもしれない。液状法

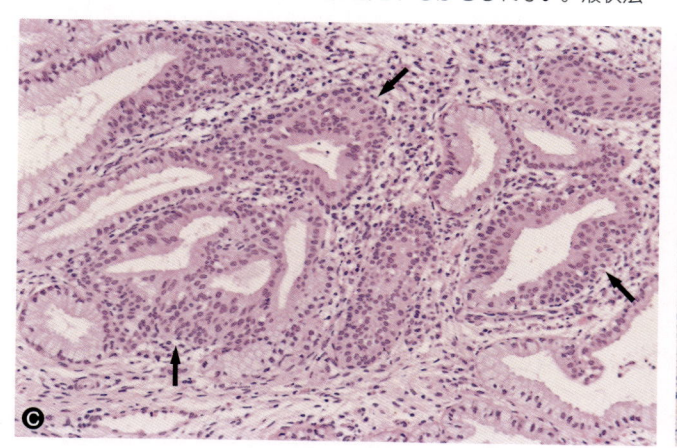

Ⓒ 未熟化生上皮：腺上皮下に未熟化生上皮（↑）を認める。HE染色

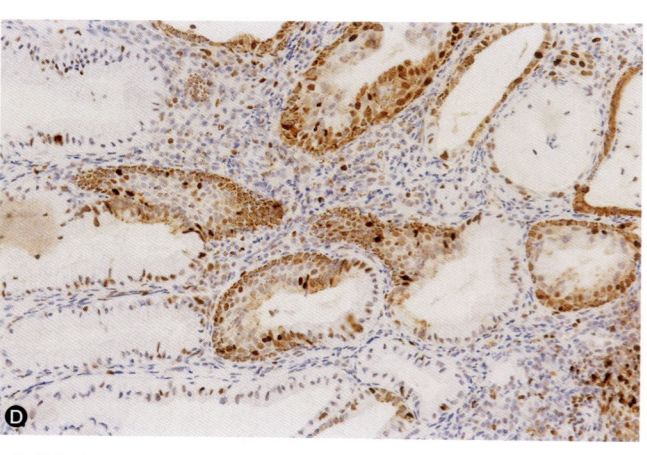

Ⓓ 未熟化生上皮：非特異的な増殖マーカーであるProEx™Cは陽性である。免疫染色

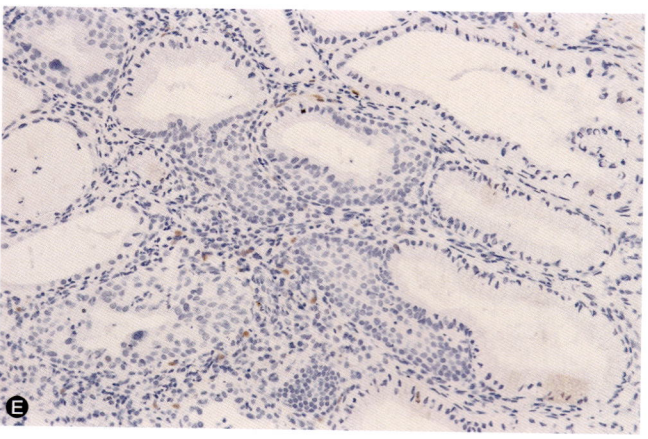

Ⓔ 未熟化生上皮：HPV関連の腫瘍性変化の細胞に発現するp16は陰性である。免疫染色

図17 未熟化生細胞

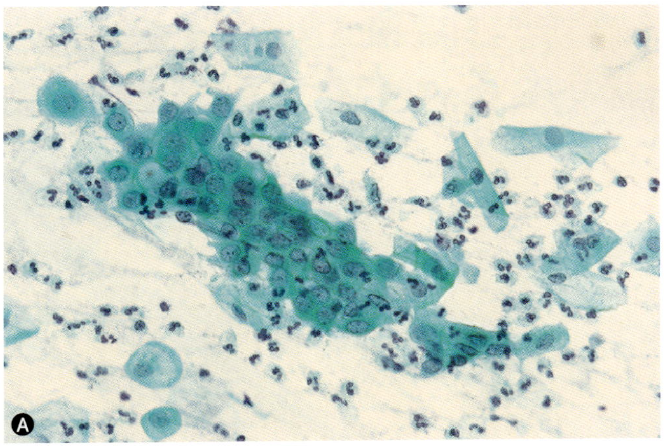

B 移行上皮化生
Transitional cell metaplasia

膀胱の移行上皮類似の化生をいう。細胞質は比較的明るく，核には切れ込み状溝をもつ（図19）。細胞が密になると高度異形成に類似するが，核異型のない点で鑑別できる。細胞診断ではASC-Hの像を呈する。

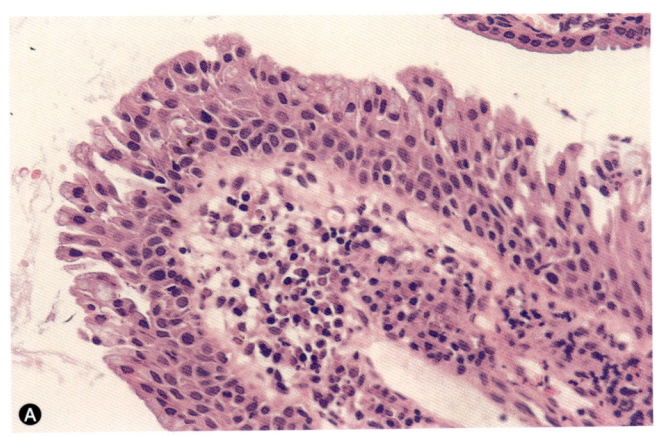

A 傍基底細胞類似の未熟化生細胞が集塊をなす。ASC-Hの診断が適切である。腺性格が強く残っていればAGC-NOSと診断する。塗抹法

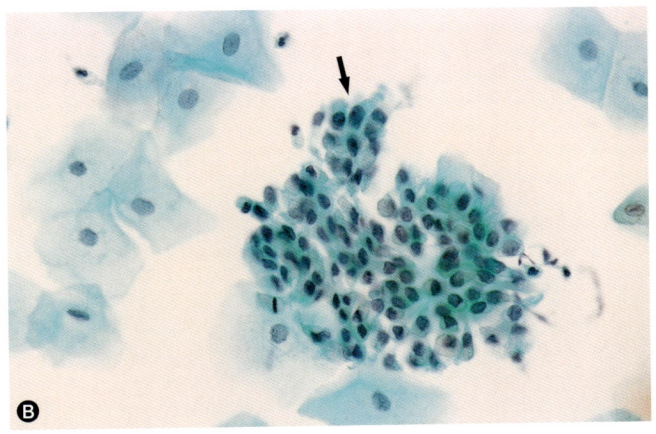

B 傍基底細胞類似の未熟化生上皮のシート状集塊を示す。塗抹法と比較すると細胞が収縮している。集塊の周辺部に腺細胞類似の細胞（↑）をみる。液状法

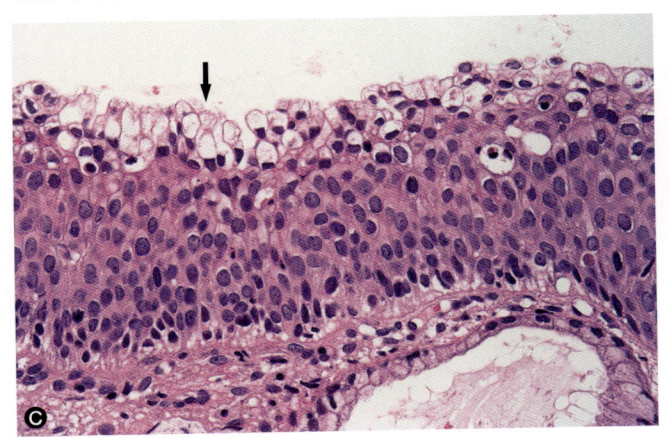

C 未熟な一様な小型の予備細胞（幹細胞）が上層まで被う。異形成と異なり核異型はない。表層部には腺上皮が残っている（↑）。HE染色

図18 予備細胞過形成

膀胱の移行上皮様の背が高い細胞がみられる。HE染色

図19A 移行上皮化生

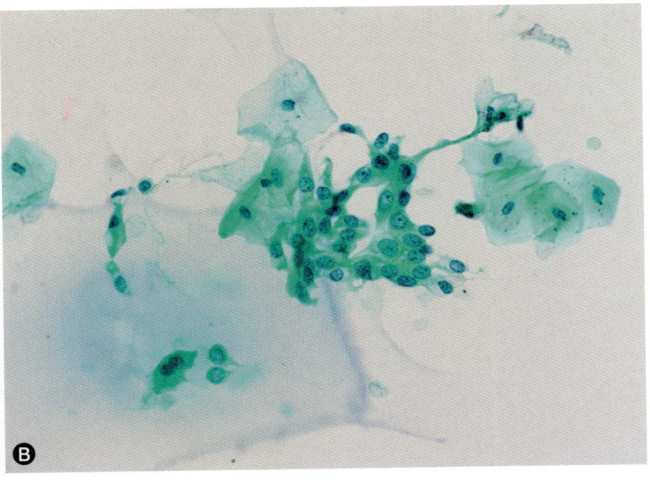

図19B 膀胱移行上皮（尿細胞診）

C 扁平上皮異型 Squamous atypia

AFIP (American Forced Institute of Pathology) は dysplasia より軽度の核異型をもつ扁平上皮と定義している。軽度の核異型を伴う**化生上皮 atypical immature squamous metaplasia** や **atypical reserve cell hyperplasia** を包含する（図 20）。TBS では ASC-US に相当する。

扁平上皮化生細胞は細胞診ではシート状あるいは石垣状に出現する（図 16）。細胞は成熟度を反映して未熟であれば小型卵円形で、細胞質は青く核は中央に位置し、均一である。一方、腫瘍細胞は集塊状に出現し、核の大小不同が著明である。

核クロマチンは細顆粒状で微小な核小体を伴うことが多い（図 17）。

未熟化生細胞は非腫瘍性であっても軽度の核異型を伴うときがある。HSIL と鑑別を要するが、CIN 病変を否定しえないときには ASC-H と診断する。

成熟化生細胞では多稜形で突起をみるときも多い。細胞質は広くなりライトグリーン調となる。多くは NILM と診断される（図 16A）。核異型が微小である点や核小体が明瞭である点、核細胞質比が低い点などで CIN と区別できるが、実際は鑑別困難である。

液状細胞診では核内構造が不明瞭となり判定が困難であることが多い。したがって、細胞質に広がりがある場合には ASC-US と、細胞質が少なく N/C 比が大きい場合には ASC-H と診断するのが実際的である。

細胞異型は一般検診では 10〜16％ にみられる。12 か月後の細胞診による経過観察が望ましい（Wright 2007）。

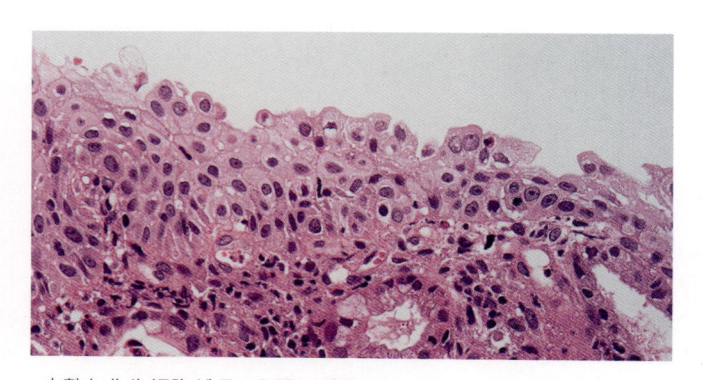

未熟な化生細胞が 5〜6 層に重層した上皮である。軽度の核異型を認める。

図 20　扁平上皮異型

5 混入物

　腟細胞診には様々な混入物が観察される(図21)。精子もよくみられる。腟内には存在せず細胞採取から固定までの間に混入する場合もある。内診手袋の表面のパウダーの混入や腟錠の基材が残留することもある。子宮頸部細胞診に砂粒体が出現したときには卵巣や卵管の漿液性乳頭型腺癌との関連が指摘されているが,明確ではない。

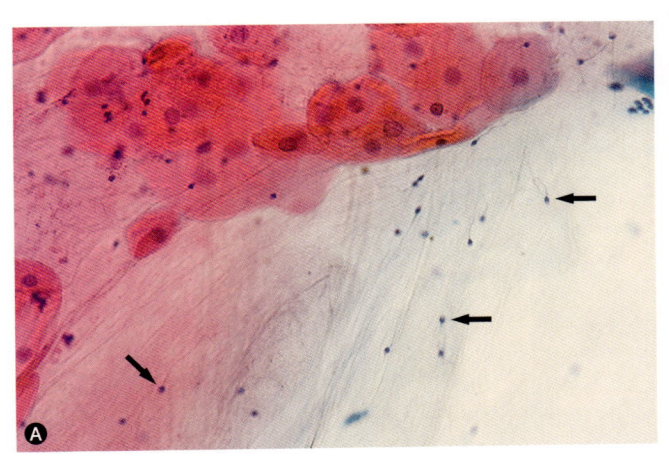

Ⓒ 内診用手袋のパウダー(澱粉):白色クリスタル様の構造物(↑)。液状法

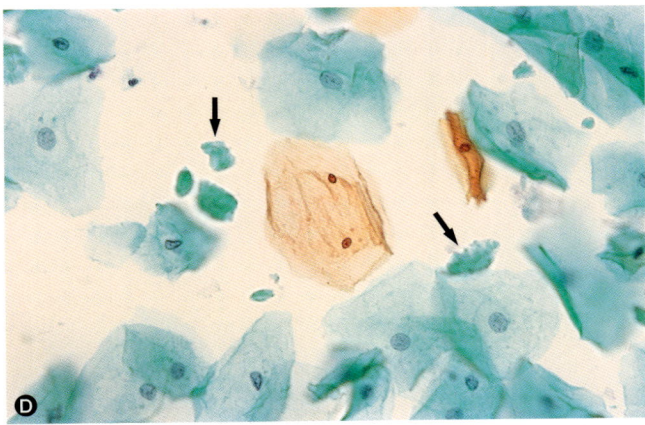

Ⓓ 腟錠基材の残存:ライトグリーン調の大〜小の無構造体(↑)。液状法

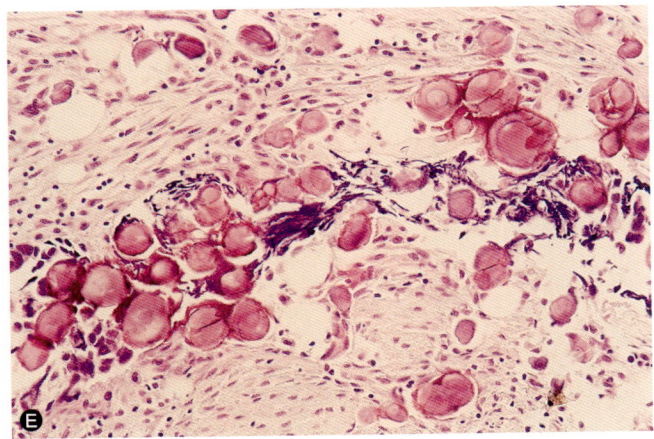

Ⓐ 精子:小型のオタマジャクシ様の精虫(↑)をみる。塗抹法

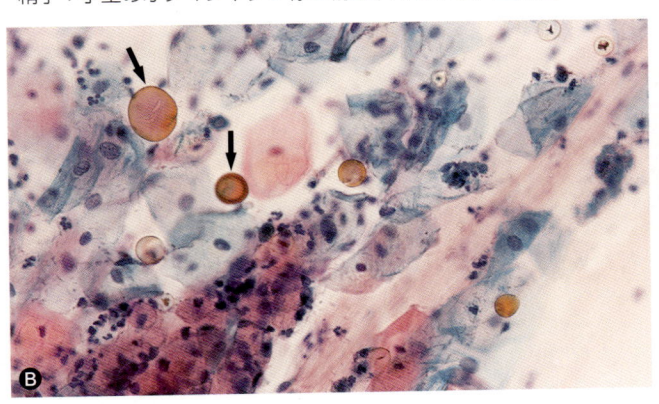

Ⓑ 内診用手袋のパウダー(澱粉):黄色の油滴様体(↑)。塗抹法

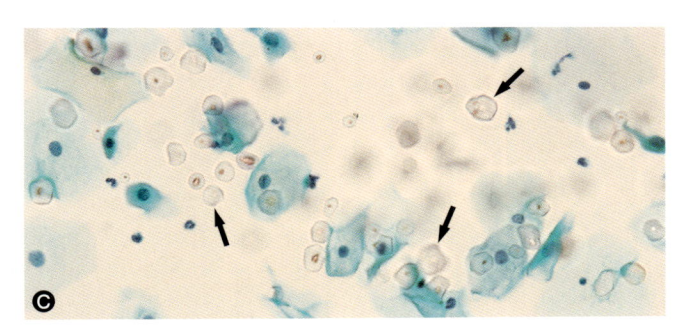

Ⓔ 砂粒体:カルシウム主体の異物で漿液性腺癌やIUD装着に出現することがある。

図21　腟内混入物

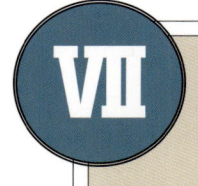

VII 子宮頸部扁平上皮病変
―ASC, SIL, SCC―

1 異型扁平上皮細胞 Atypical Squamous Cells (ASC)

臨床検査としての細胞診断の本領は前癌病変（CIN/SIL）を発見することにある。しかし，細胞診断は形態変化を人の目で診断するため，判断できないあるいは迷う場合が生じる。これが病理診断と不一致となり，また誤診を生む結果ともなる。細胞診の精度管理のために1988年，米国で **TBS (The Bethesda System)** が提案された。2001年に改訂されたこの診断基準の最大の特徴は診断のグレーゾーンに **ASC (Atypical Squamous Cells) /AGC (Atypical Glandular Cells)** 領域を設けた点である。ASC/AGCは特定の単一疾患を指すのではなく，細胞異型が腫瘍性病変の基準に満たないものや固定・採取法・検体の条件で判定不能のものを含む広い領域を示す。わが国でも2008年に日母分類を改訂しTBSに準拠した新分類が提案された。

ASCとは **SIL (Squamous Intraepithelial Lesion)** を示唆する細胞変化であるが，量的あるいは質的に確定診断に至らない所見を言う（**表1**）。個々の細胞所見ではなく，1検体の診断名である。

TBS 2001ではASCは **ASC-US (Undetermined significance 意義不明なもの)** と **ASC-H (HSILを否定できないもの)** に二分された。これにより浸潤癌の可能性が高いASCが分離されるようになった。一方，良性の反応性変化と判断すれば **NILM (Negative for Intraepithelial Lesion or Malignancy)** と診断する。

検鏡の際，同一標本に出現している正常細胞と比較することが大切で，特に核の状態を評価することが重要である。細胞の大きさや細胞質の状態も診断の手がかりとなるが，最も重要な点は核の所見である（**図1**）。核周囲の空胞細胞や錯角化細胞があれば，ASCあるいはSILに相当する核異型があるか否かを判断する。

表1　ASCの評価項目

・扁平上皮への分化の程度
・核細胞質比（N/C比）の増加の程度
・核クロマチン粒子の状態 　A）濃染性 　B）凝集性 　C）不均一性 　D）不鮮明性（泥状）
・多核化

Superficial Squamous Cell

Intermediated Squamous Cell

Immature Squamous Metaplastic Cell

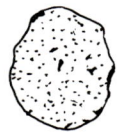

Atypical Cell of Undetermined Significance

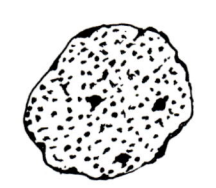

Low-grade Squamous Intraepithelial Cells

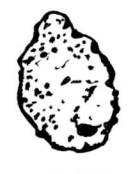

Squamous Cell Carcinoma, Small Cell Type

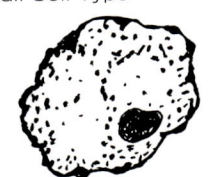

Squamous Cell Carcinoma, Large Cell Type

図1　病変別の核の状態

A 意義不明な異型扁平上皮細胞 ASC-US

ASC-USとは表層細胞や中層細胞の形態を有し，核異型がLSILに達しないが，LSILを否定できない所見をいう。成熟・分化した異型細胞と捉えるべきである(**表2**)。ときに細胞質が融解し裸核となる。この場合には核異型の程度によりNILM，ASC-US，LSILの判断をする。ASC-USと診断された女性の20～30％はその後の病理検査でCIN2/3と診断されている。子宮頸部浸潤癌の発見率は0.1～0.2％である(Jones 2000)。優れた検診の精度を保持するためには米国ではASCをスクリーニング全検体の5％以下に，ASC-USはASCの90％以上に，ASC-Hは10％以下にすることが求められている。核異型があり核周囲にhaloを有する細胞koilocyteはHPV感染による変化であり，がん化へのステップを歩み始めたことを示すサインであるため，LSILと診断したほうが合理的である。ASC-USでHPV陽性であると，2年後の病理診断はLSILと同等の病変となる(**表3**)。しかし，一方HPV感染は90％以上の症例において2年以内に消失している(Moscicki 2006)。持続感染が病変存続や進展に重要因子となる。

実際の臨床検体では，炎症，変性，採取固定の不備，などがあり，ときに悪性変化と良性反応の鑑別が困難である。このようなときには患者の年齢，臨床検査データ，過去の細胞診歴を参考にする必要もある。閉経期(40～55歳)で中層細胞核面積の2～3倍に腫大した核をもつ異型細胞が出現した場合，核膜の肥厚がなく，核クロマチンが微細顆粒状であれば，ASC-USよりNILMのほうが適切である。

検体不良であれば不適切検体として臨床医に報告すべきである。診断の再現性を保つためには検査室内で定期的な診断カンファランスが重要である。

整った条件でも細胞診断精度を上げるため，HPV-DNA検査を併用してHPV陽性であればSIL，陰性であれば良性反応性変化(NILM)として，HPV検査を子宮癌スクリーニングプログラムに組み込むことも推奨できる(丹後，2008)。

表2 ASC-USの診断基準

- 背景は清明である
- 細胞は中層細胞とほぼ同じ大きさ
- 核は軽度の異型を示す
  - 大きさ：中層細胞核面積の2.5～3倍
  - N/C比：やや増大
  - 核形：円形ではなく不規則形
  - 核クロマチン：濃染。細顆粒状。軽度の凝集。不均等分布
- 細胞質が濃いオレンジ色調を示すことがある(錯角化)

表3 ASC-US女性の2年間の追跡調査

初診時の細胞診断とHPV検査		2年後の病理診断	
細胞診断	HPV-DNA	CIN1またはCIN2	CIN3以上
ASC-US	(−)	3.1%	1.7%
ASC-US	(+)	27%	15%
LSIL	(−/+)	28%	16%

Solomon D. News letter on HPV. Sept. 2004

> **症例1** 45歳，高リスクHPV-DNA陰性（HC-II）
> （図2-1）

HPV-DNAの定性検査には，Hybrid Capture II test（HC-II）を用いた。HPV-genotypingはLinear Array法を用いた。

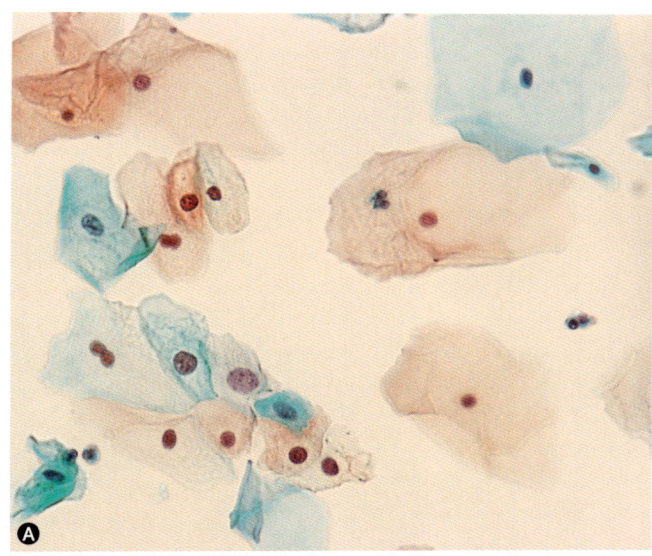

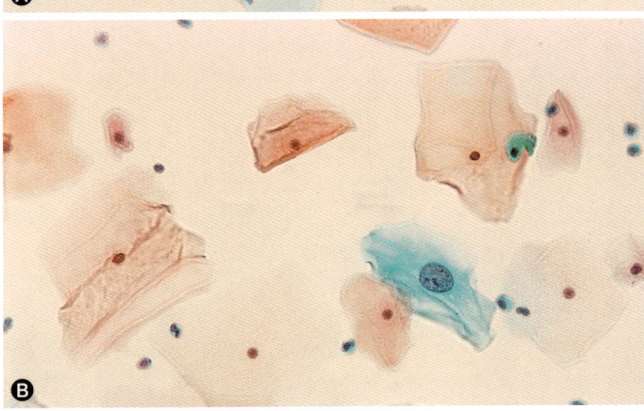

A, B：核はやや増大するが，核クロマチンは微細で濃染の程度も低い。異型細胞数も少ないためASC-USよりもNILMが適切である。液状法

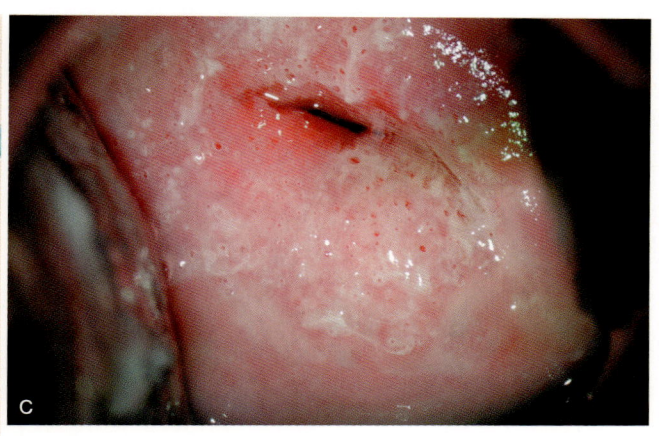

酢酸加工で薄いフィルム状の白色上皮と腺開口をみるが異常所見とは取らない。

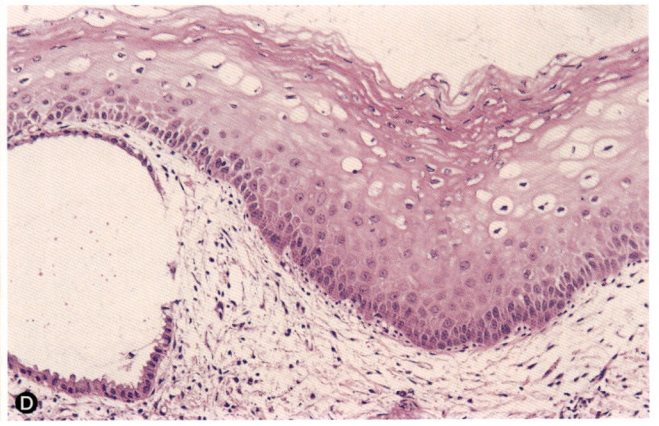

成熟化生上皮

図2-1　NILM

86　第7章　子宮頸部扁平上皮病変

症例2　38歳，高リスクHPV-DNA陽性(HC-II)，HPV 16, 45, 52型陽性(図2-2)

症例3　41歳，高リスクHPV-DNA陰性(HC-II)(図2-3)

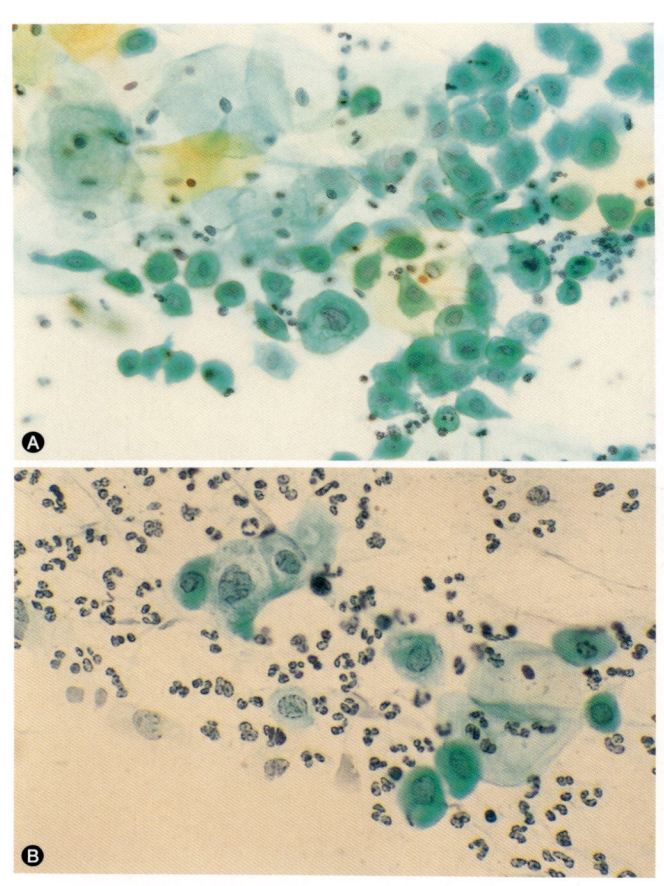

A, B：多数の成熟化生細胞を認め，一部の細胞には核に腫大とシワ状のクロマチンの凝集がある。NILMよりはむしろASC-USと診断するほうがよいであろう。

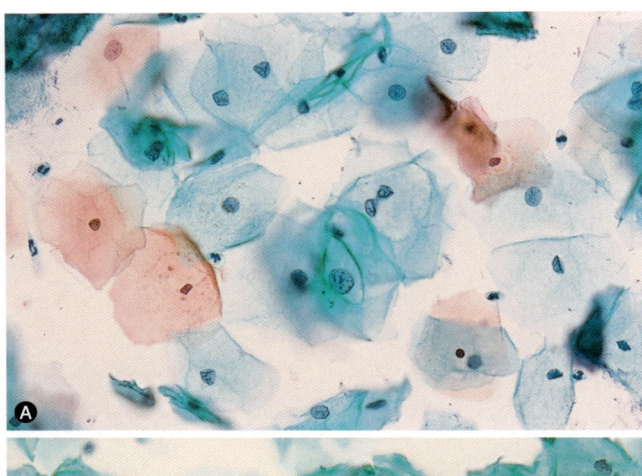

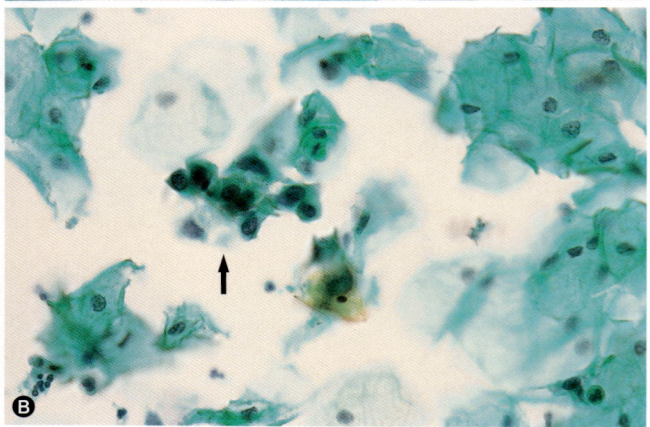

A, B：液状法のため核が濃縮し核内構造が不明瞭となっている。核濃染とN/C比大の細胞集塊を認める(↑)。核は濃染無構造で，腺細胞との鑑別が必要である。

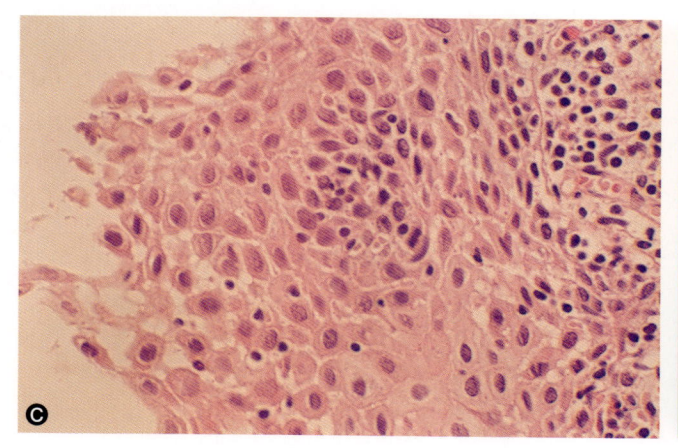

成熟化生上皮

図2-2　ASC-US

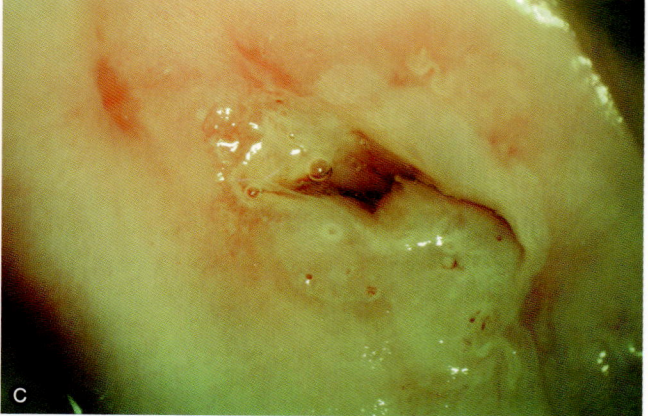

薄い白色上皮と腺開口の所見である。病理検査ではCIN1で，1年後病変は認めない。

図2-3　ASC-US

1 異型扁平上皮細胞

症例 4　34歳，高リスクHPV-DNA陰性(HC-II)（図2-4）

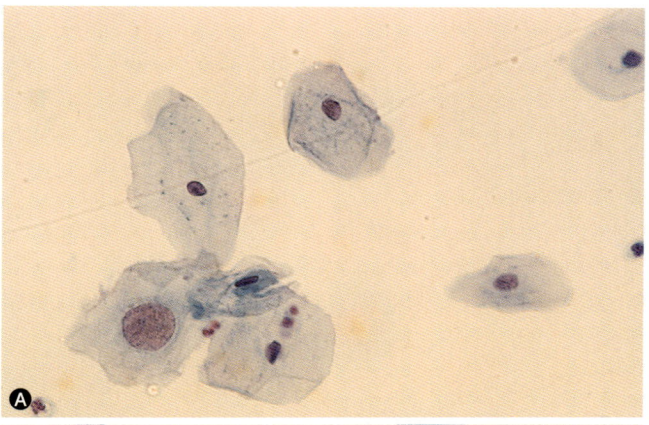

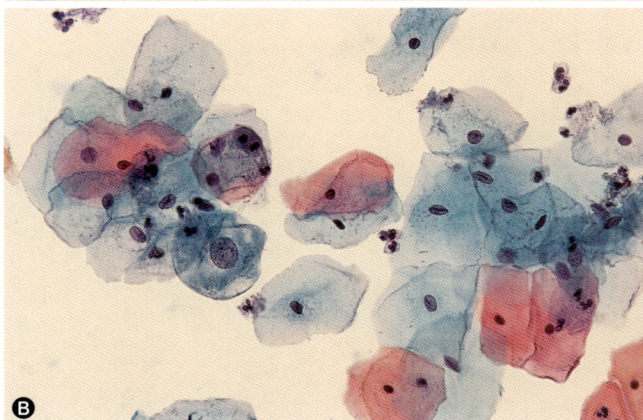

A, B：N/C比大であるが，核クロマチンが微細顆粒状である。LSILとも鑑別を要するが，HPV陰性であること，異型細胞数が少ないこと，核の濃染程度もLSILに達しないことからASC-USと診断するほうがよいであろう。

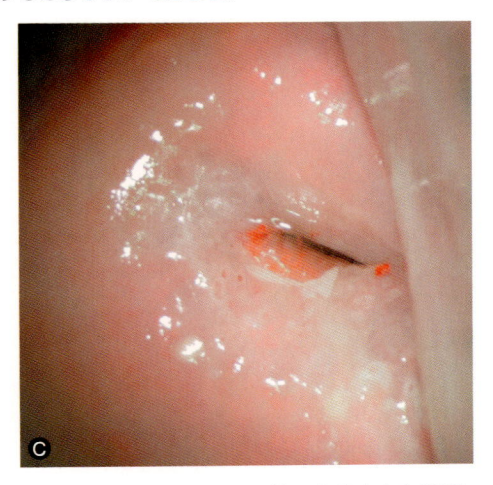

酢酸加工で薄いフイルム状の白色上皮と腺開口をみる。病理診断はCIN1であるが，経過観察1年で消失。

図2-4　ASC-US

症例 5　18歳，高リスクHPV-DNA陽性(HC-II)，HPV 16型陽性（図2-5）

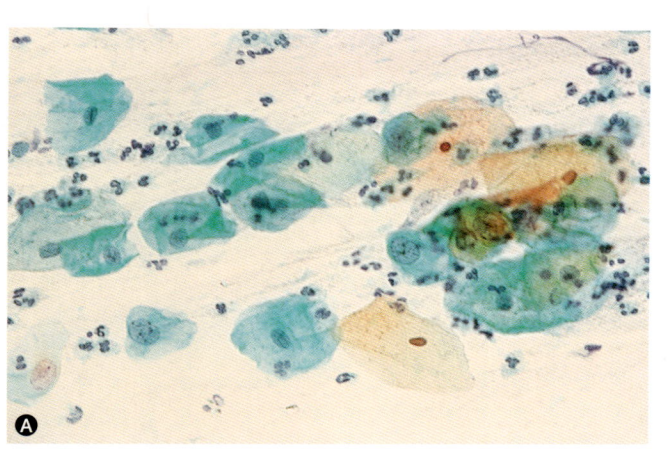

核は腫大し，N/C比は大であるが，核クロマチンはLSILやASC-Hの基準は満たさない。

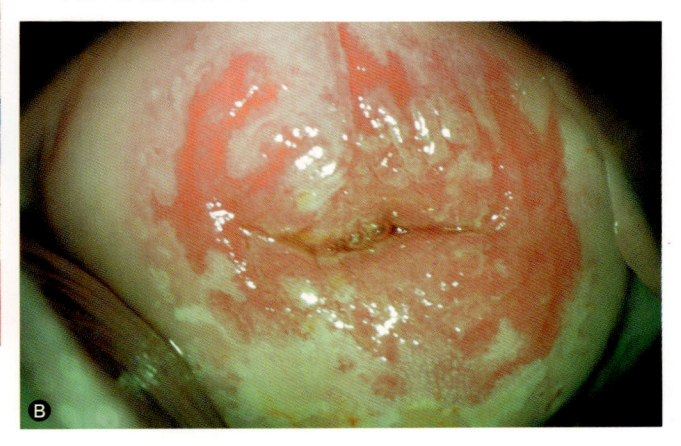

薄い白色上皮とモザイク所見。経過観察6か月で消失。

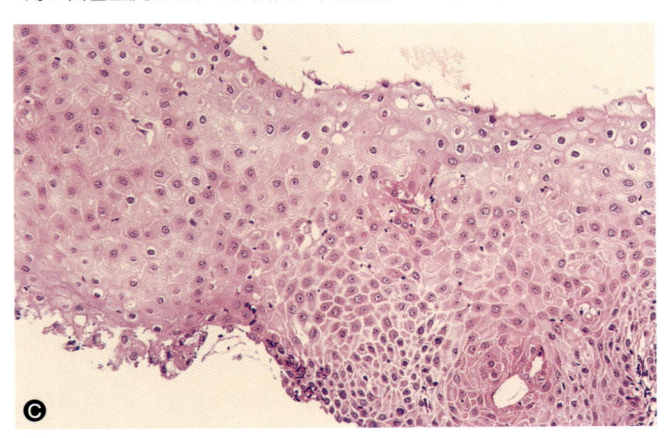

組織診断は化生上皮である。

図2-5　ASC-US

B　HSILを除外できない異型扁平上皮細胞 ASC-H

ASC-Hとは細胞質の広がりが乏しく傍基底細胞に類似するが，核異型(核クロマチンの染色性や分布，核の形)がHSILと確定診断するほどではない所見をいう。炎症・刺激などで生じる核異型を伴う未熟化生細胞が含まれる。ASC-USとASC-Hの核異型の程度は軽度でほぼ同等である。ASC-USとASC-Hを区別した理由はASCと診断した中から少なからずHSILや癌病変が発見されるため，癌リスクが高い症例を区別するためである。これらの疑わしき症例はHSILにすればスクリーニングとしては事足りるかもしれないが，HSILに良性変化が混入することになり，精度管理が甘くなる。ASC-Hの実際の診断は難しい。核異型が軽度で細胞質が広がっていればASC-US，広がりがなければASC-Hと診断するのが実際的であろう(**表4**)。優れた検診を維持するためにはASC-HはASCの10%以内に抑えることが求められる。若年者のASC-Hはその後の病理検査でCIN 2/3の発見率は中高年者より高い(Saad 2006)。これは高年齢者ではASC-Hが過剰診断となりやすいことを示している。

核の濃染やクロマチンの不均等分布，核形不整がより顕著であれば，HSILに分類する。核異型が軽度であっても，細胞数が多ければ，また多数の細胞が混み合った集塊として出現すれば，HSILと診断する。しかしながら，ASC-HとHSILを鑑別する明確な診断基準はない。**表5**，**図3**を念頭において独自の基準を設ける必要がある。互いに基準がぶれないよう，適宜，施設ごとにあるいは地域で検討会を開くのもよい。炎症の加わった萎縮像や小型細胞の集塊として出現する場合には特に診断は難しい。HSILが否定できないときはASC-Hと診断するほうがよいであろう。両者の鑑別にHPV-DNA検査やp16のELISA検査を利用する試みもなされている(Cuzick 2008, Dehn 2007, Klaes 2001)。

ASC-HとHSILの診断の再現性や観察者間での一致率は低いため，両者を分ける必要があるのか疑問視する意見もある。NCCNのガイドラインではHSILは直ちにコルポスコピー検査が推奨されるが，ASC-Hの場合には再検査が推奨されている。ASC-Hと診断された症例におけるCIN 2/3の発見率はASC-USよりも高く，HSILよりも低い(Quddus 2001)。わが国のガイドラインではすべての細胞異型はコルポスコピー検査が推奨されるため(『がん検診の手引き2001』)ASC-HとHSILの鑑別はあまり意味がないかもしれない。

炎症に伴う組織球(マクロファージ)や内頸部腺細胞・内膜腺細胞)，修復上皮との鑑別も重要である。判断に迷う場合にはASC-Hとすべきである。HPV-DNA検査結果も参考になる。腺性格が強い場合にはAGCと診断する。

表4　ASC-Hの診断基準

- 細胞は孤立散在性，あるいは10個以内の集塊として出現
- 細胞集塊は極性を失い，個々の細胞境界が不明瞭
- 細胞は小型で未熟化生上皮とほぼ同じ大きさ
- 核異型は軽度でASC-USと変わらない
  大きさ：正常中層細胞核の1.5～2.5倍
  N/C比：1/2以上

表5　各種細胞の大きさ

細胞名	細胞面積	核面積
正常中層細胞	700～1,800 μm^2	35 μm^2
正常傍基底細胞	170～300 μm^2	50 μm^2
未熟化生細胞	318 μm^2	50～60 μm^2
成熟化生細胞	640 μm^2	50～60 μm^2
予備細胞	125～175 μm^2	50～60 μm^2

Patten 1976

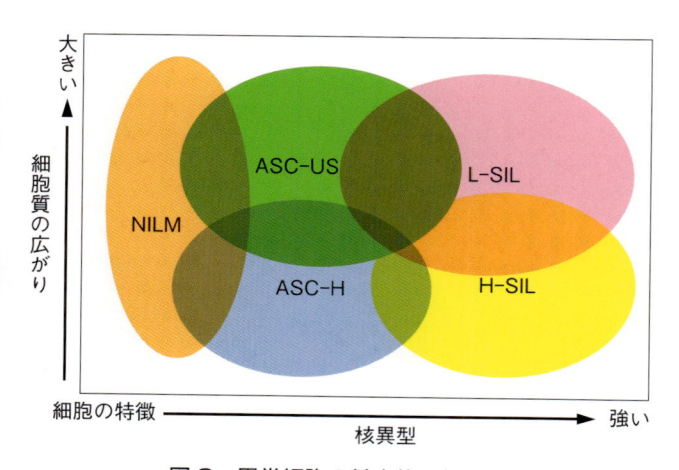

図3　異常細胞の基本的な鑑別点

| 症例 6 | 48歳,高リスクHPV-DNA陰性(HC-Ⅱ)(図4-1) |

| 症例 7 | 39歳,高リスクHPV-DNA陽性(HC-Ⅱ),HPV 16型陽性(図4-2) |

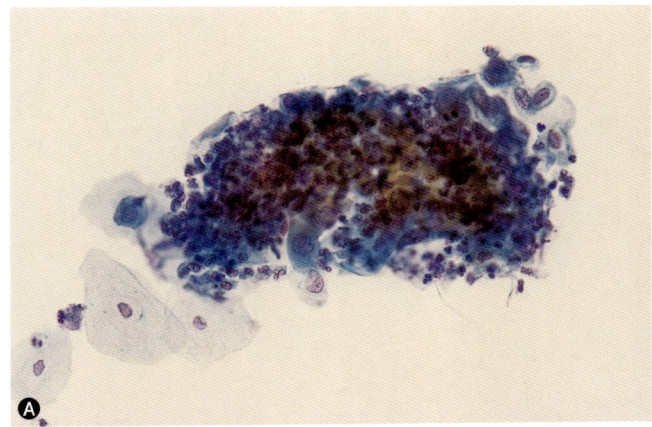

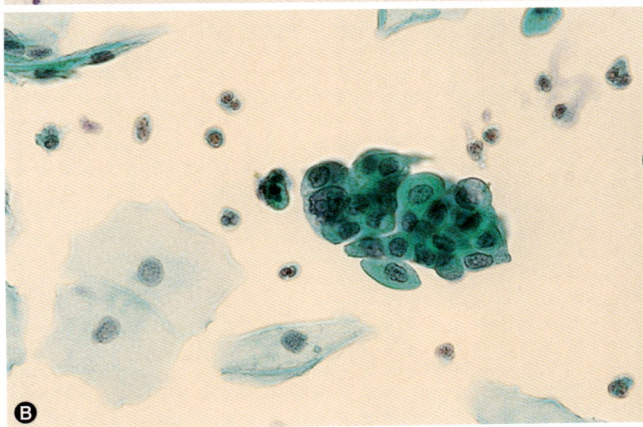

A, B：N/C比大で好中球と小型の細胞集塊が出現する。傍基底細胞あるいは粘液をもつ腺系の細胞もみられる。核クロマチンは凝縮して判定困難であるため，ASC-Hが適切である。

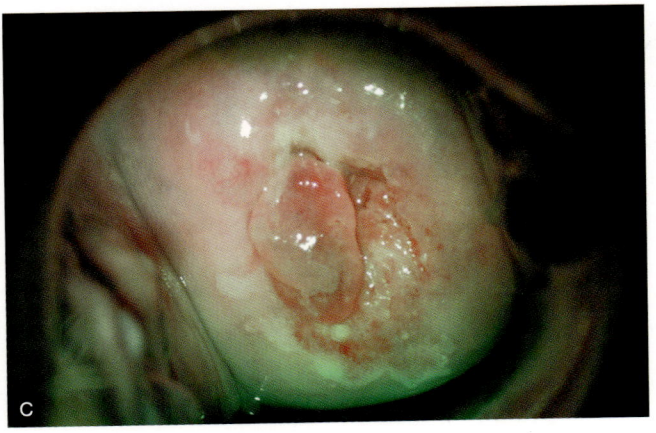

内頸部ポリープと白色上皮をみる。

図4-1　ASC-H

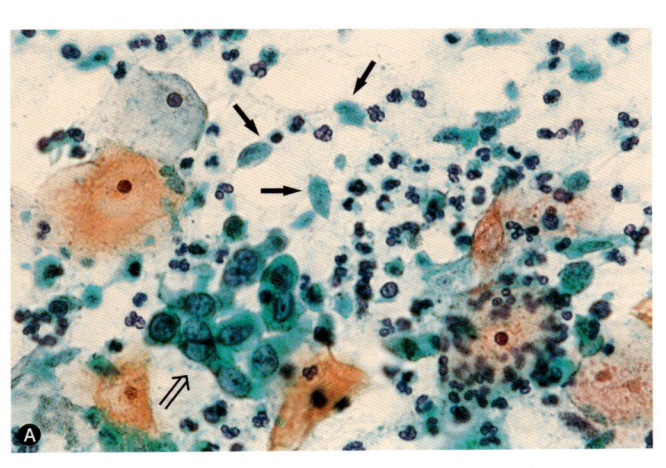

トリコモナス(↑)による細胞変化と区別できない異型細胞(⇑)を認める。塗抹法

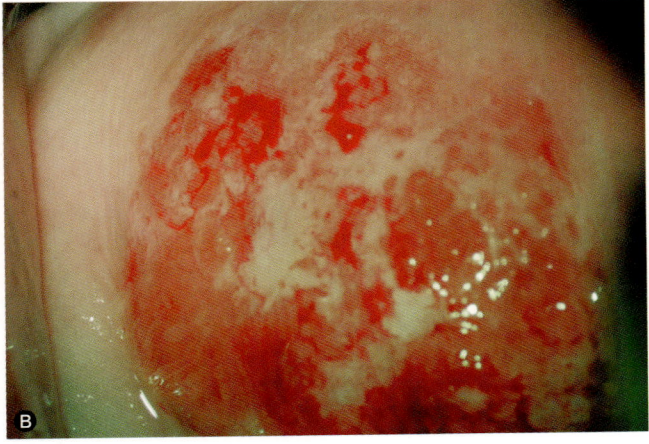

子宮膣部表皮の剝脱と怒張した微小血管を認め，強い炎症所見である。

図4-2　ASC-H

症例 8〜11　細胞異型を伴う高リスクHPV陽性症例（図4-3）

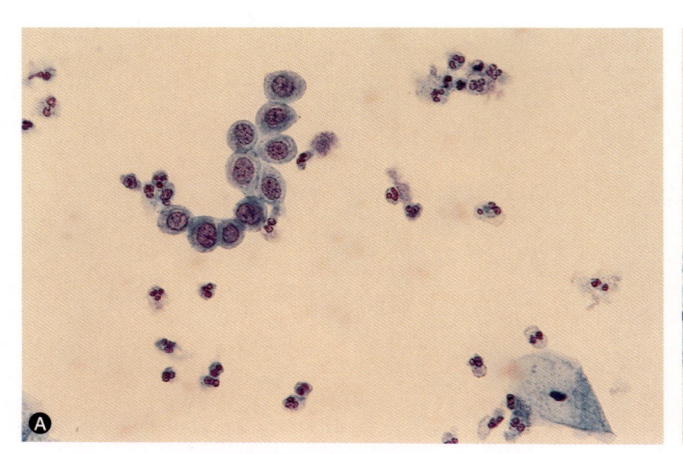

Ⓐ 小型のN/C比大の細胞集塊をみる。傍基底細胞由来であろう。液状法

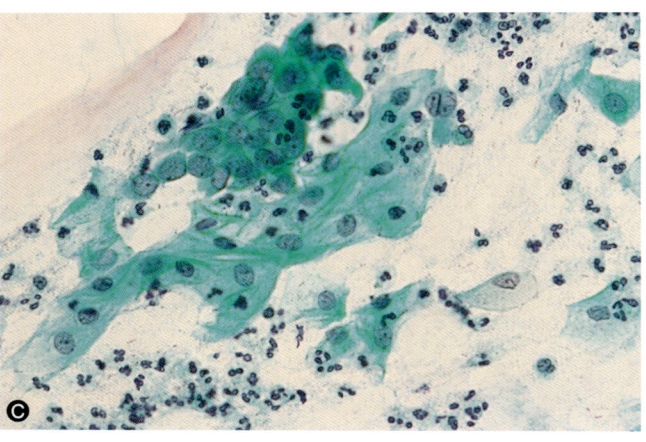

Ⓒ 小型の腺系，扁平系の区別に迷う細胞がシート状に出現。病理診断では予備細胞過形成であった。塗抹法

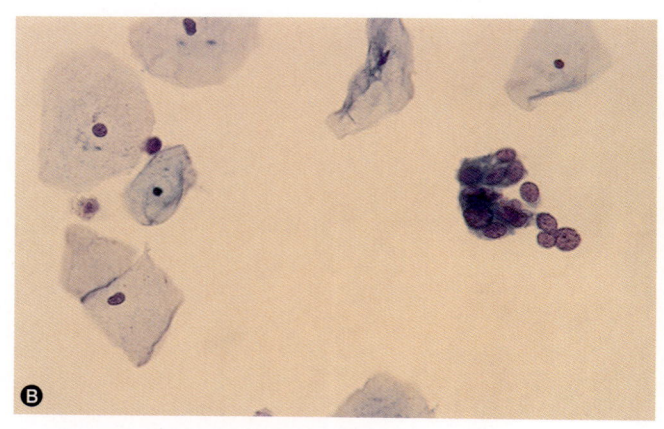

Ⓑ 細胞集塊は腺系異型細胞と鑑別が必要。液状法

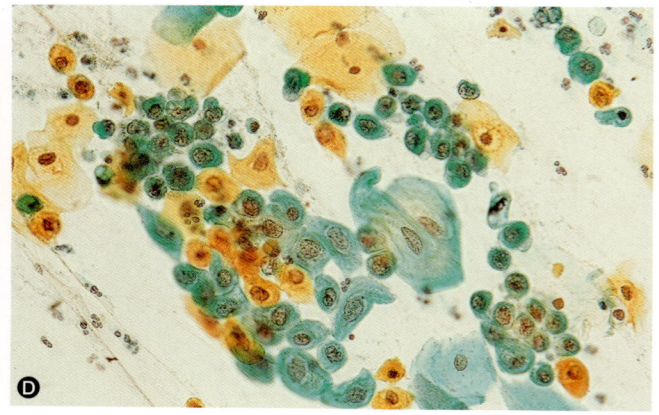

Ⓓ 小型のN/C比大の化生細胞や錯角化細胞をみる。核は円形小型，各クロマチン粒子はやや粗い。核が中層細胞核程度の小型である点や核濃染の程度などからHSILにとどかない所見と判断した。周辺部や深部にCIN3あるいは浸潤癌が潜在することもある。塗抹法

図4-3　ASC-H

2　細胞診 ASC に対応する腫瘍性病変

　ASC に対応する局所病変は化生上皮が主たる病変である。化生上皮は，HPV とは無関係の非腫瘍性と HPV と関連性のある腫瘍性の 2 つに区別できる（図 5）（Wentzensen 2007, Wright 2006）。細胞診断では ASC 所見の中から腫瘍性病変をピックアップする必要がある。なぜならば，腫瘍性病変では癌のリスクが高く，広い意味では前癌病変といえるからである。HPV との関連性が明確でない非腫瘍性の反応性病変は第 6 章で記載した。本項では HPV に関連する腫瘍性病変を取り上げる。

A　尖圭コンジローマ Condyloma acuminatum, Exophytic condyloma（図 6A〜D）

　扁平上皮で被われた多数の乳頭状突起からなる。HPV の感染を示唆する koilocytosis を認める。主として低リスク型（主に 6/11 型）の HPV 感染により生じるが，その 50％は高リスク型を含む多種類のタイプの混合感染である。この病変は悪性化することはまずないため WHO 分類では良性病変に分類しているが，TBS では明確なコイロサイトがあれば LSIL と診断することになっている。

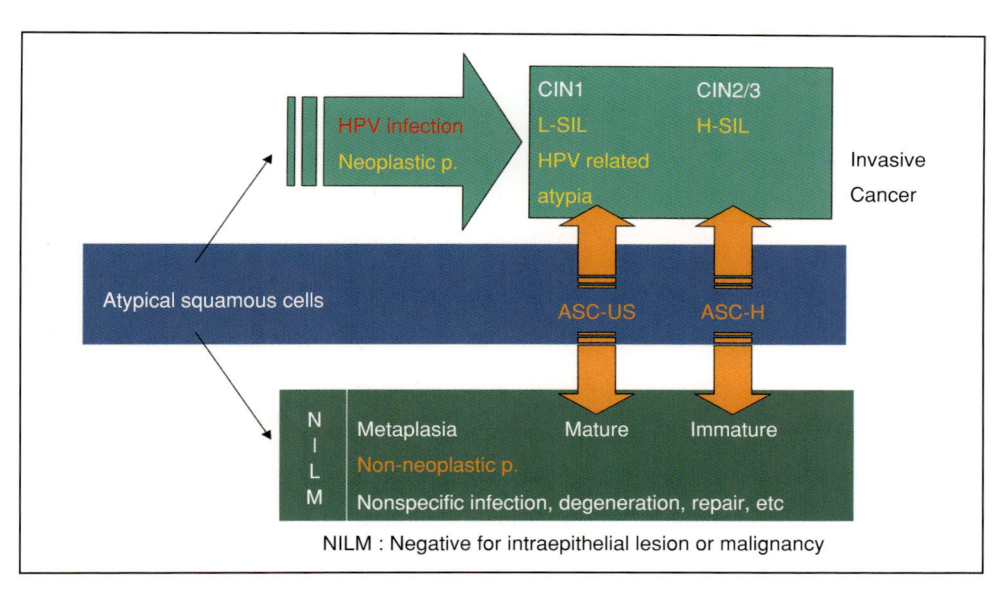

図 5　細胞異型の診断

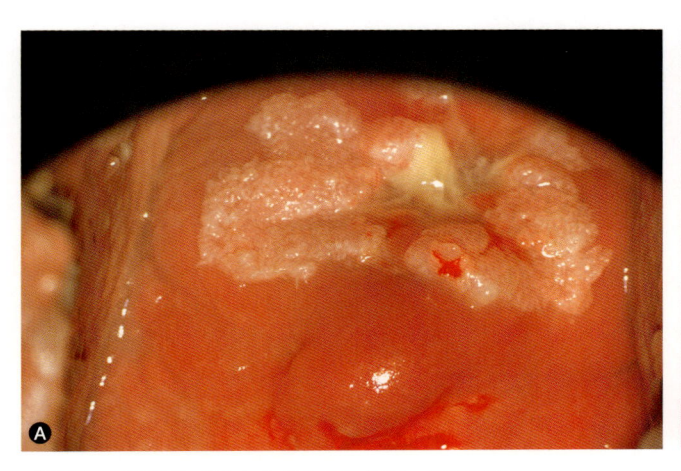

Ⓐ 外子宮口周辺部に発生した尖圭コンジローマ肉眼像。

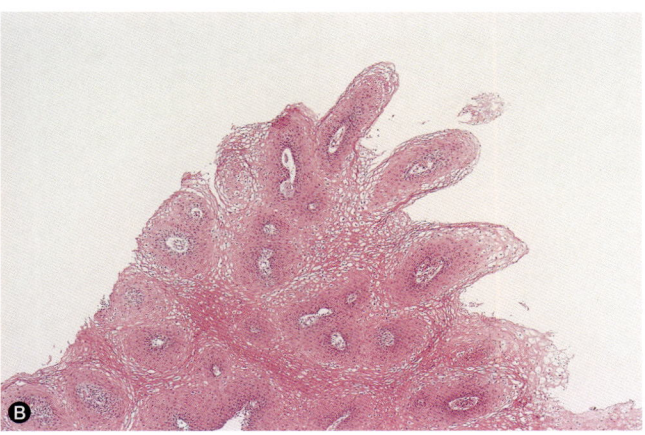

Ⓑ 尖圭コンジローマ組織像

図 6　尖圭コンジローマ（次頁に続く）

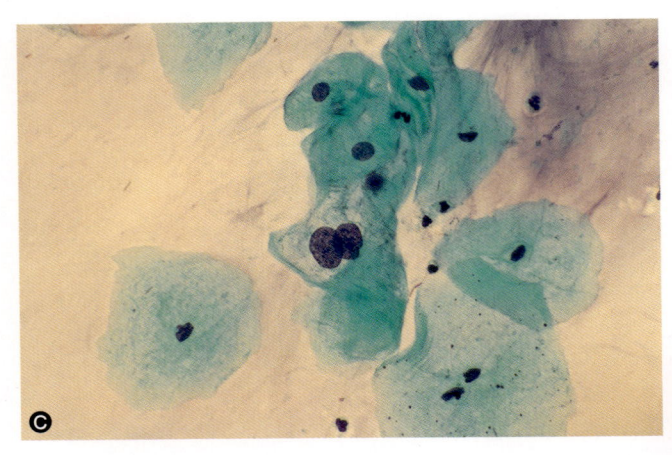

コンジローマ細胞像：コイロサイトの核はやや大きくクロマチンは濃染するが細顆粒状で核周囲に空胞を認める。核小体は目立たない。塗抹法

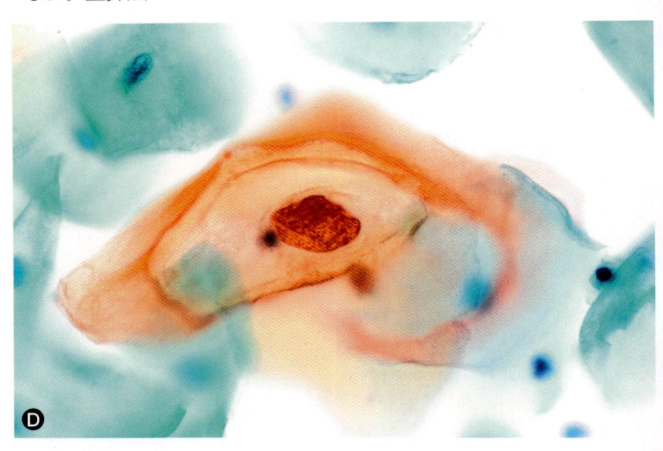

CIN2のコイロサイト像：CIN1/2にみられるコイロサイトの核は不整でクロマチンが粗い。液状法

図6　尖圭コンジローマ（続き）

B　扁平上皮乳頭腫 Squamous papilloma（図7）

扁平上皮で被われた結合組織と血管の茎からなる良性の稀な乳頭腫である。コイロサイトを認めないことを特徴とするが、低リスクHPVの感染が指摘されている。

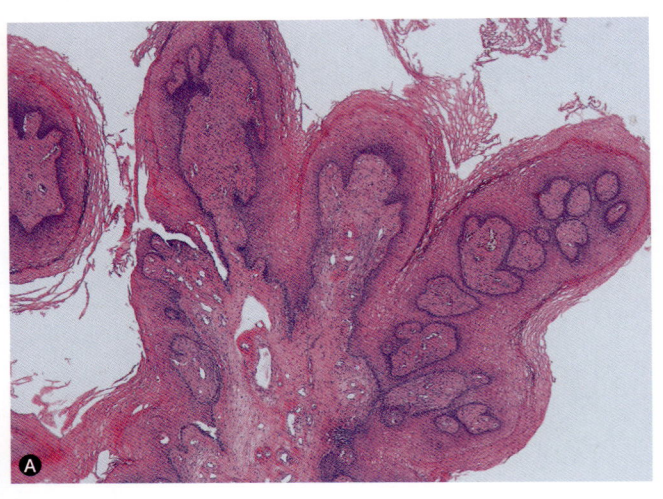

弱拡大

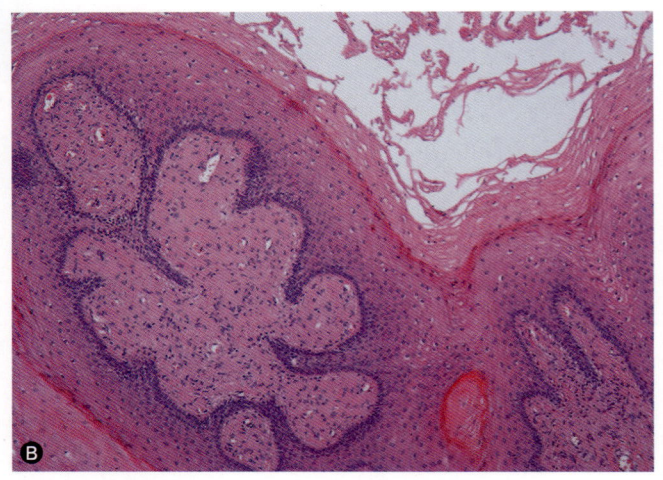

強拡大

図7　扁平上皮乳頭腫

C 扁平コンジローマ Flat condyloma
（図8）

HPV 感染による病変で，WHO 組織分類では CIN1 と区別しているが，病態的には一連の CIN 病変である。CIN の周辺部にしばしばみられる。TBS では LSIL と診断する。

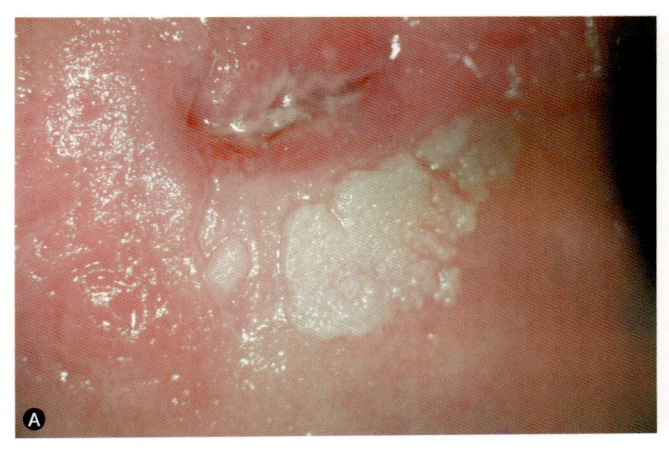

Ⓐ 白色の平坦な隆起を呈する。拡大すると表面は凹凸不整を示す。

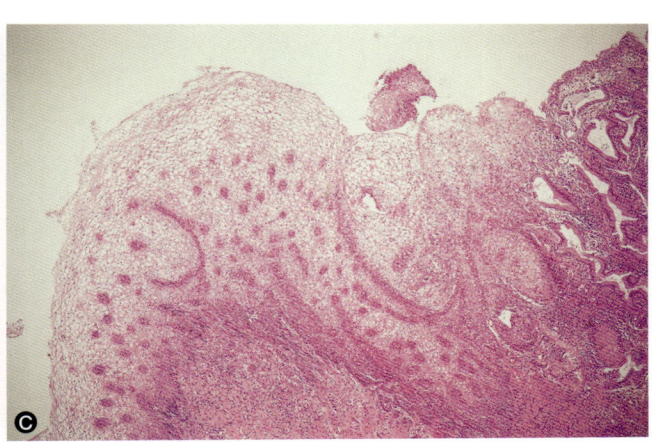

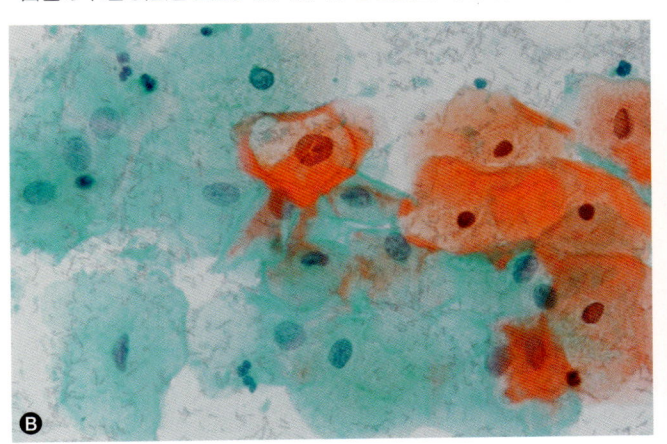

Ⓒ 組織像（弱拡大）

Ⓑ 典型的な核異型を伴ったコイロサイトを示す。塗抹法

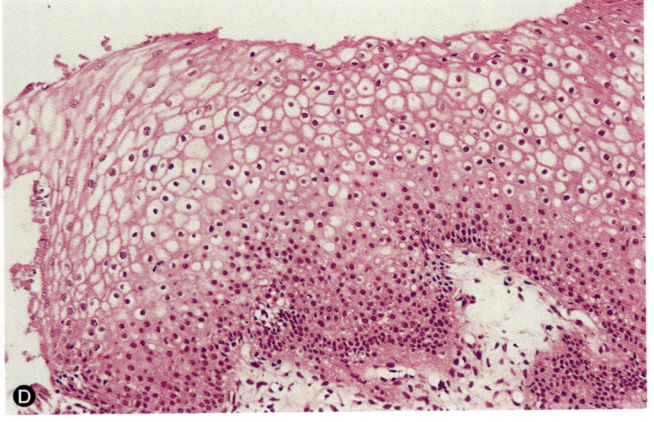

Ⓓ 組織像（強拡大）：腺上皮に接してコイロサイトが増生し上皮層が厚くなる。核異型は軽度である。

図8 扁平コンジローマ

3　軽度扁平上皮内病変 Low-grade Squamous Intraepithelial Lesion(LSIL)

　TBS分類はASCに加えてSILの概念を導入した。SILはHPV感染による細胞変化から浸潤前の癌の広い領域を含む。すなわちLSILはHPV感染によるkoilocytosis, mild dysplasia, CIN1を包含する（**表6**）。

　HSILはmoderate/severe dysplasia/CIS, あるいはCIN2/3を含む。これは分子生物学的研究により明らかとなった病変の特性に基づいた治療への示唆を考慮した分類である。CIN1は正常組織と同じポリクローンであるが, 多くのCIN2, ほぼすべてのCIN3やすべての癌はモノクローンである。これはCIN1がHPVの一過性のHPV感染により引き起こされる感染病変であることを示している（第2章参照）。事実, CIN1の約90%は1年後には消失している。TBSではCIN1を新生物neoplasiaに分類せず上皮内病変lesionに分類した点に合理性がある。HPVも宿主DNAに組み込まれずepisomal statusにある。CIN2は形態診断でもCIN3と鑑別診断の再現性は極めて乏しいため, 臨床現場での混乱を避けるため一括したほうがよいであろう。一方で, CIN2はCIN3よりCIN1と臨床経過が類似することから, CIN2とCIN1は同一に取り扱うとする意見もある。幅の広いCINをCIN2の領域でLow-gradeとHigh-gradeに区別するのが実際的であろう。

　LSILとHSILの診断の再現性は高くなく, 病理診断での一致率も低い。LSIL症例の15〜25%はその後の病理検査でCIN2/CIN3と診断されている（Woodhouse 1999, Cox 2003）。したがって, LSIL症例は高度病変の見逃しを防ぐためにコルポスコピー検査が必要である。LSILではHPVが約80%に検出され, HPVにより惹起された一過性の病変である。したがって, 診断のためにHPV検査を導入することの臨床的意味は少ない。癌の高リスクとなるHPV持続感染やHPVの宿主DNAへの組み込みを示唆する分子マーカーは病変の進行を示す指標として有用性が高い（Cuzick 2008, Wang 2003）。p16はHPV-E7蛋白の安定的な発現により惹起されるため, その候補となり得る（Zhang 2006, Wentzensen 2007）。

表6　LSILの診断基準

- 背景は清明
- 細胞は孤立性, あるいはシート状に出現
- 細胞質は広がり表層型・中層型細胞に類似
- 細胞境界は明瞭
- 核異型は高度
    - 核の大きさ：増大し中層型細胞核の3倍以上
    - ：大小不同となり濃染する
    - 核の数：多核化することもある
    - 核クロマチン：粗大顆粒状, 多くは均等分布
    - 核縁：不整（でこぼこ）で, 時には平坦
- 核小体は目立たない
- コイロサイトを認めるときもある
    - コイロサイトの特徴
        - 核は大きく, 核クロマチンは濃染する
        - 核周囲に細胞質空洞化を認める
        - 細胞質はオレンジ色に染まり角化していることがある
- 異型錯角化細胞を認めるときがある
    - 錯角化細胞の特徴
        - 濃縮核・核異型と共に細胞質が濃いオレンジ色
        - 細胞質は比較的豊富で, ミニチュアの表層細胞様

症例12　31歳, HPV-DNA陽性（HC-II）, HPV 52型陽性（図9-1）

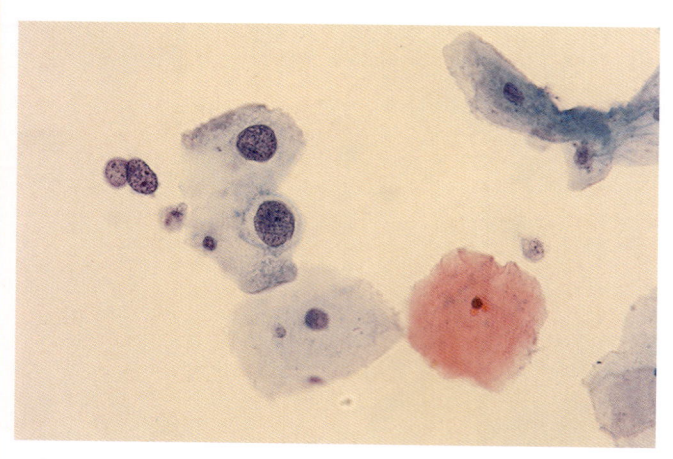

ASC-USとLSILの中間的な像である。核クロマチン粒子が粗い点でLSILをとりたい。液状法

図9-1　LSIL

症例13 36歳，高リスクHPV-DNA陽性(HC-II)，HPV 58, 84型陽性(図9-2)

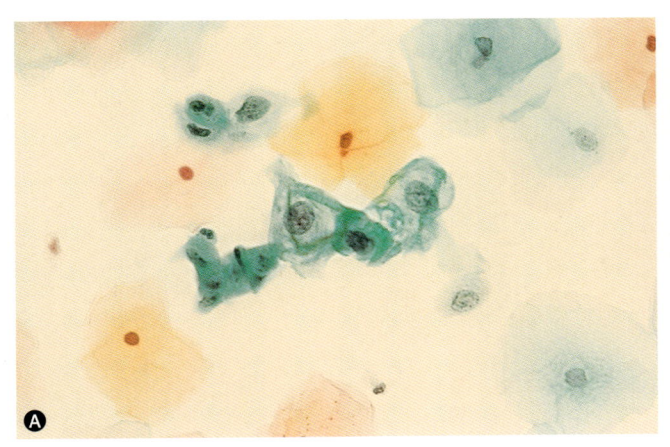

A 核が増大し，N/C比大，濃染核を有する典型的なLSIL細胞である。液状法

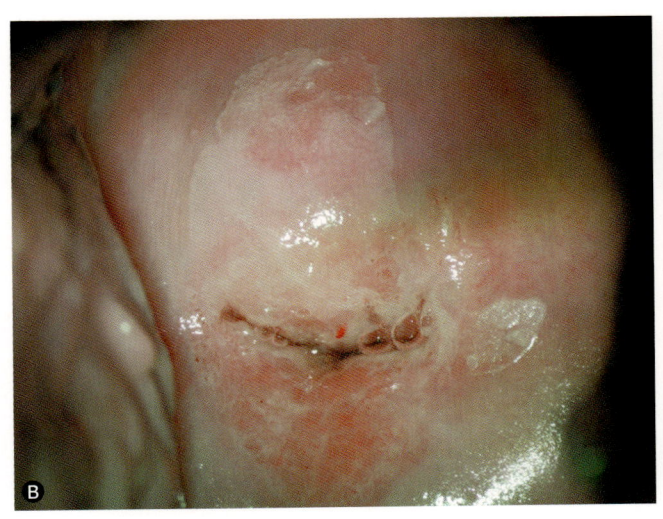

B 軽度白色上皮を示す。

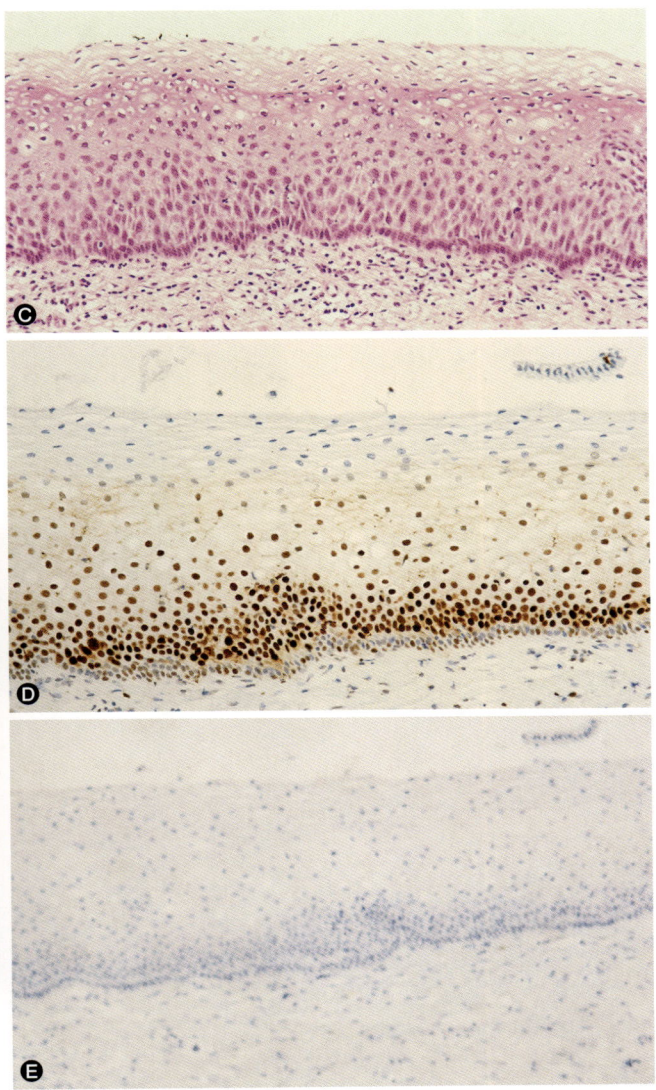

C, D, E；CIN1。細胞増殖マーカーであるProEx™C(D)は下層の上皮には陽性を示すが，p16(E)は陰性である。1年後に病変は消失した。

図9-2 LSIL

症例 14

33歳，高リスクHPV-DNA陽性（HC-II），HPV 16型陽性（図9-3）

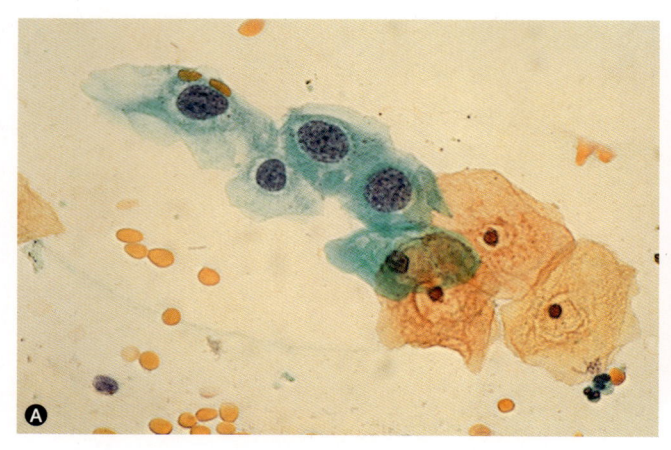

A 核は増大し，N/C比大，濃染核を有する典型的なLSIL細胞である。塗抹法

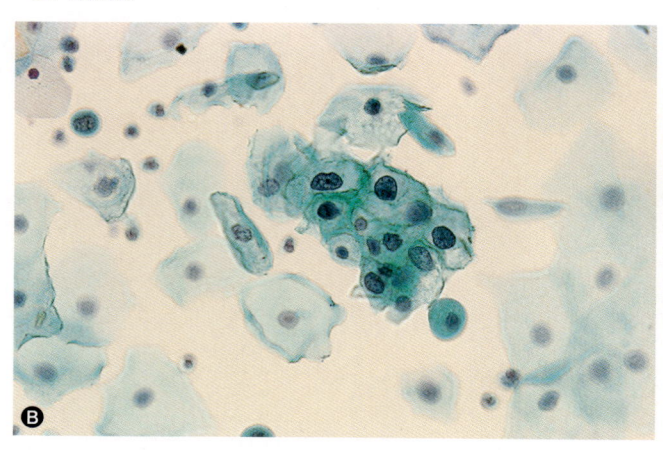

B 液状法では塗抹法に比し細胞が縮み，核内構造も濃染され不明瞭である。

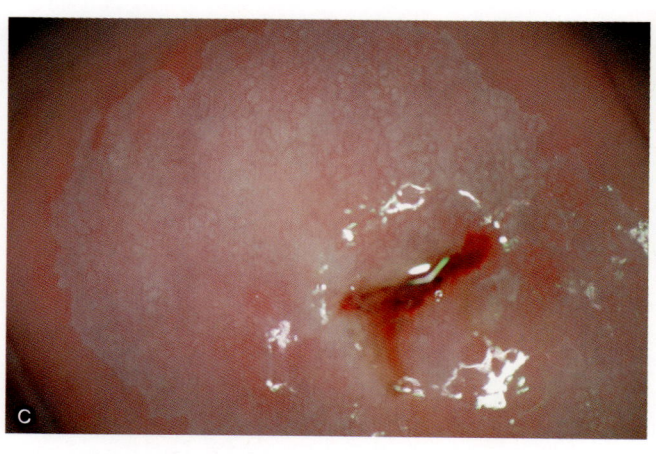

C 軽度モザイクを広範囲に認める。

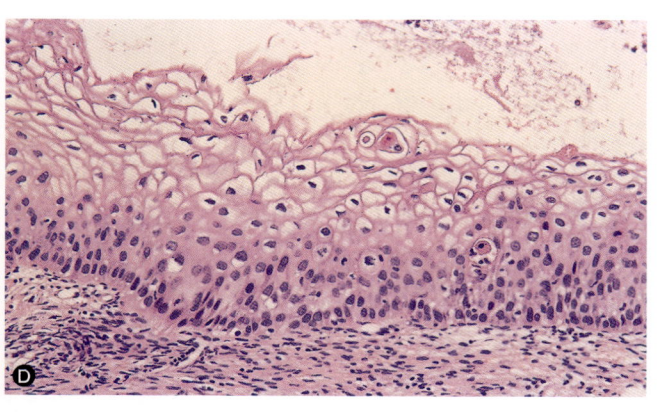

D CIN1：下層細胞に核異型がある。

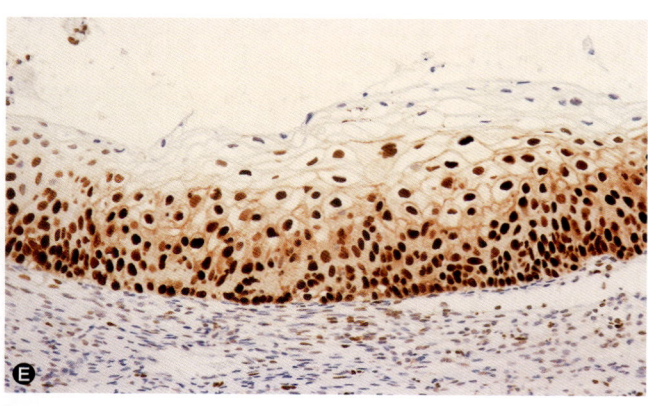

E 細胞核にProEx™Cは陽性である。免疫染色

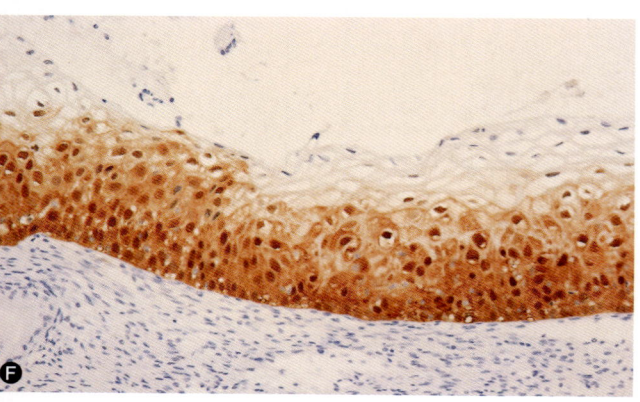

F p16陽性。1年後も病変は存在し，HPVも陽性である。免疫染色

図9-3 LSIL

3 軽度扁平上皮内病変　97

症例 15　27歳，妊娠28週，高リスクHPV-DNA陽性(HC-II)，HPV 16, 58型陽性(図9-4)

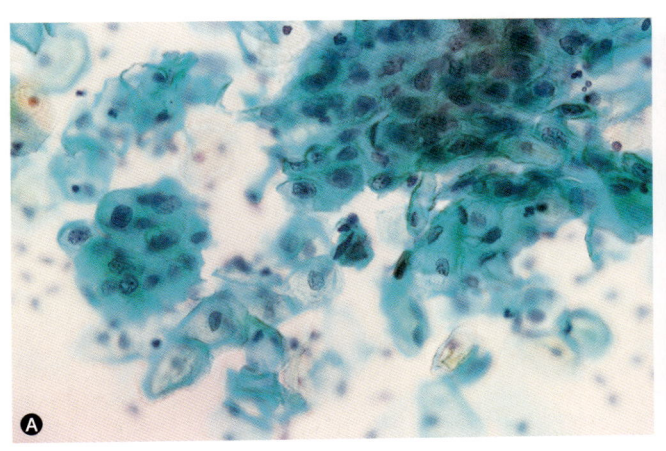

A　核が腫大・核形不整などの核異型を示す表層細胞をみる。液状法

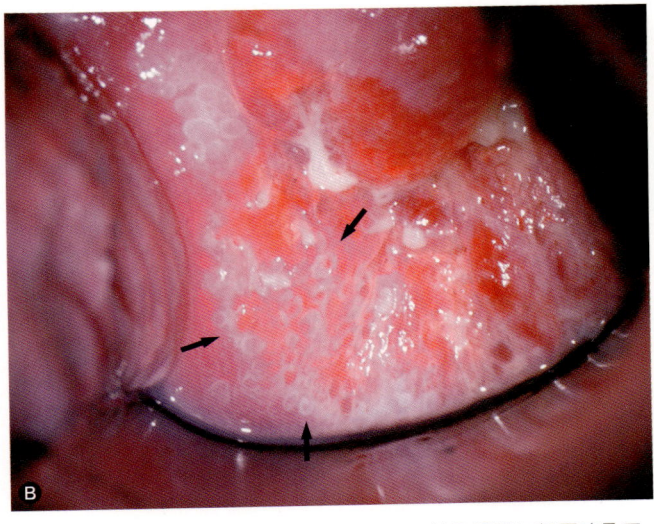

B　微小白色乳頭リング状(↑)を示す。妊娠に伴う浮腫に起因するモザイクの変形像であろう。

図9-4　LSIL

症例 16　35歳，円錐切除後の再発。高リスクHPV-DNA陽性(HC-II)，HPV 16, 61型陽性(図9-5)

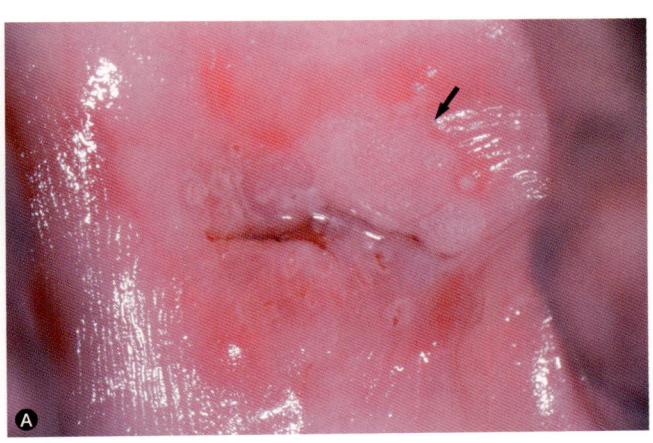

A　円錐切除18か月後のコルポスコピー像。円錐切除断端部に白色上皮(↑)を認める。再発(CIN2)と考える。

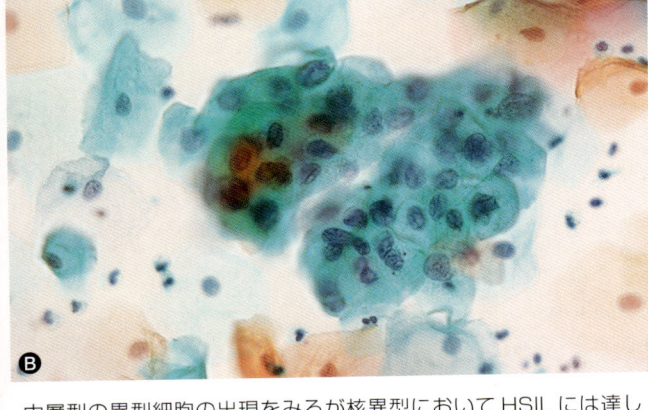

B　中層型の異型細胞の出現をみるが核異型においてHSILには達しないとの判断からLSILと診断した。液状法

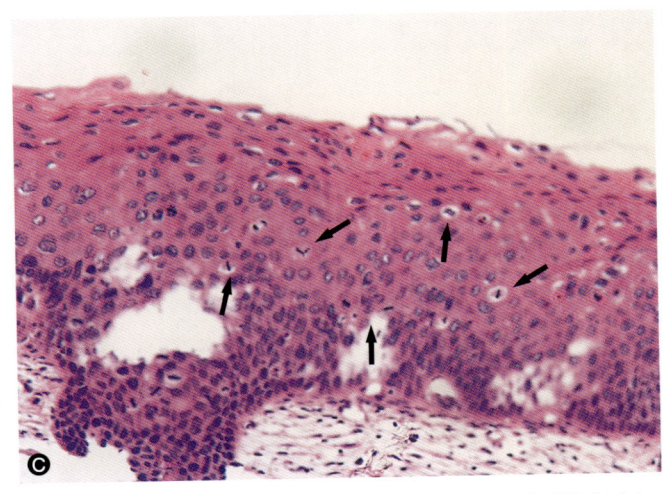

C　異型細胞が上皮層1/2まで達する。加えて多数の核分裂像(↑)を認める。病理診断はCIN2よりCIN3とすべきであろう。

図9-5　LSIL

4　高度扁平上皮内病変 High-grade Squamous Intraepithelial Lesion(HSIL)

　HSILの最大の特徴は細胞質が未分化で乏しく，小型である点である。病理診断は中程度高度異形成（CIN 2/3）に相当する。核異型はLSILと比べて必ずしも高度ではない。細胞質が保たれていればLSIL，細胞質が少なくN/C比が大きければHSILと診断する。クロマチンが顆粒の粗大化，核縁の不整が著明であればHSILと診断する。成熟型の異型細胞はLSIL，未熟型の異型細胞はHSILと判断するのが実際的であろう（表7）。腺系の異型細胞とも混同されやすい（表8）。

　LSILとHSILとの中間的な所見もある。TBSではその場合に「程度の判定ができないSIL」と報告することや，HSILと断定できないときは「HSILを除外できないASC-H」などと記載することを勧めている。しかし，これも過剰になると臨床医を惑わせることになる。

　HSILで病理診断との一致率は高く，全例においてコルポスコピー下の狙い生検でCIN2/3と診断されている。したがって，病変が検出できない場合は内頸管掻爬，時には円錐切除が必要となる（Wright 2007）。高齢者ではエストロゲン投与にて再検査することが勧められる。高齢者でコルポスコピーでUCFでありHSIL細胞が持続する場合には，単純性子宮全摘が推奨される。

表7　HSILの診断基準

- 背景は清明
- 細胞は敷石状，集簇性に出現することが多い
- 細胞質は少ない
  - 細胞は小型で傍基底細胞に類似する
  - レース状を呈するが，時に成熟し角化を示す
  - 裸核となる場合もある
  - N/Cは著明に増大する
- 核異型は高度
  - 核：増大するが，LSIL程度，軽度の大小不同
  - 核形：類円形，ときに不整（ギザギザ）
  - 核クロマチン：濃染，粗大顆粒状，均等分布，一部凝集
- 核小体は目立たない
- 異型錯角化細胞
  - 濃縮核や異型核と共に細胞質は濃いオレンジ色
  - 細胞質は乏しく小型で傍基底細胞様

表8　HSILと混同されやすい所見

ASC-H
AGC-favor neoplastic
AIS
Adenocarcinoma
Endometrial cells

4 高度扁平上皮内病変

| 症例 17 | 29歳，高リスクHPV-DNA陽性(HC-II)，HPV 16型陽性(図10-1) |

| 症例 18 | 40歳，高リスクHPV-DNA陽性(HC-II)，HPV 16型陽性(図10-2) |

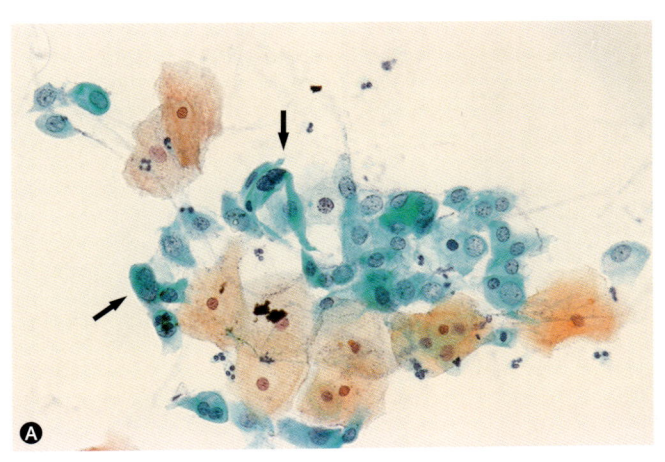

Ⓐ N/C比大の中層〜傍基底細胞を認める。多くはLSIL細胞であるがHSIL細胞も含む。HSILとLSILと意見が分かれるが，確かなHSIL細胞(↑)があることからHSILとする。塗抹法

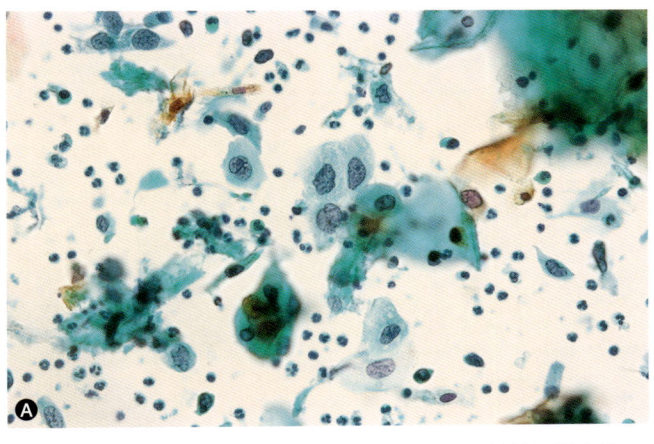

Ⓐ N/C比大の中層から傍基底細胞型の異型細胞を集簇性に認める。液状法

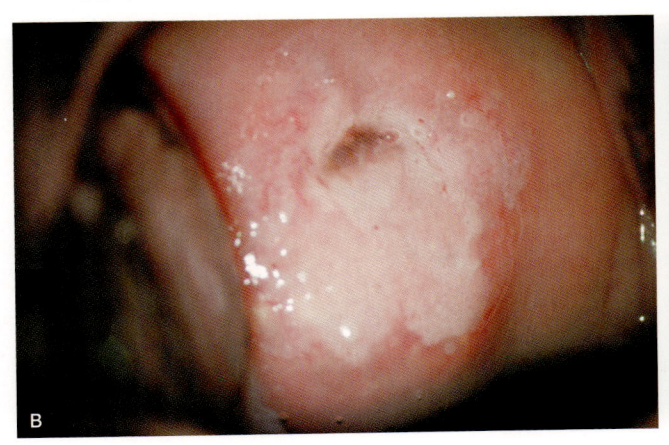

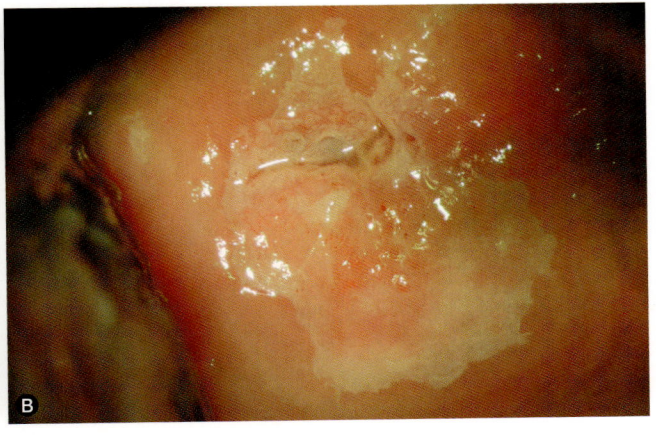

Ⓑ 高度白色上皮

Ⓑ 高度白色上皮とモザイク所見を認める。

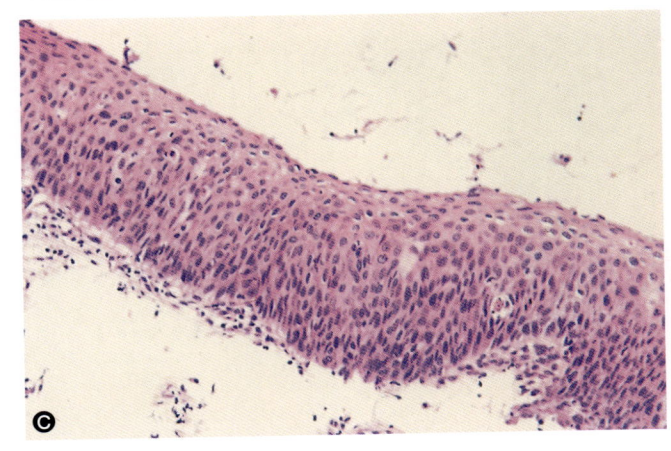

Ⓒ CIN2

Ⓒ CIN2

図10-1 HSIL

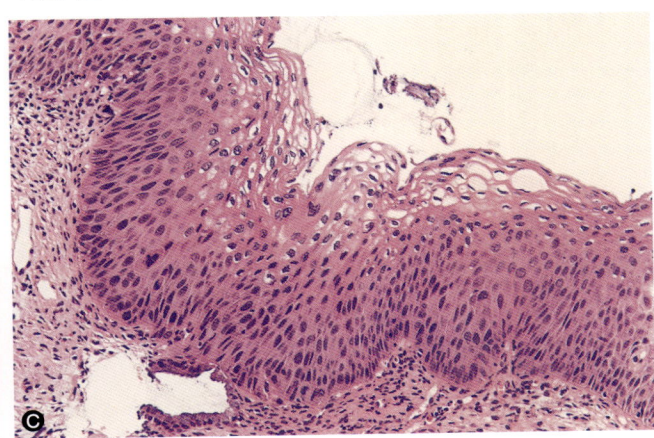

図10-2 HSIL

100　第7章　子宮頸部扁平上皮病変

症例 19　32歳，高リスクHPV-DNA陽性(HC-II)，HPV 16型陽性(図10-3)

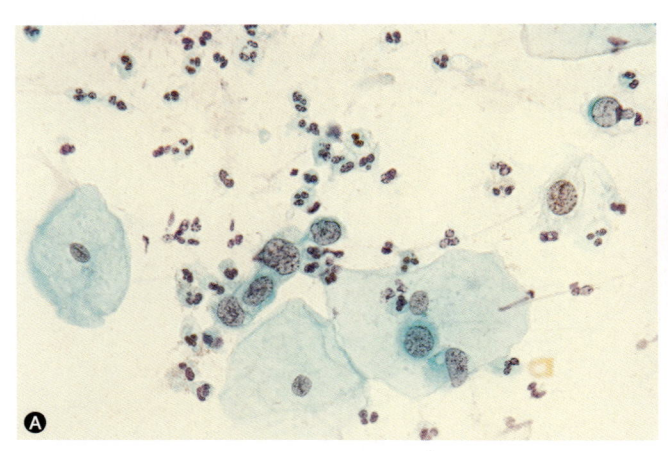

Ⓐ N/C比大，濃染核を有する典型的なHSIL細胞である。塗抹法

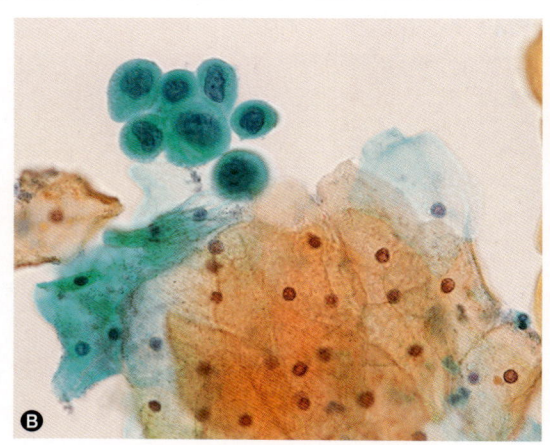

Ⓑ 核は濃染され泥状である。液状法

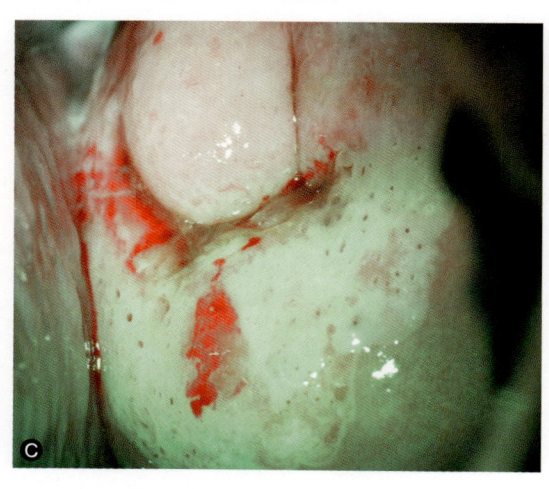

Ⓒ 高度白色上皮と腺開口

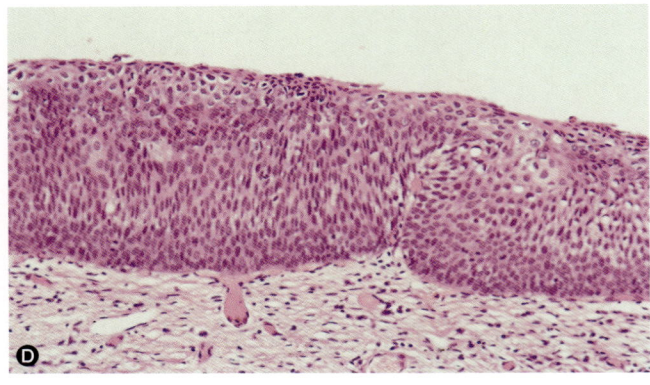

Ⓓ CIN3。HE染色

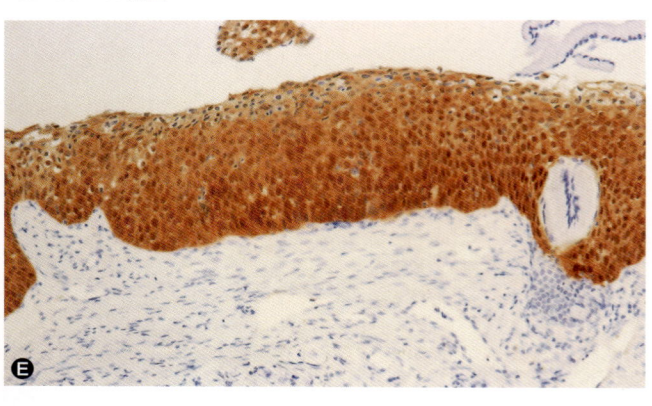

Ⓔ p16。免疫染色

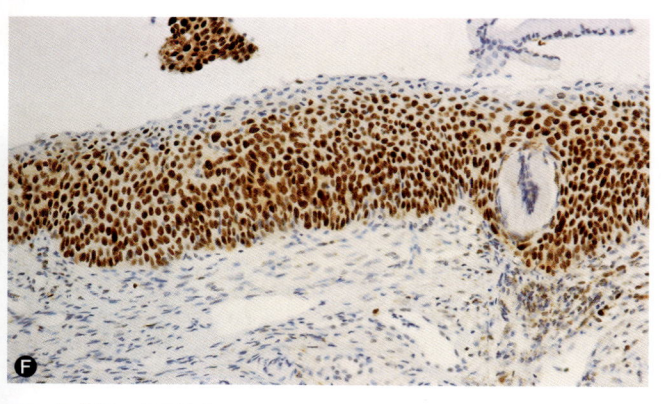

Ⓕ ProEx™C。免疫染色

E, F：ほぼ全層にわたり細胞核にProEx™C，p16は陽性である。HPVゲノムは宿主DNAに組み込まれていると推測する。

図10-3　HSIL

症例 20 31歳，高リスクHPV-DNA陽性（HC-II），HPV 52, 58型陽性（図10-4）

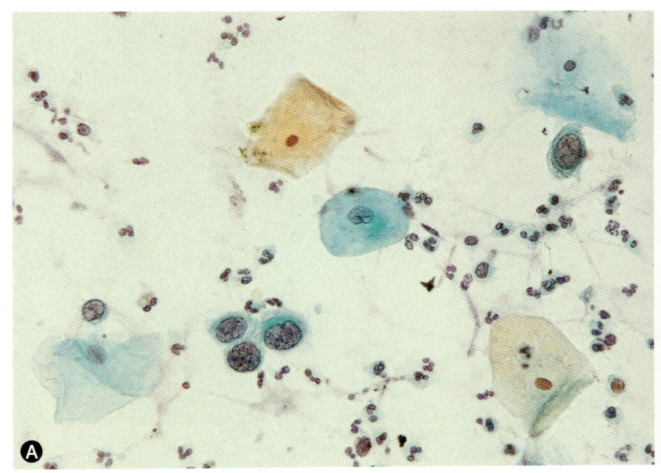

Ⓐ 細胞質はほとんどなく，N/C比大，濃染核を有する典型的なHSIL細胞である。塗抹法

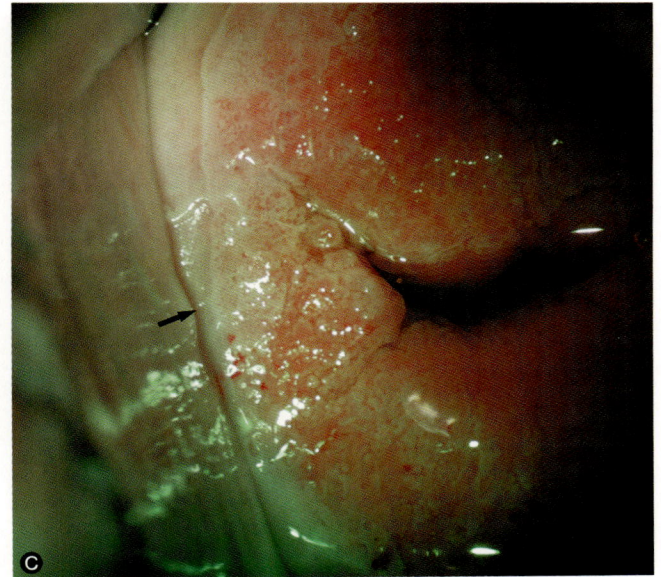

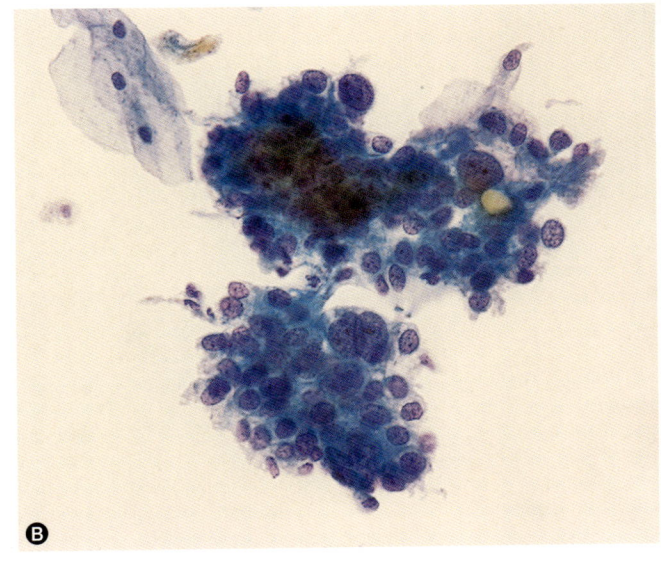

Ⓑ 核は濃染され泥状である。液状法

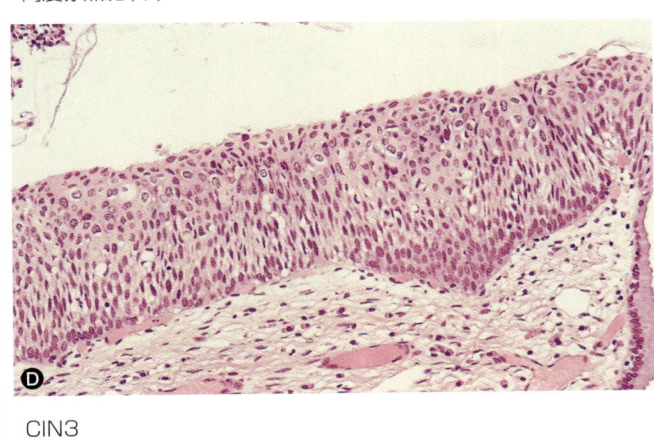

Ⓒ 高度赤点斑（↑）

Ⓓ CIN3

図10-4　HSIL

102　第7章　子宮頸部扁平上皮病変

症例21　36歳，高リスクHPV-DNA陽性（HC-II），HPV 16型陽性（図10-5）

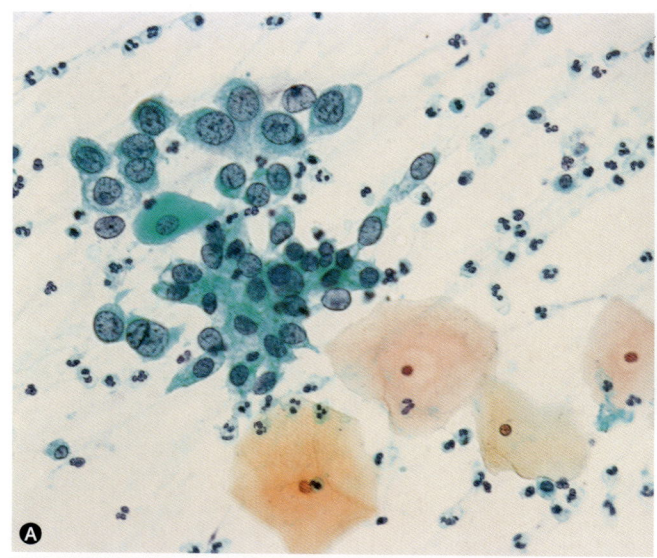

A，B：N/C比大，濃染核を有する典型的なHSIL細胞である。細胞質はライトグリーンで紡錘形を示す。核膜の肥厚やクロマチンの不均等分布もみられる。核小体も出現する。微小浸潤癌も否定できない。液状法

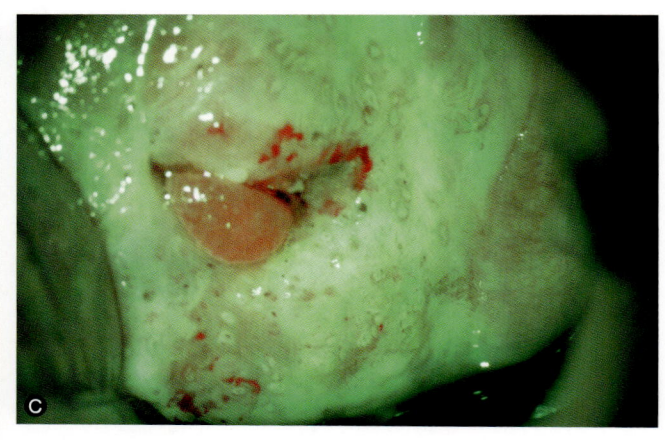

高度の白色上皮と腺開口，内頸部ポリープを認める。

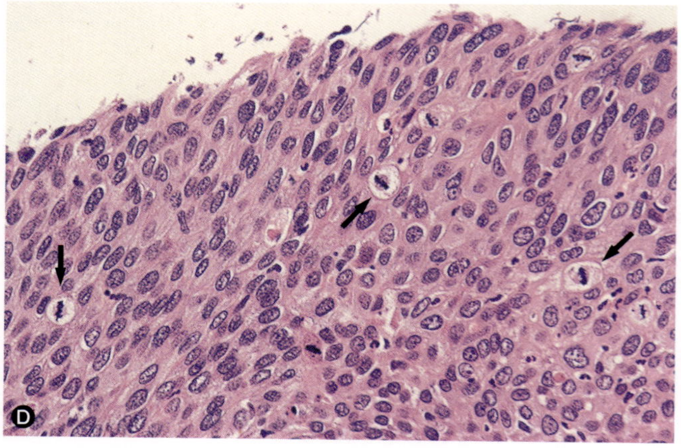

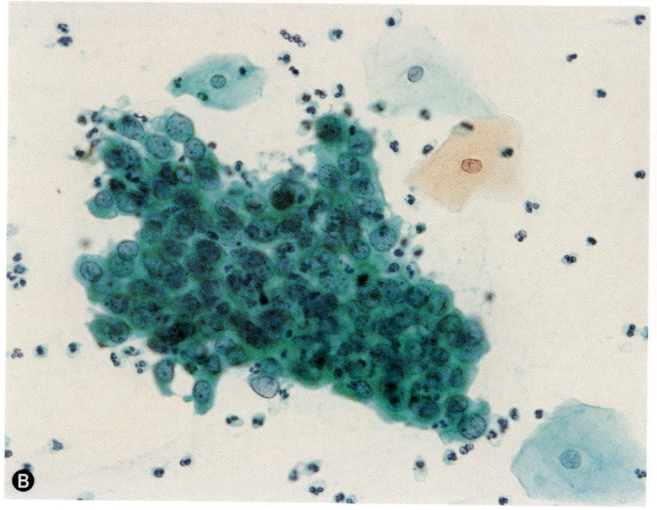

上皮全層が異型細胞で被われる。核分裂像（↑）が多数みられ，基底膜が不明瞭となる。

図10-5　HSIL

5 SIL 診断上の注意点

A SIL であるが Grade 分類ができない

①N/C 比が HSIL と LSIL の中間である。
②核膜の不規則性，核クロマチンの粗大顆粒化などの核異型の程度が LSIL と HSIL の境界である。
③細胞質の広がりも LSIL には不十分である。
④確かな LSIL に加えて HSIL を否定できない少数の細胞が混在する。

などの場合には「HSIL を除外できない SIL」と診断するのが適切と TBS は記載している(図11)。

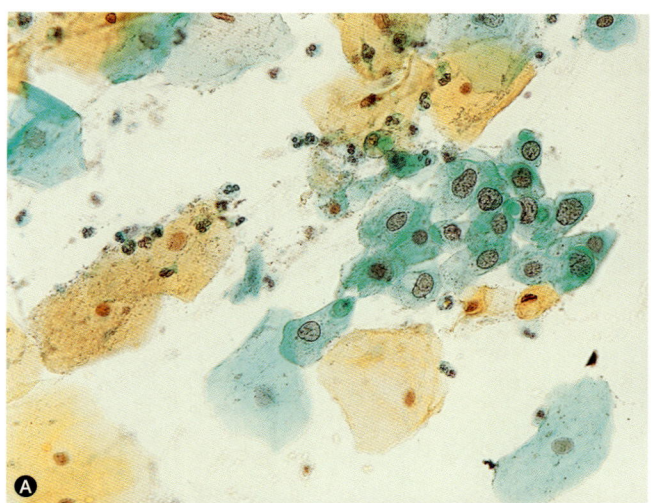

Ⓐ

Ⓑ
CIN2 由来の細胞

Ⓒ
白色上皮と腺開口所見(↑)

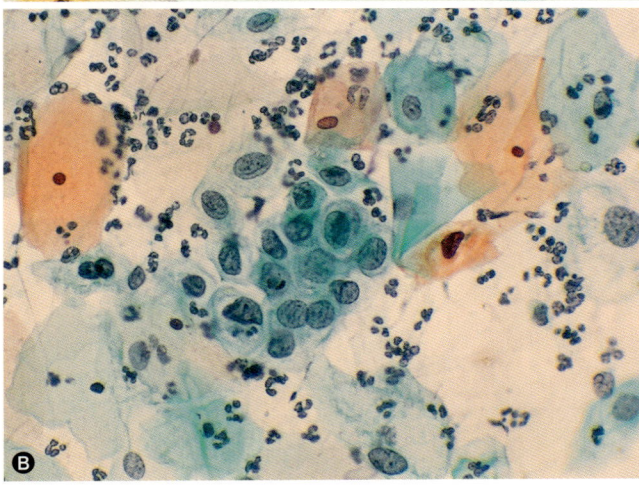

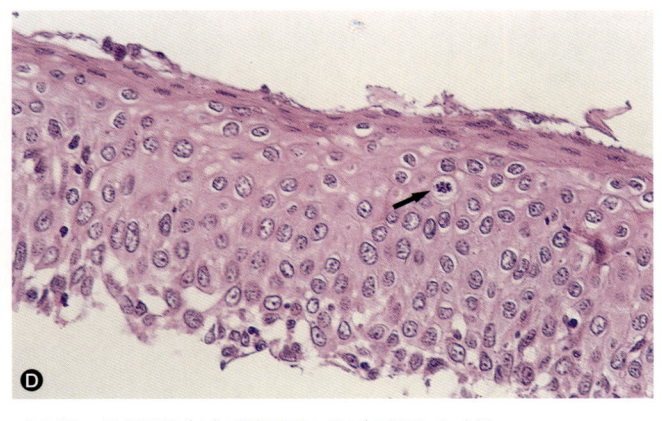

Ⓓ
CIN2。核分裂像(↑)が著明であれば CIN3 とする。

図11 Grade 決定不能の SIL

B 角化細胞を伴う SIL 所見

ほとんどの細胞は HSIL であるが，一部に角化細胞を含む場合がある。核は濃縮して構造は不明で核形も奇異な形（紡錘形，ファイバー状，オタマジャクシ様）を示す（図 12A, B）。これらの角化細胞が出現した場合には扁平上皮癌を除外することはできない。表層に角化層が被うため深部の状況は不明瞭となる（図 12C, D）。TBS の細胞基準では「浸潤癌を除外できない HSIL」と記載するとよいとしている。特に核異型が高度となると浸潤癌と区別できない（図 12E）。

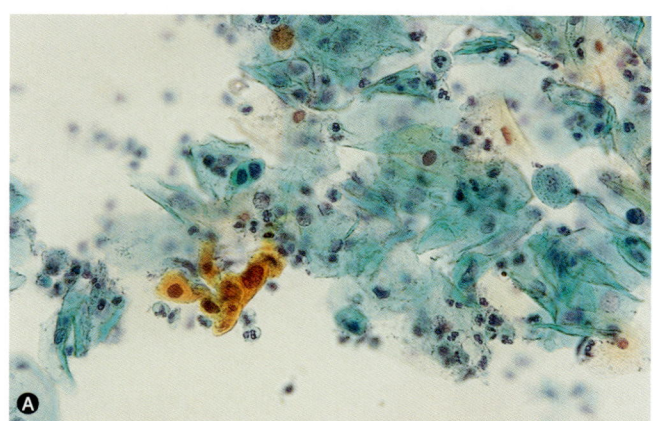

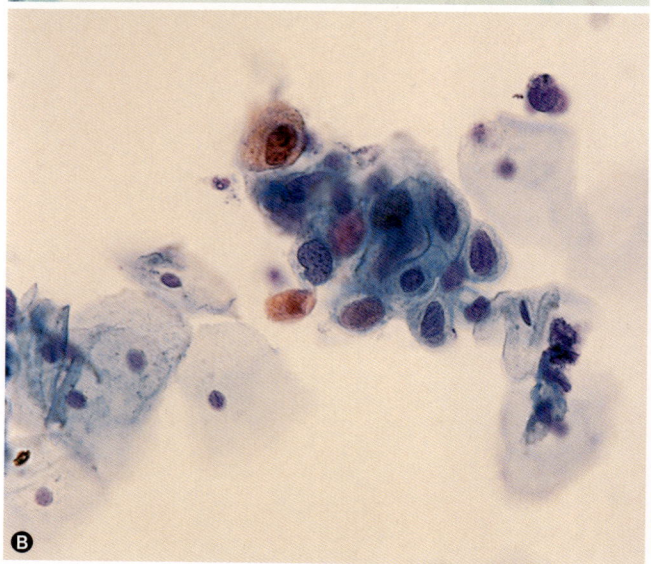

核異型を伴う角化細胞。液状法

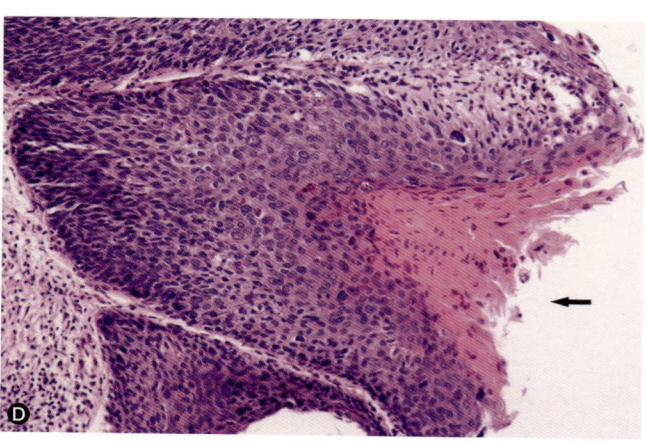

CIN3。表層に著明な角化層（↑）を認める。

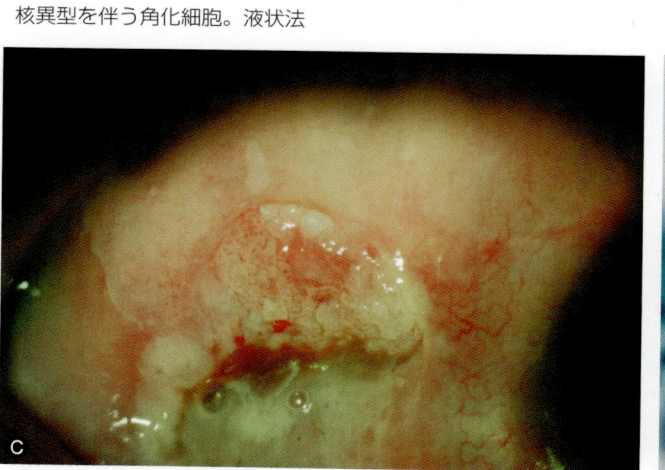

隆起した白色上皮と赤点斑を認める。いずれも高度所見である。

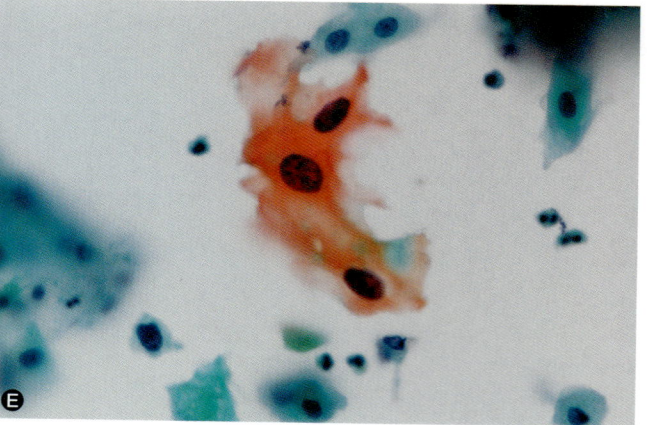

浸潤癌と区別できない角化細胞。液状法

図 12　浸潤癌を除外できない HSIL

C 腺侵襲を伴う SIL 所見

頸管腺腔侵襲を伴った HSIL 細胞は腺性格を残しているため腺系の異型細胞と診断されることがある。鑑別点は細胞集塊が扁平系細胞のときは紡錘状あるいは渦巻き状構造を示すが，腺由来細胞では放射状配列（ロゼット）を示すことである。CIN と AIS の合併もしばしばあるので注意を要する（図13A, B）。

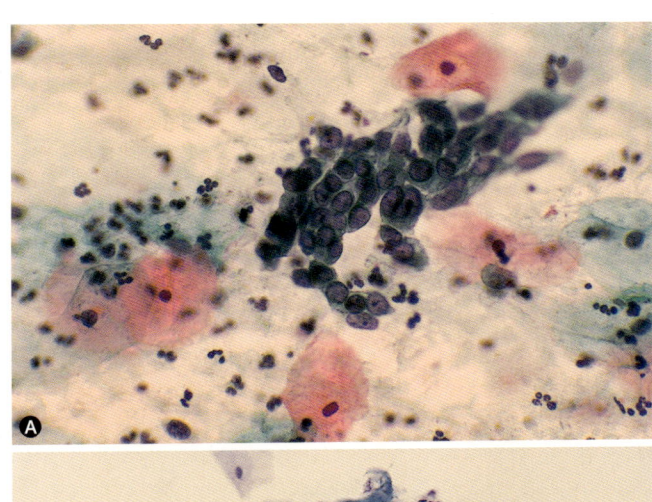

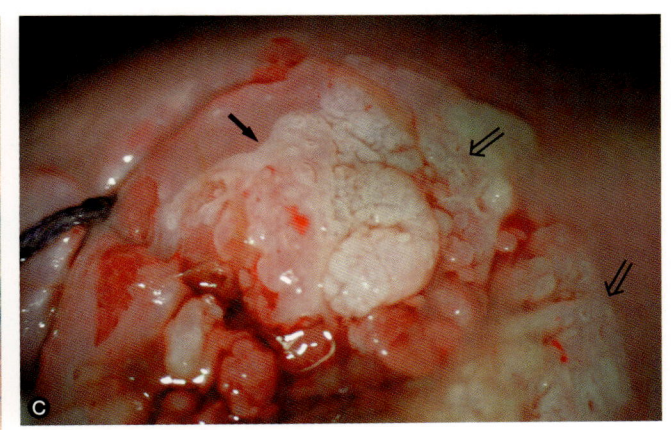

Ⓒ 高度白色上皮（↑）と腺開口（⇑）を示す。

Ⓑ N/C 比大の異型細胞。一部の細胞では核は偏位し，腺細胞と区別し難い。

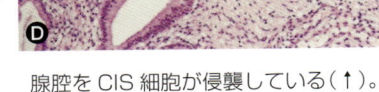

Ⓓ 腺腔を CIS 細胞が侵襲している（↑）。

図13 腺系の異型細胞と区別し難い SIL

D 液状細胞診と塗抹細胞診との違い（図14）

液状細胞診では細胞の重なりや炎症細胞・粘液の付着が少なく検体全体の中から異常細胞を発見しやすい。しかしながら，細胞質が融解しやすく不明瞭となりやすい。核内構造も微細構造が不明瞭となり泥状を呈しやすい傾向がある。

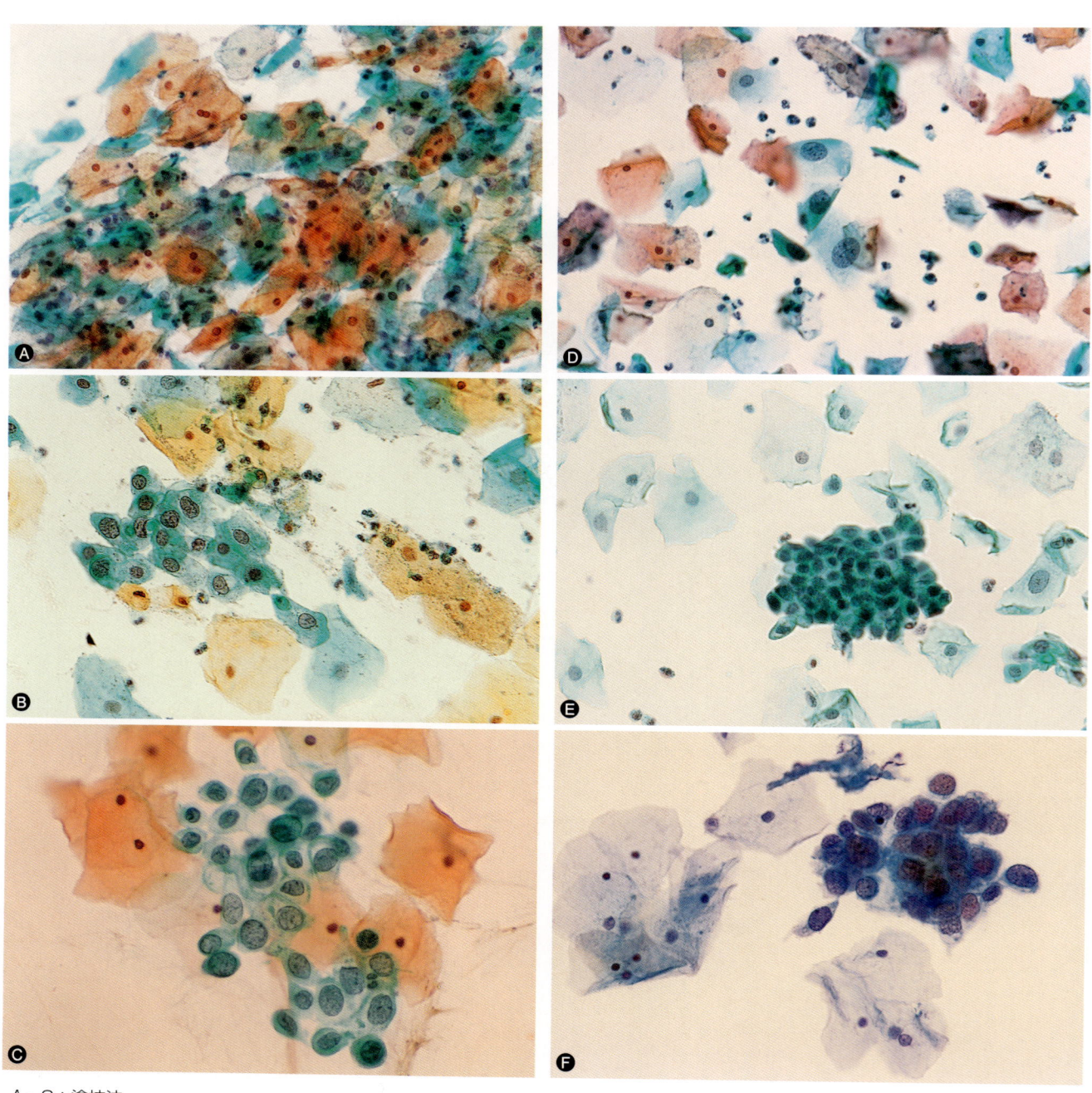

A～C：塗抹法　　　D～F：液状法

図14(A～F)　塗抹法と液状法の細胞像比較

液状法内での比較ではSurePath™法ではThin-Prep®法より細胞全体が縮む傾向がある（**図14G〜J**）。したがって，従来のクラス分類は困難となる。

液状法でTBS診断を取り入れざるを得ない。液状法検体の診断には特別な修練が必要である。

G HSIL。液状法（SurePath™法）

I HSIL。液状法（ThinPrep®法）

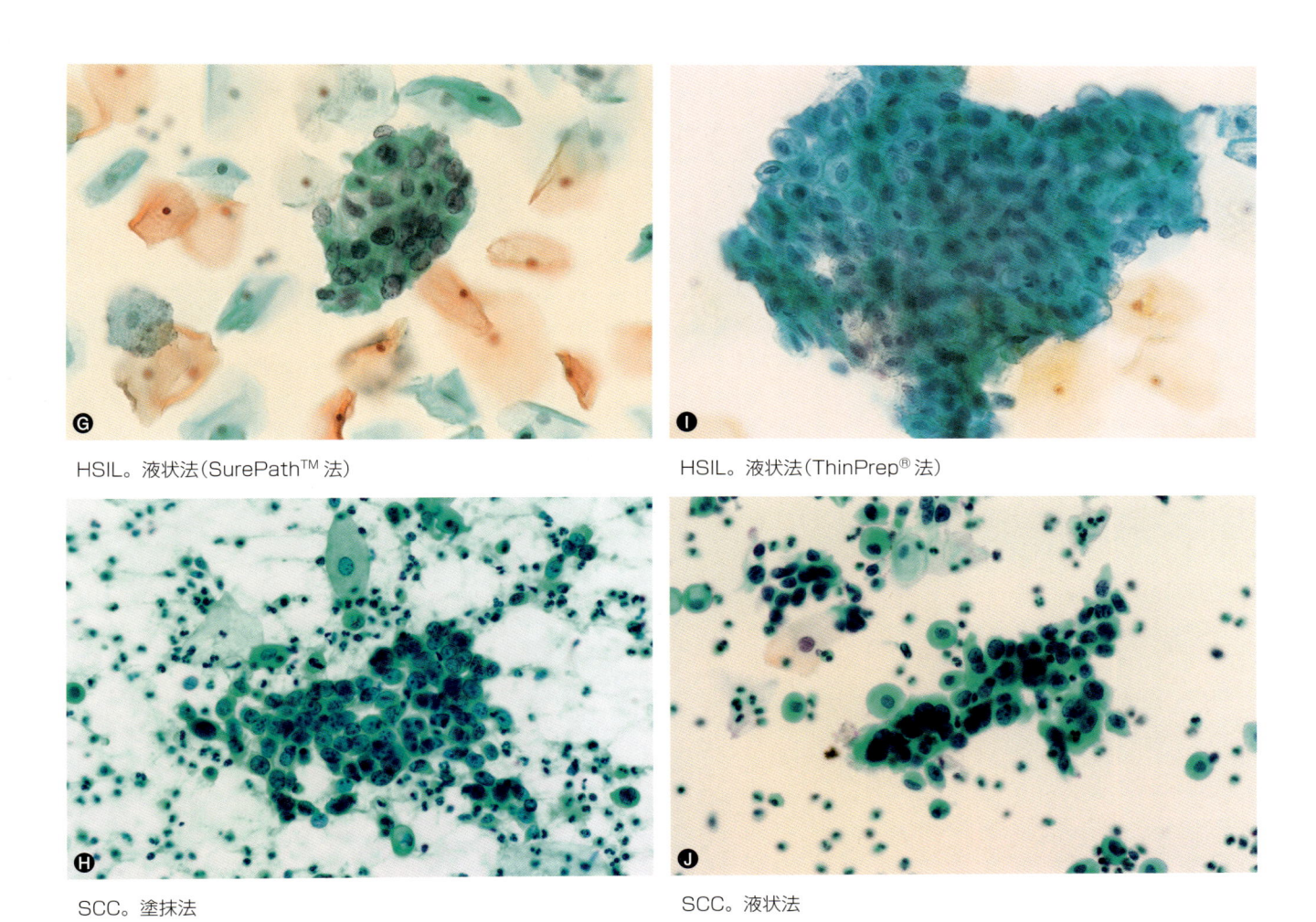

H SCC。塗抹法

J SCC。液状法

図14（G〜J）　塗抹法と液状法の細胞像比較

108　第7章　子宮頸部扁平上皮病変

E　HSIL と紛らわしい正常細胞

HSIL と類似する細胞に**未熟化生細胞**，**内頸部腺細胞**，**内膜腺細胞**，**内膜間質細胞**，**形質細胞**，などがある。判断に迷うときは ASC-H または AGC-NOS と報告すれば無難である。

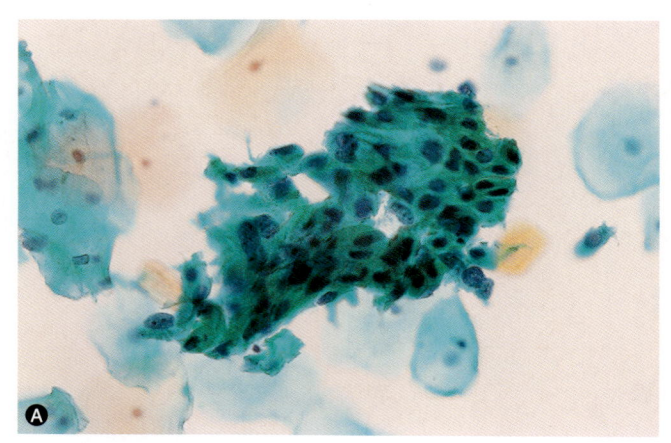

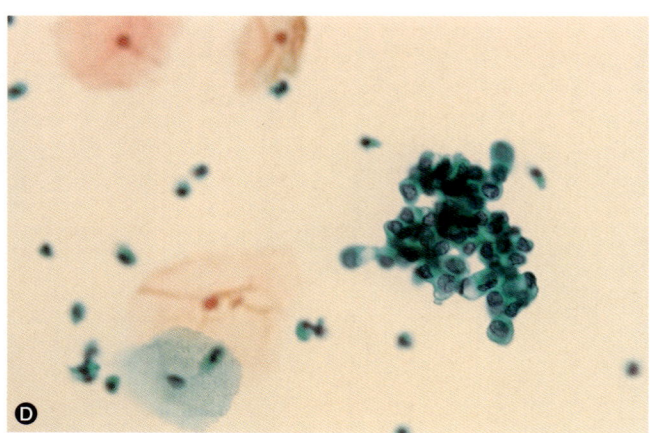

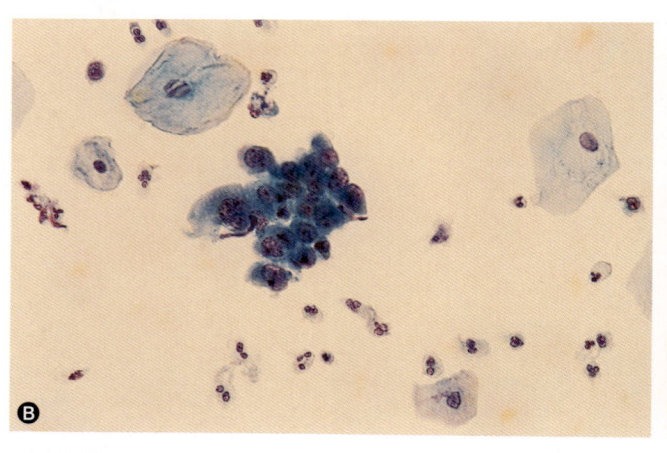

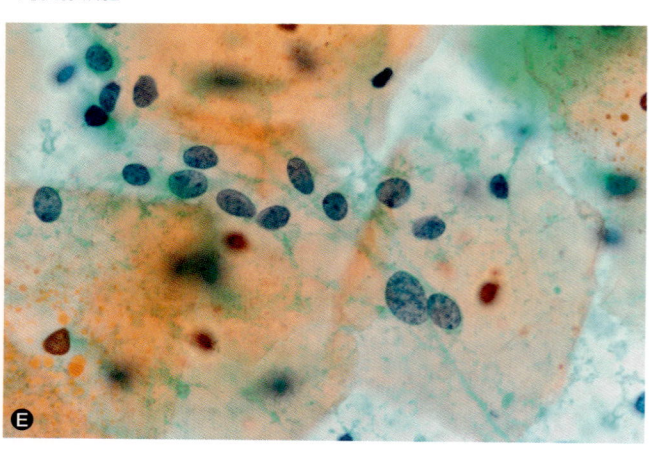

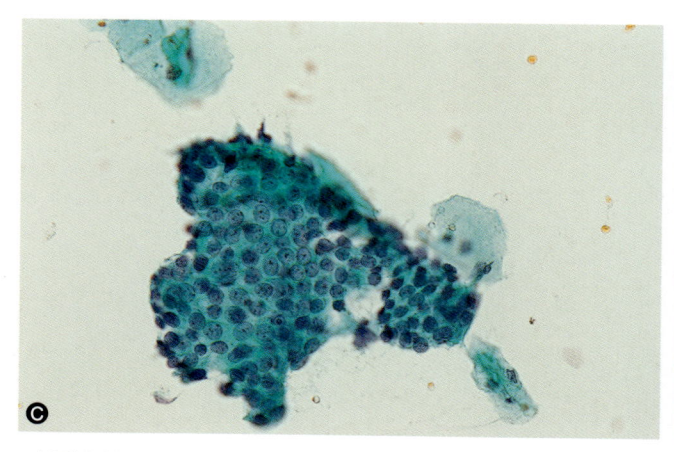

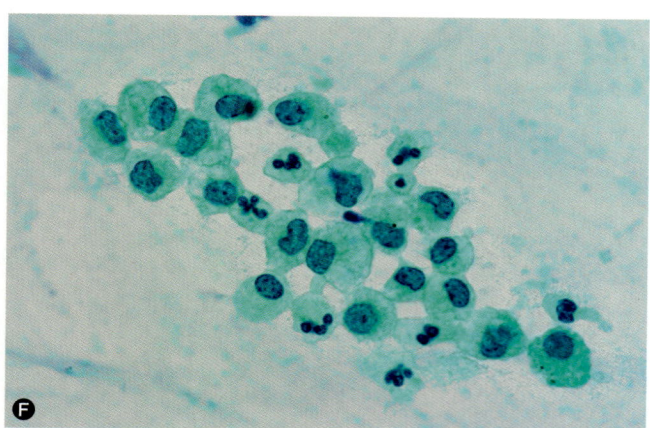

A　未熟化生細胞

B　内頸部腺細胞

C　内頸部腺細胞

D　内膜腺細胞

E　内膜間質細胞

F　組織球

図15　HSIL と紛らわしい正常細胞

6 細胞診断 SIL に対応する病理組織像

TBS の SIL は頸部上皮癌の一連の前駆病変を包含する。WHO 組織分類は CIN3 のみ前癌病変としている。

① **軽度異形成 Mild dysplasia, CIN1, LSIL**
核異型細胞は基底層側 1/3 に限局する。表層には koilocytosis を認めることも多い（図 16-1）。前癌病変よりも HPV 感染による一過性組織変化である。WHO 分類ではコンジローマを CIN 病変と区別して記載しているが、扁平コンジローマは CIN1 との鑑別は困難であり、多くの病理医は CIN1 と診断している。ただし、異型細胞が下 1/3 層以内にとどまっていても、強度の核異型や異型核分裂像があれば CIN2 と診断する。

② **中等度異形成 Moderate dysplasia, CIN2, HSIL**
基底層から 2/3 まで異型細胞を認める。特異な核分裂像も出現する（図 16-2）。細胞診では核異型が増し、核細胞質比が増大する。

③ **高度異形成 Severe dysplasia, CIN3, HSIL**
全層に著明な核異型細胞を認める。表層の角化層は保たれている（図 16-3）。

④ **扁平上皮内癌 Carcinoma in situ（CIS），CIN3, HSIL**
全層が基底細胞、傍基底細胞よりなる未分化細胞で置換され、各細胞は N/C 比大な核、大小不揃いでクロマチンの粗大顆粒状核を有し、極性の乱れを呈する。分裂像も表層にみられる（図 16-4）。

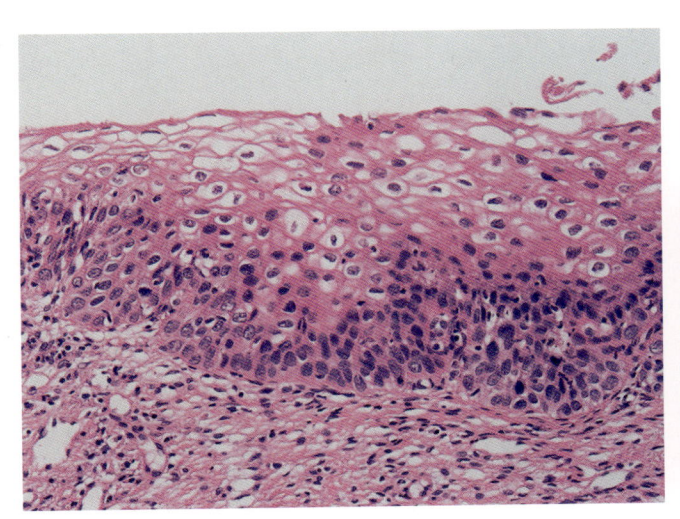

図 16-1　CIN1

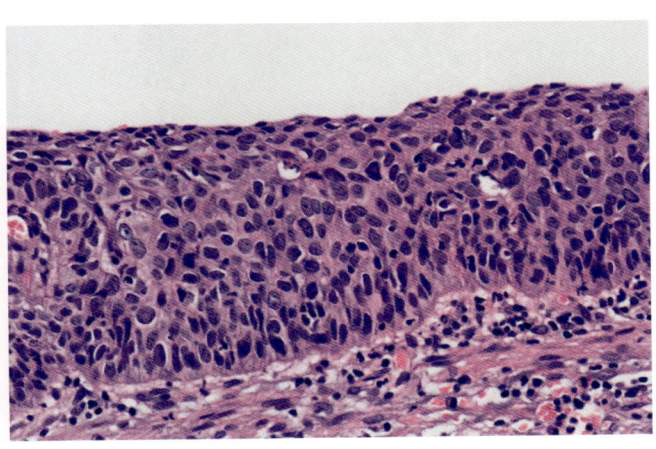

図 16-3　CIN3

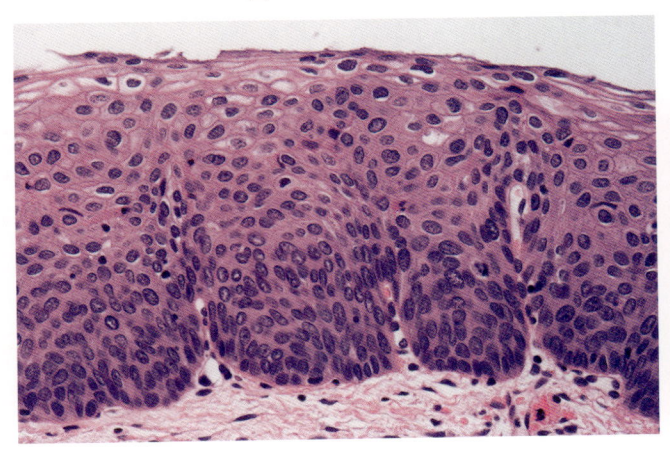

図 16-2　CIN2

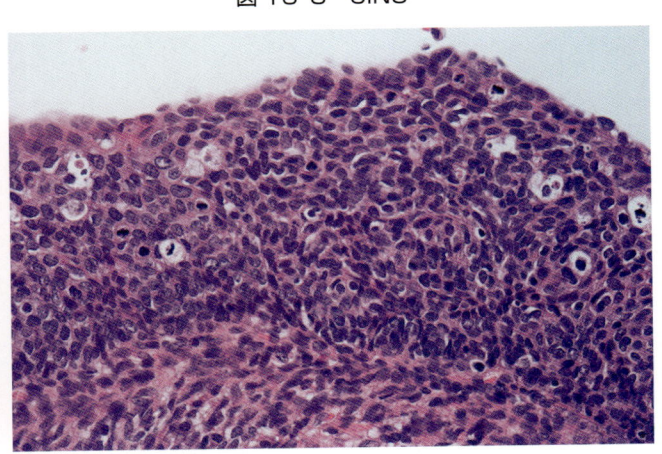

図 16-4　CIN3（CIS）

7　浸潤を疑う細胞像

多数のHSIL細胞と同時に奇異な形態の細胞が出現した場合には浸潤を疑う。逆に、背景が腫瘍性であればHSIL細胞がなくても浸潤癌を疑う。しかし診断の再現性は不良である（表8）。

表8　微小浸潤癌の細胞診の特徴

- 背景：清明，ときに壊死性
- 細胞形態：細胞分化（多様な形の細胞，角化細胞）の出現
- 核クロマチン：凝集像や不均等分布
- 明瞭な核小体の出現

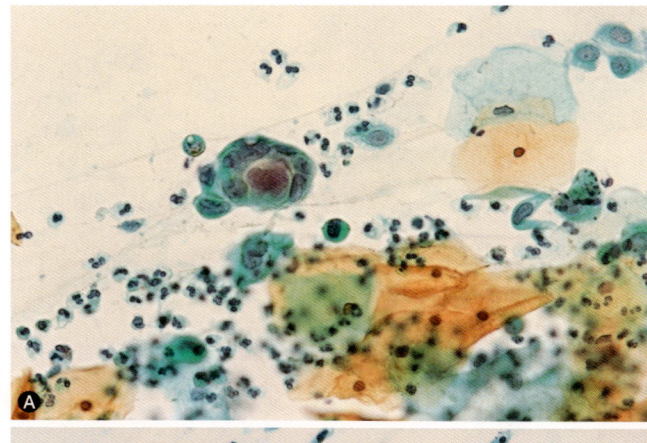

症例22　43歳，高リスクHPV-DNA陽性（HC-II），HPV 16型陽性（図17A〜G）

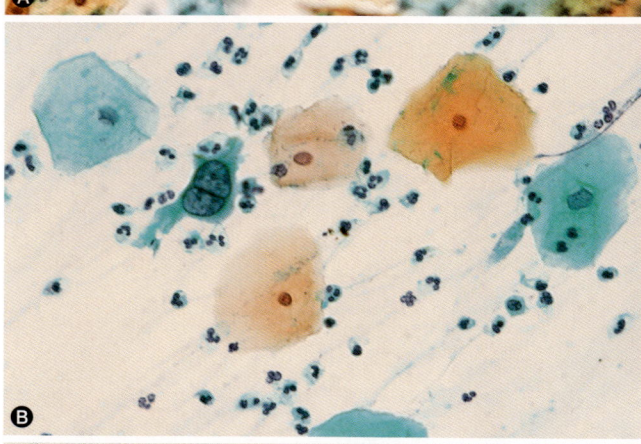

A〜C：細胞形態が多様性を示す。核クロマチンは濃染し，粗く，一部には不均等分布も示す。核小体も著明となる。

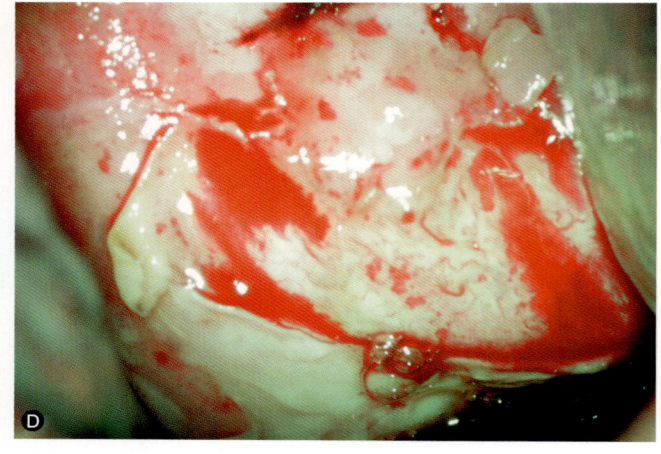

D：異型血管を認め，易出血性である。

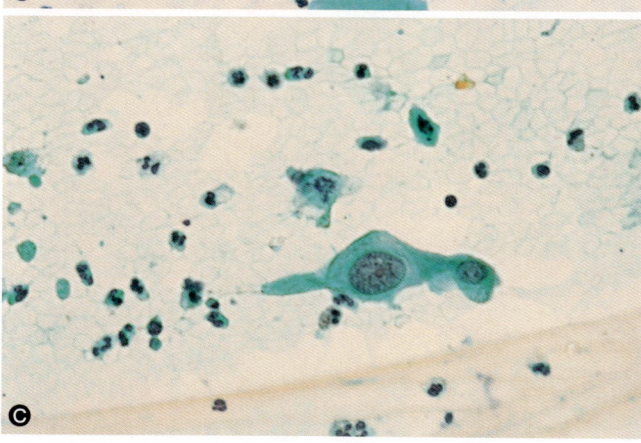

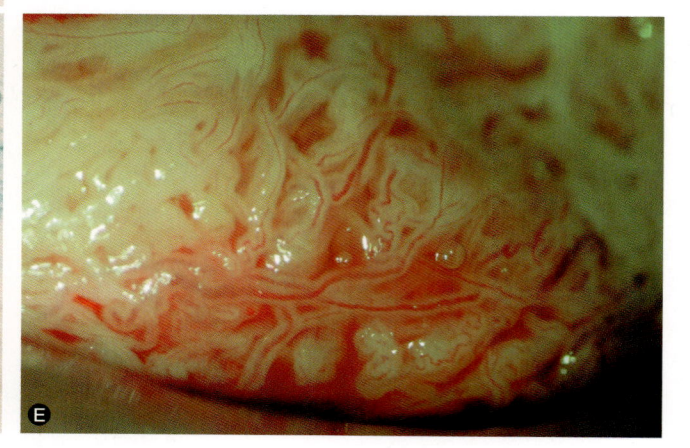

E：脳回転様像

図17（A〜E）　微小浸潤癌

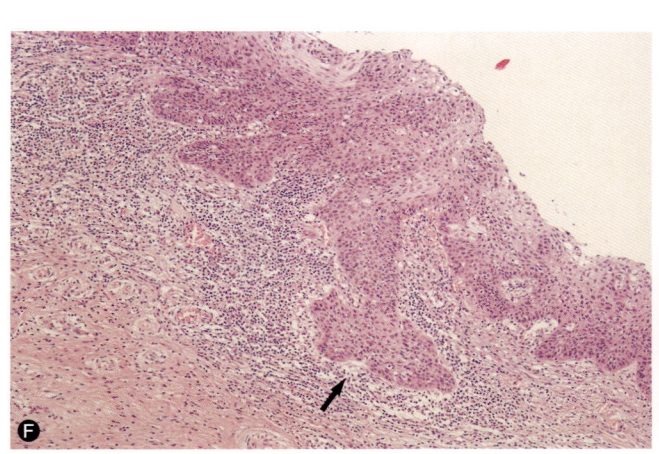

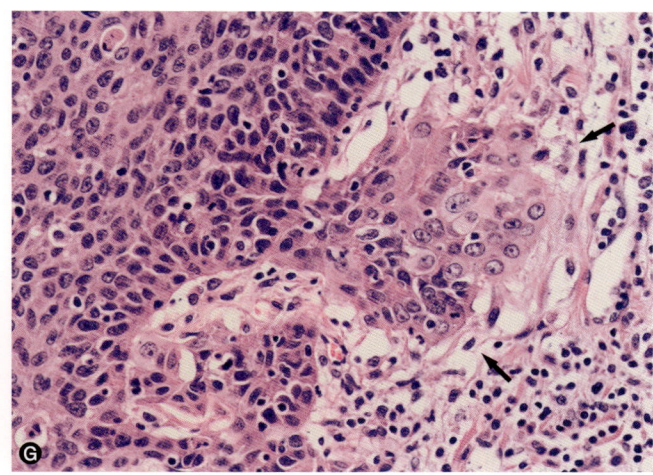

F, G：一部に間質への浸潤がみられる。浸潤部の癌細胞は分化している（↑）。

図 17(F, G)　微小浸潤癌

8　浸潤性扁平上皮癌 Frank Invasive Squamous Cell Carcinoma

　臨床進行期 Ib 期に相当する癌である。TBS では**微小浸潤癌 early invasion** と**明確な浸潤癌 frank invasion** の区別は求めていない。

　従来，SCC（squamous cell carcinoma）を non-keratinizing type，keratinizing type，small cell type に分類していた。これらは細胞診では明確に鑑別診断することは困難であり，区別することは癌スクリーニング検査として必要性がないため，TBS では組織型の亜分類の診断は求めていない。報告書には異常細胞の核異型が浸潤癌の基準を満たせば，non-keratinizing type とし，角化細胞が著明であれば keratinizing type，小型の癌細胞が主であれば small cell type と診断するのが実際的である。液状細胞診では浸潤癌の特徴である腫瘍性背景は検出し難く HSIL と診断されることが多い。逆に，塗抹法であれば HSIL が浸潤癌と診断されることが多い。keratinizing type は角化を伴う HSIL と鑑別困難なことも多い（表9）。

　上記以外にも扁平上皮系に分類される癌腫には特殊な組織型として疣状癌，コンジローマ様癌，乳頭状扁平上皮癌，リンパ上皮腫様癌があるが，細胞診で診断は困難でありその必要性もない。

表9　扁平上皮癌（SCC）の特徴

・背景：腫瘍性（細胞崩壊物，出血，炎症細胞などで不清明）
・異常細胞の出現状況：集簇性
・細胞形態：大小不揃いで，菱形，スプーン状，卵円形と多彩 　　　　　　コイロサイトの出現は稀である
・核異型：極めて著明 　核：大きく，大小不同が著明 　N/C 比：増大 　核クロマチン：濃染，粒大顆粒状，不規則分布，ときに無構造のシミ状 　核膜の状態：肥厚と核縁の不整
・核小体は巨大化することが多い

112　第7章　子宮頸部扁平上皮病変

A　非角化型扁平上皮癌（図18-1）

孤立した角化細胞を認めるが角化真珠形成がない扁平上皮癌である。細胞診の背景は壊死物，粘液，出血で腫瘍性と判断できる。

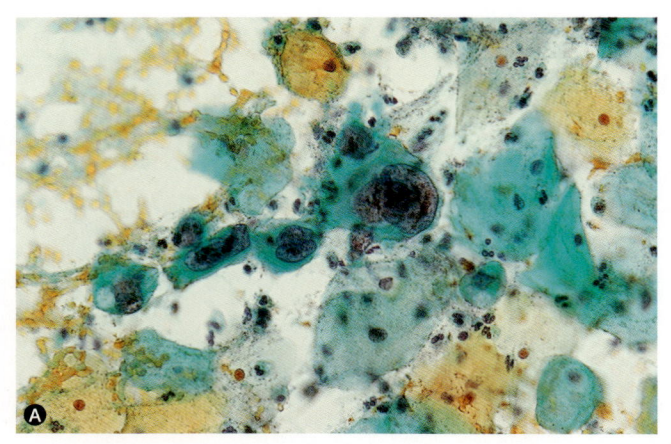

腫瘍細胞は大型で比較的豊富な多稜形の細胞質を有する。散在性，集簇性に出現する。細胞境界は不明瞭で塊として出現することもある。核は大小不同で濃染し核クロマチンは粗大顆粒で不均等分布を示す。核縁の不整や核小体も著明となる。塗抹法

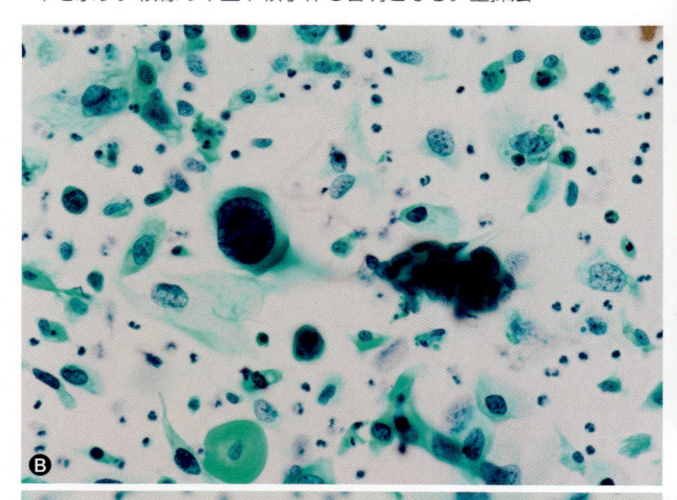

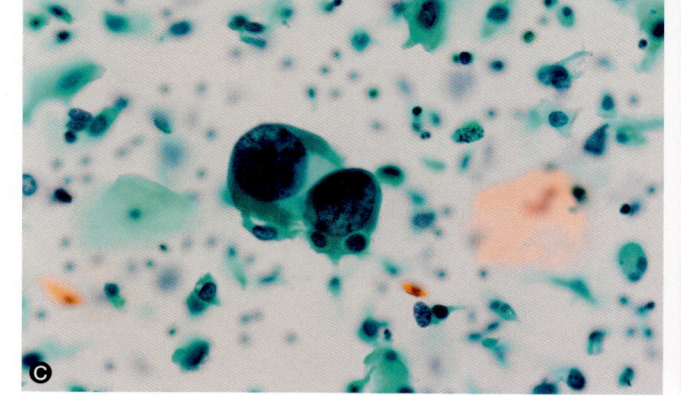

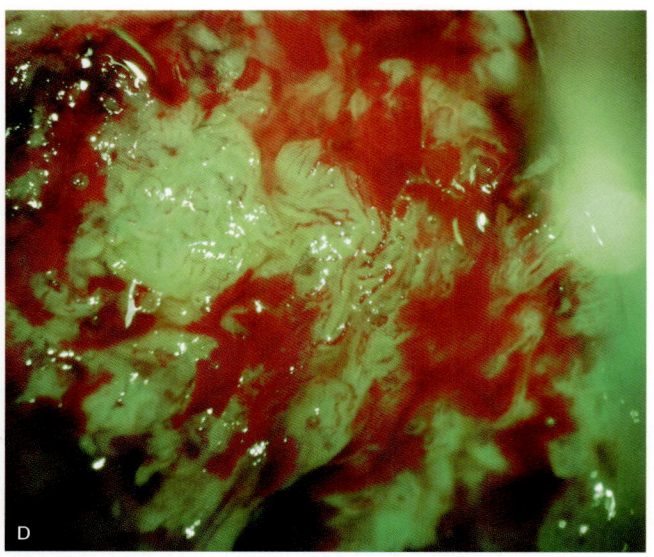

著明な異型血管（腫瘍血管）と腫瘍塊を認める。

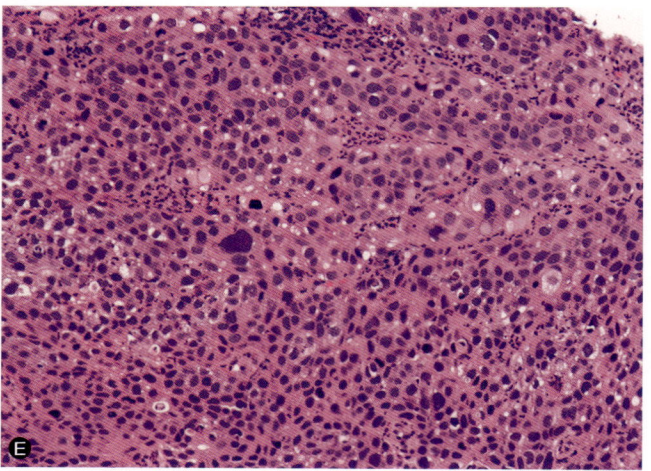

B，C：液状法では塗抹法に比べ壊死物や粘液が腫瘍細胞にかぶることがなく，見やすい標本となる。細胞所見は塗抹法と変わらない。液状法

非角化型扁平上皮癌

図18-1　非角化型扁平上皮癌

B 角化型扁平上皮癌（図18-2）

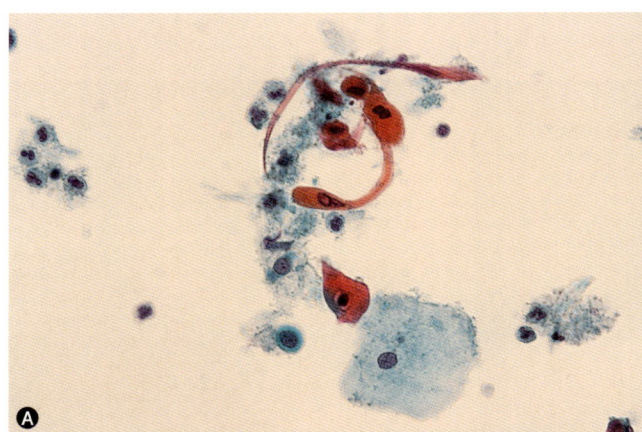

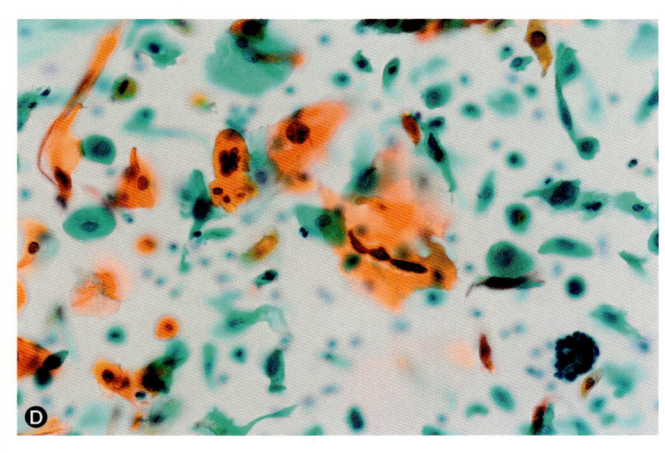

液状法

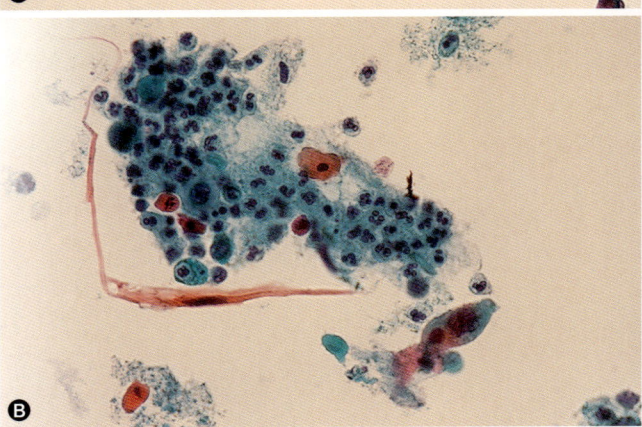

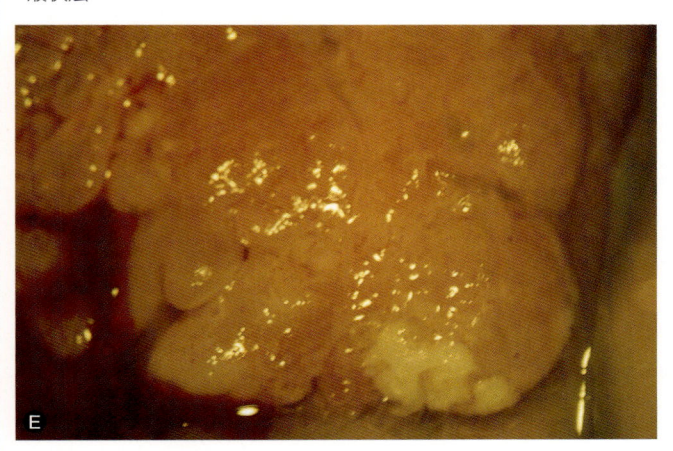

白色の隆起性病変

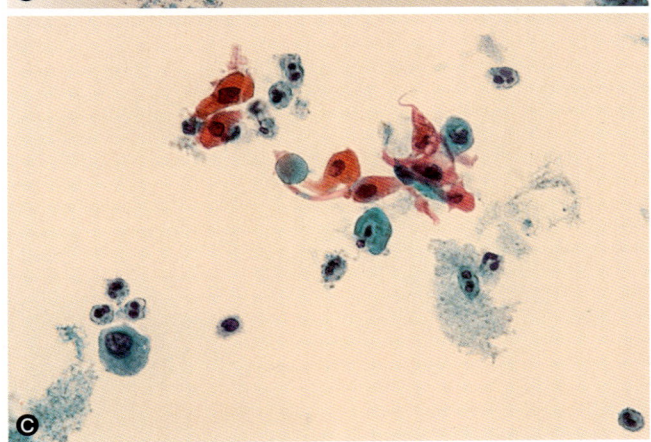

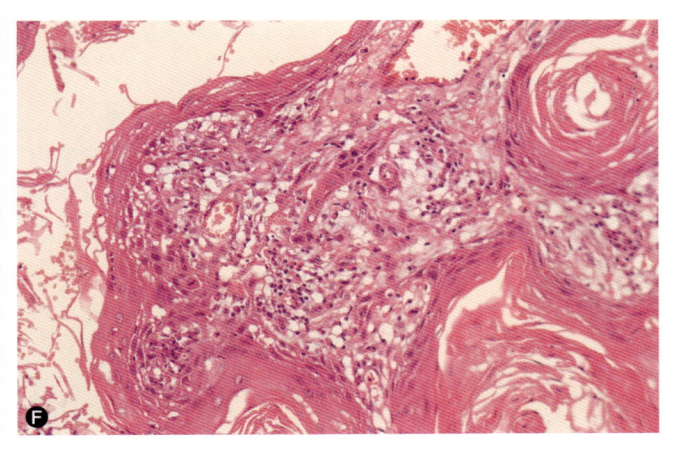

A〜C：細胞診の背景は清明である。細胞は多彩な型でオタマジャクシ，スネーク状など奇妙な形態を示す。細胞質は角化程度に応じてオレンジ色〜ライトグリーン色を呈する多様な形の癌細胞が出現する。核は濃縮し，核内構造は不明瞭となる。液状法

角化真珠形成など角化が著明である。表層に角化があると擦過で内部の壊死物・出血・腫瘍細胞が採取されず，細胞診背景が清明の原因となる。

図18-2 角化型扁平上皮癌

C 小細胞癌(図18-3)

小細胞癌には非角化型扁平上皮癌に分類される小型の癌細胞からなる腫瘍と神経内分泌腫瘍に分類される腫瘍があるが，両者は細胞形態では区別できない。細胞診断では両者を区別する必要はないが，リンパ腫系腫瘍と鑑別を要する。

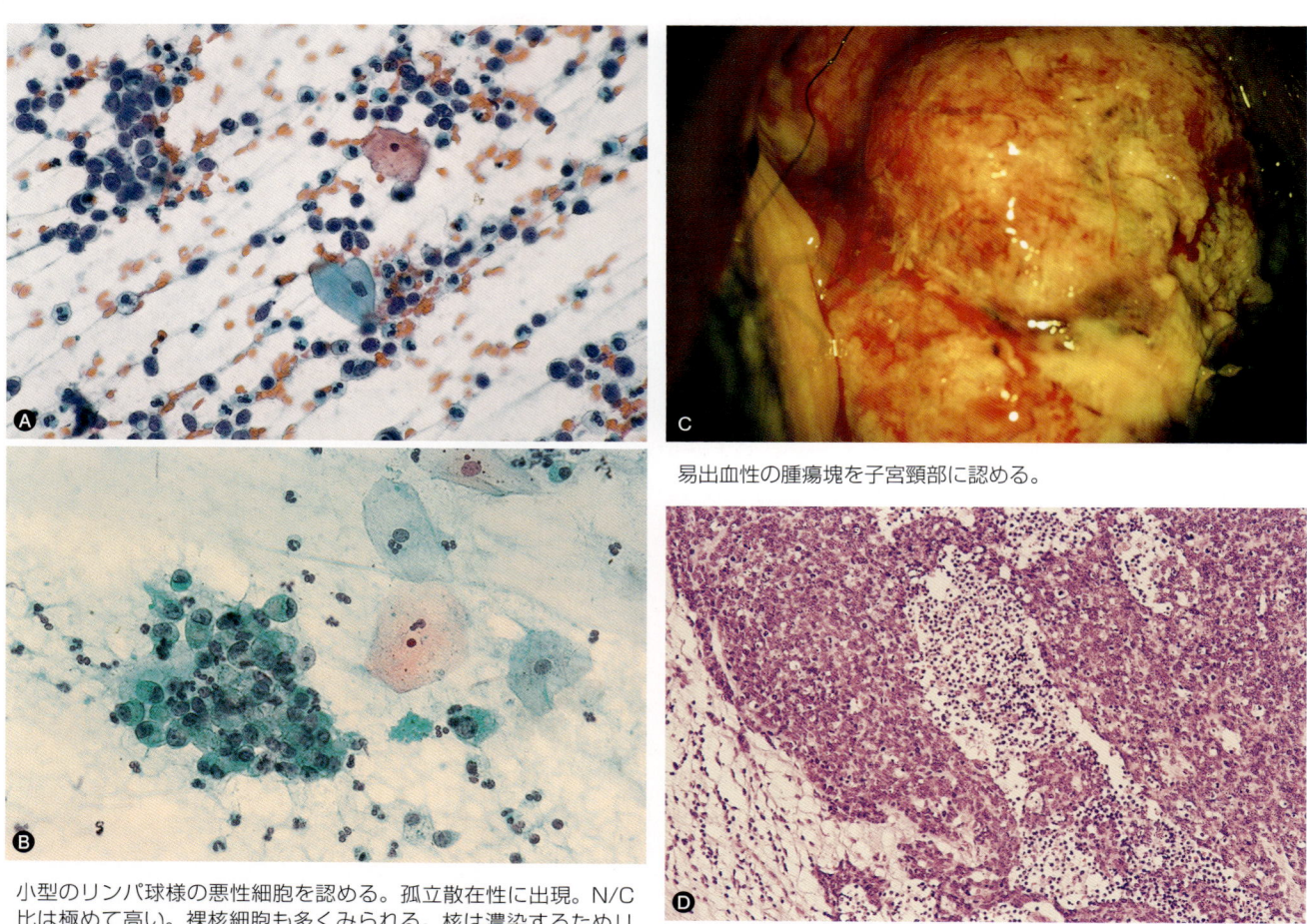

小型のリンパ球様の悪性細胞を認める。孤立散在性に出現。N/C比は極めて高い。裸核細胞も多くみられる。核は濃染するためリンパ球様に見えるが，緩い上皮性結合を有する点や核縁が薄い点が特徴である。核小体は不明瞭。細胞質がレース状で腺癌と類似する場合もある。A：塗抹法，B：液状法

易出血性の腫瘍塊を子宮頸部に認める。

小型の細胞質の乏しい腫瘍細胞が島状，索状に間質に浸潤する。

図18-3 小細胞癌

VIII 子宮頸部および体部の腺病変
―NILM, AGC & Adenocarcinoma―

1 腺系細胞のベセスダ診断

　TBSの特徴は atypical glandular cells (AGC) を設けた点である。細胞診で腺系の異常細胞の診断は再現性が低い。したがって，**正常 NILM，異型細胞 AGC，腺癌 adenocarcinoma** と3つに分類している。細胞異型が正常を超えるが AIS や腺癌の条件を満たさない場合は **AGC-NOS (not otherwise specified)** とし，腺系腫瘍の条件を一部満たすが確信まで至らない場合には **AGC-favor neoplastic** と亜分類する（図1）。

　腺病変の細胞診による検出は扁平上皮に比し困難であるため，簡素化して臨床的対応に示唆を与えるものとなっている。

　異型のない正常な腺細胞は，扁平上皮系と同様に **NILM（異常所見なし）** とする。**AIS（腺上皮内癌）**は CIN3 に相当する前癌病変である。頸部腺癌の発生にも HPV が深く関与しているが，Glandular dysplasia では HPV の検出率は低いため一連の CIN 病変に相当する前癌病変とは言い難い。したがって，TBS では WHO 分類で記載されている **Endocervical glandular dysplasia (Low grade glandular intraepithelial lesion)** を採用していない（表1）。

　TBS の診断基準は子宮頸部の擦過細胞診に適用されるものであるため，AGC（異型腺細胞）は極力，内膜由来か，頸管由来か記載することが臨床医にとって有益である。どちらか不明であれば AGC とのみ記載する。内頸部腺の AGC は **腫瘍性 favor neoplastic** か，**非腫瘍性 NOS** かに亜分類する。子宮体部内膜由来の異型細胞は診断が難しく，亜分類の臨床的意味は少ないため行わない。**異型細胞 AGC** と **内膜腺癌 endometrial adenocarcinoma** に分類する。

表1 子宮頸部腺系腫瘍の WHO 組織分類

上皮系腫瘍 (Epithelial Tumours)
腺性腫瘍と前駆病変 (Glandular tumours and precursors)
腺癌 (Adenocarcinoma)
粘液性腺癌 (Mucinous adenocarcinoma)
内頸型 (Endocervical)
腸型 (Intestinal)
印環細胞型 (Signet-ring cell)
微小変異型 (Minimal deviation)
絨毛腺管状型 (Villoglandular)
類内膜腺癌 (Endometrioid adenocarcinoma)
明細胞腺癌 (Clear cell adenocarcinoma)
漿液性腺癌 (Serous adenocarcinoma)
中腎性腺癌 (Mesonephric adenocarcinoma)
初期浸潤腺癌 (Early invasive adenocarcinoma)
腺上皮内癌 (Adenocarcinoma in situ)
腺異形成 (Glandular dysplasia)
良性腺性病変 (Benign glandular lesions)
ミューラー管乳頭腫 (Müllerian papilloma)
内頸部ポリープ (Endocervical polyp)

子宮内頸部： NILM ― AGC-NOS ― AGC-favour neoplastic ― AIS ― Adenocarcinoma

子宮体部： NILM ― AGC ― Adenocarcinoma

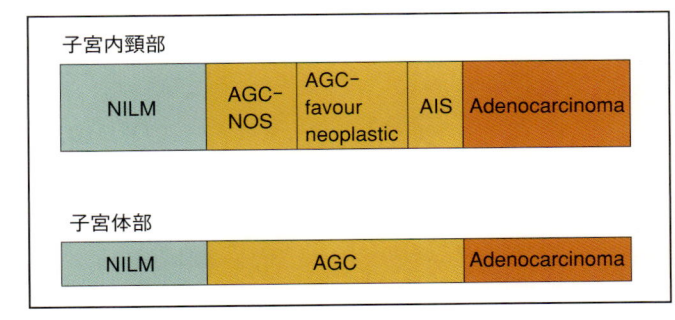

注：内膜細胞は頸部細胞診に崩落した細胞で判断する。

図1 腺系細胞のベセスダ診断

2 悪性所見なし Negative for Intraepithelial Lesions or Malignancy (NILM)

正常の腺細胞を指す。腺細胞は多様な形態を示す（図2）。検鏡時の最初の注目点は核の大きさである。許容範囲内の大きさであればNILMとするがこれを超えて大きければAGCに分類する。細胞集

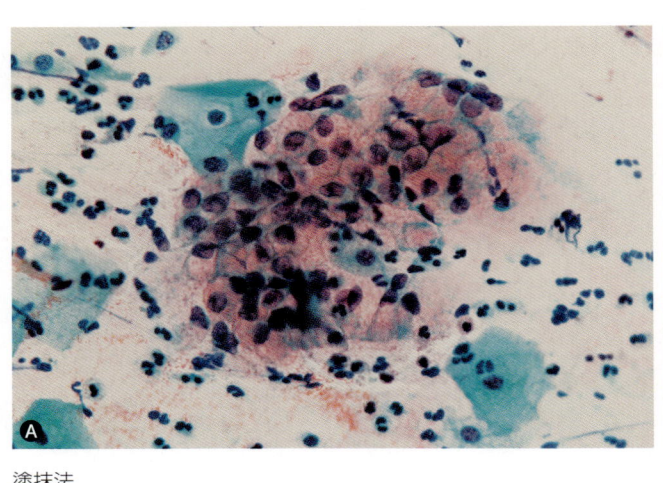

A 塗抹法

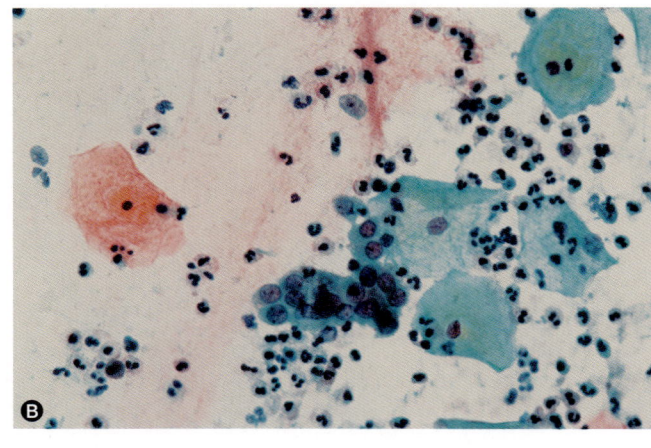

B 塗抹法

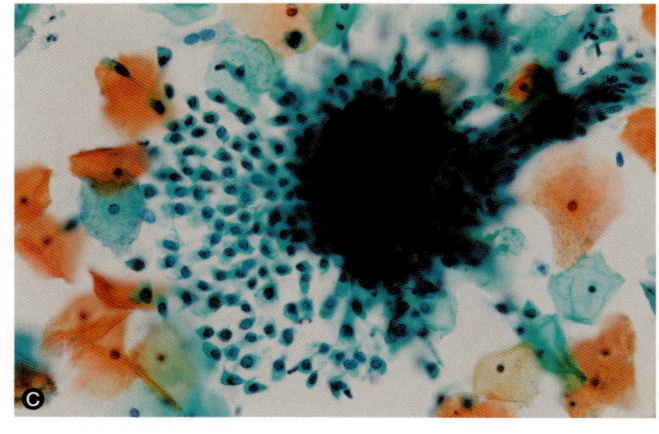

C 液状法（SurePath™法）

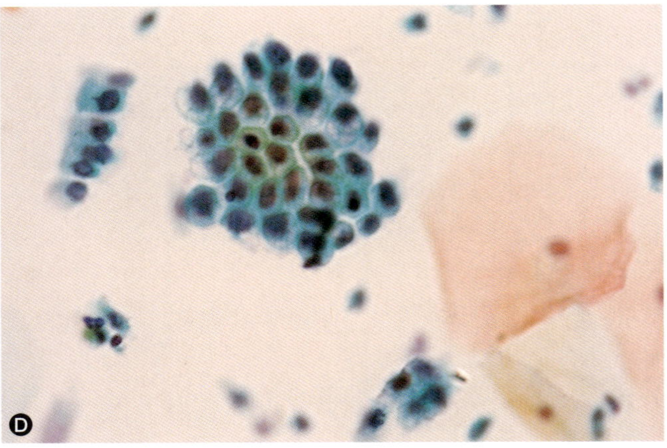

D 液状法（SurePath™法）

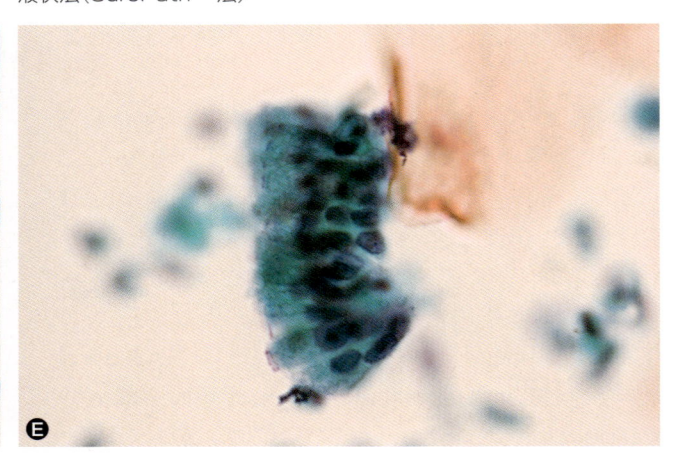

E 液状法（SurePath™法）

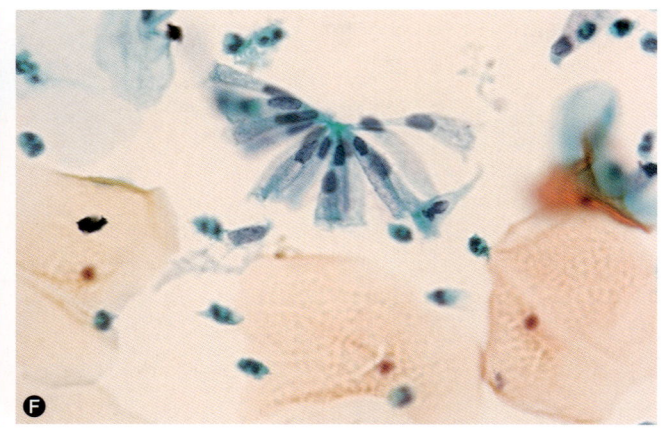

F 液状法（SurePath™法）

図2　正常頸管腺細胞

団が蜂の巣状やシート状に出現しても核の大小不同があれば AGC とする。ブラシで採取すると多くの腺細胞が塊として採取され，特に閉経後女性では過剰診断となりやすい。**化生上皮，再生上皮，ポリープ，microglandular hyperplasia（MGH），Arias-Stella 変化，放射線照射性変化**は，良性変化とすべきであるが，良性と断定し得ない場合には AGC に入れる。鑑別点は核異型の有無である。核が大きいか，クロマチンが細顆粒状であるか，粗大顆粒状か，均等分布か不均等分布か，が重要である（**図3**）。

卵管上皮化生は NILM に分類するが大型でクロマチンが濃染し，ときにロゼット形成を認め AIS と酷似することがある。細胞線毛があれば卵管化生上皮と診断できるが，不明瞭な場合には難しい。この場合には **AGC-NOS** と診断する。

内膜細胞では NILM と atypical endometrial cells と良性変化との鑑別時の最初の注目点は核の増大と核膜の肥厚である。核小体の出現も参考となる。液状細胞診では構造異型はあまり参考とはならない。さらに，核が濃染して過剰診断になりがちである。内膜からの崩落細胞の観察であるが故に診断は困難である。正確な診断には月経歴との照合や年齢，ホルモン治療など臨床情報が必要である。内膜細胞診は癌の検診においての信頼性は低い。TBS は頸部細胞診での診断基準であるため子宮体部内腔から直接採取した細胞には適応されない。

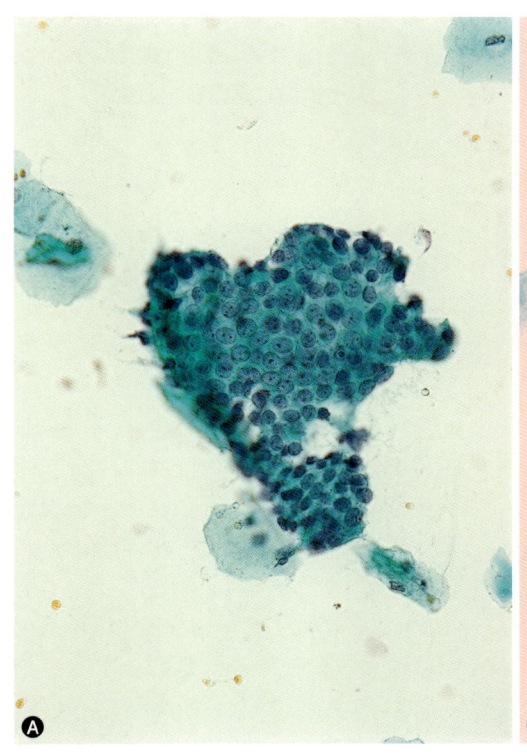

Ⓐ 蜂の巣様の構造を示す。細胞は密集し一部重積性を示す。核異型は少ない。核小体の出現を認める。塗抹法

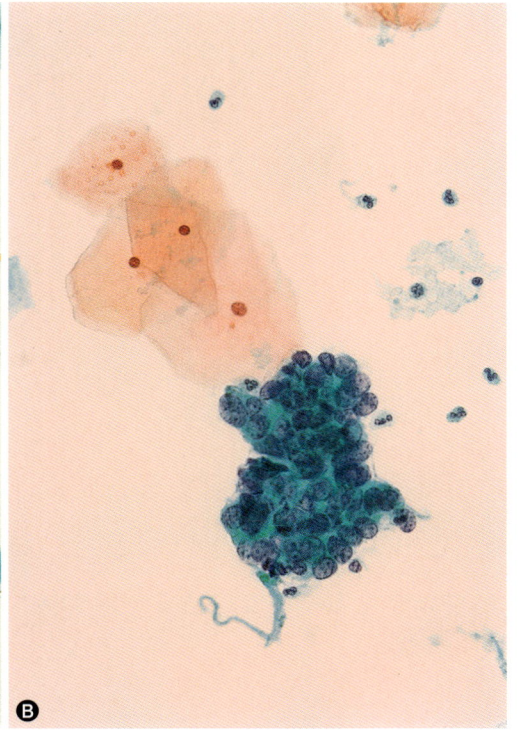

Ⓑ 核の大小不同がなく，クロマチンが細顆粒状で核膜の肥厚，クロマチンの均等分布が参考となる。液状法（SurePath™ 法）

図3 AGC-NOS と判断を迷う NILM 細胞

3 異型腺細胞 Atypical Glandular Cells (AGC)

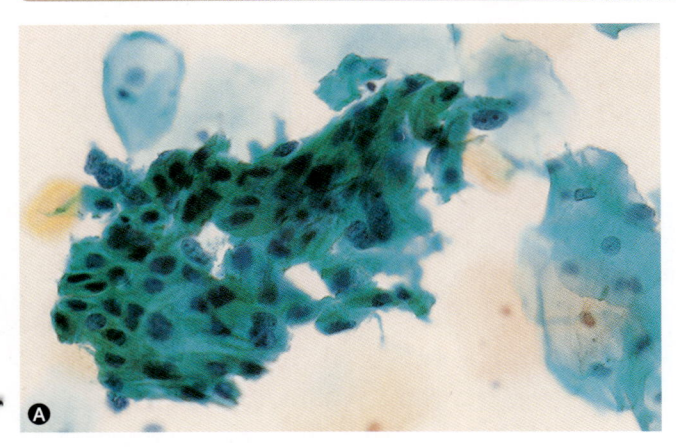

核異型が反応性，再生などによる変化を超えているが，量的質的に腺癌や腺上皮内癌に至らない腺細胞所見をいう。診断を難しくさせる原因は卵管上皮化生，修復反応，微小腺過形成，Arias-Stella 反応，炎症や放射線照射などによる反応性変化である。この変化は悪性化への過程ではないため NILM と診断されるべきであるが，細胞異型がしばしばみられ AGC-NOS と区別できないことも多い。AGC と診断された症例の 60〜90% は治療を必要とする病変ではない。また腺系の異常よりも扁平上皮系の CIN2, 3 の病変を含むことが多い (Mody 2001)。

液状法のため濃染核の細胞集団がみられる。核は偏在するが核内構造は不明瞭であるため AGC-NOS と診断するほうが無難である。液状法(SurePath™ 法)

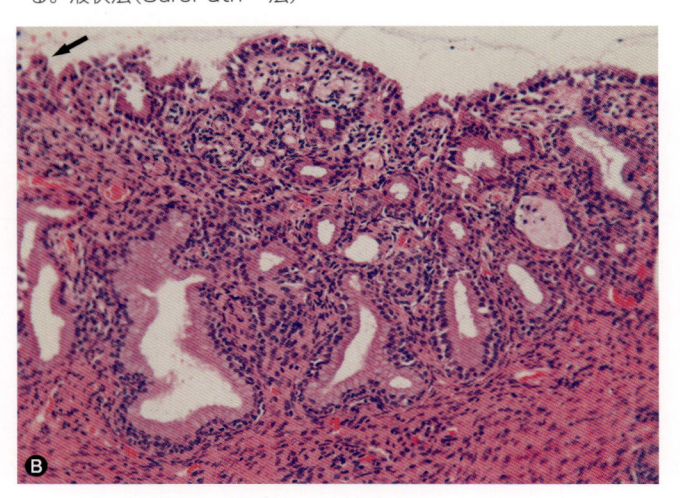

頸管ポリープ組織像：表層の上皮には扁平上皮化生(↑)もみられる。HE 染色

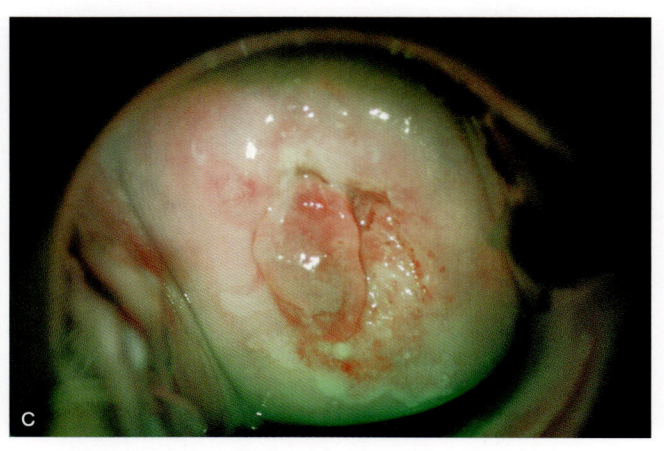

頸管ポリープ

図4　内頸部ポリープ

A 特定できない異型内頸部腺細胞 Atypical glandular cells-not otherwise specified (AGC-NOS)

細胞異型が反応性，再生などによる変化を超えているが，量的・質的に腺癌や腺上皮内癌に至らない所見をいう。腺系の異型細胞があるが，腫瘍によるか，反応性の良性変化かよくわからない場合をこの項目に診断するのが実際的である。

AGC-NOS に相当する病変は以下のものを含む。

① ミューラー管乳頭腫 Müllerian papilloma

1，2層の粘液細胞層で被われた乳頭腫で 2〜5 歳の幼児に発生する。ときにブドウ状肉腫や明細胞癌と鑑別が必要である。

② 内頸部ポリープ Endocervical polyp (図4)

頸管腺上皮に被われた乳頭腫である。上皮は粘液産生性の円柱上皮で，扁平上皮化生をしばしば伴う。頸管内に舌状に出現する。多くは無症状で稀に出血を伴う。ポリープの上皮腺細胞には異型を伴うこともある。茎の間質細胞が密で異型を伴う場合は肉腫と鑑別を要する。

③ 腺異型 Glandular atypia（図5）

炎症や放射線等による反応性組織変化で**頸部腺上皮内腫瘍** cervical glandular intraepithelial neoplasia（**CGIN**）の細胞異型基準に満たない軽度な病変をいう。頸部腺癌への一連の多段階の最初のステップと位置づけることができるかもしれない。

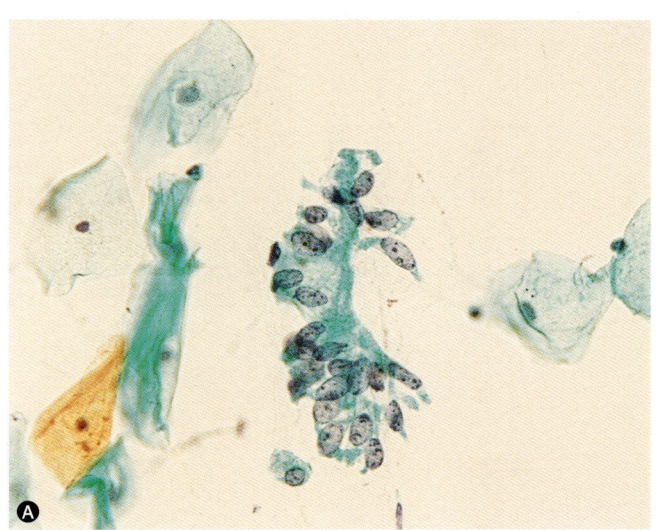

Ⓐ ロゼット様の細胞構造を示す。核クロマチンは微細で均等分布、核小体出現。塗抹法

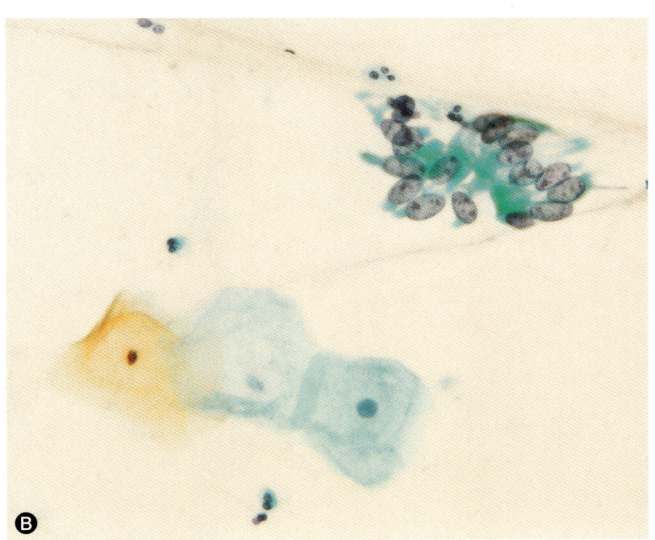

Ⓑ 核膜の肥厚や不整、核小体がみられる。塗抹法

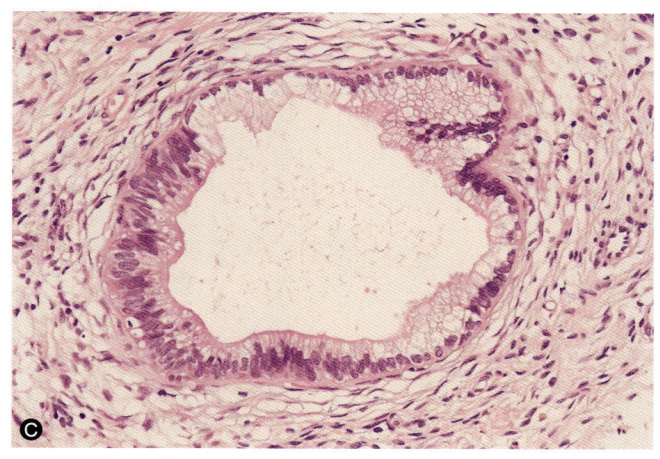

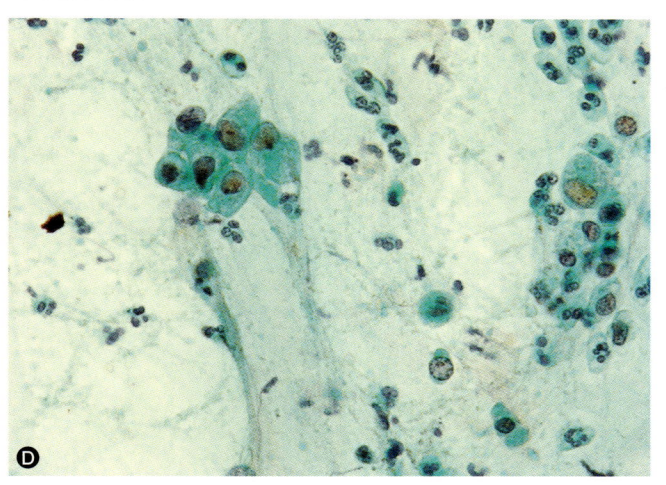

Ⓒ 軽度腺異形成

Ⓓ 炎症性背景に小型の核偏在する集団をみる。塗抹法

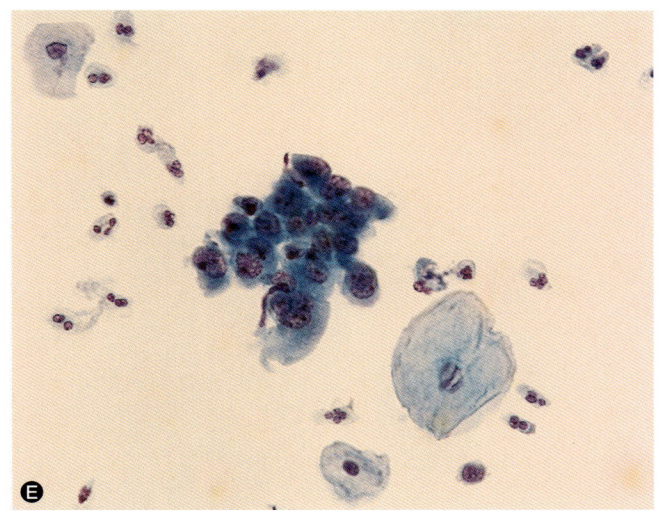

Ⓔ Ⓓと同一症例の液状法での細胞像。細胞がより集塊となる。液状法（ThinPrep®法）

図5 腺異型

④ 頸管腺過形成 Gland hyperplasia

頸管腺はしばしば過剰に発育してあるいは化生変化を生じて腫瘍様に見えることがある。

⑤ 悪性腺腫 Adenoma malignum（図6）

個々の細胞や構造には異型は少ないが，本来の腺領域を超えて腺腔が発育するため正常頸管腺とは区別できる。多くは良性経過を示すが，頸部を超えて浸潤し再発することがあり悪性経過をたどる例もあ

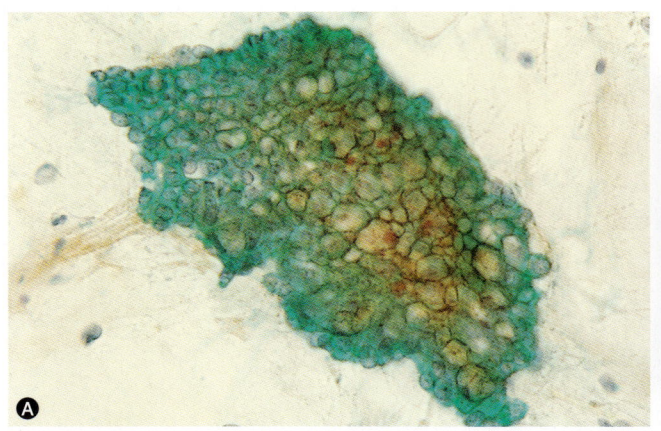

Ⓐ 豊富な粘液を含んだ細胞の蜂の巣状集塊。核の大小不同あり。塗抹法

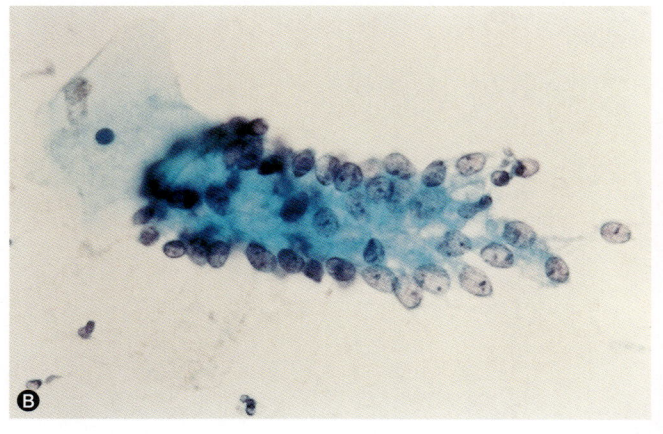

Ⓑ 腺細胞のロゼット様集塊。個々の細胞には異型はほとんど認めない。塗抹法

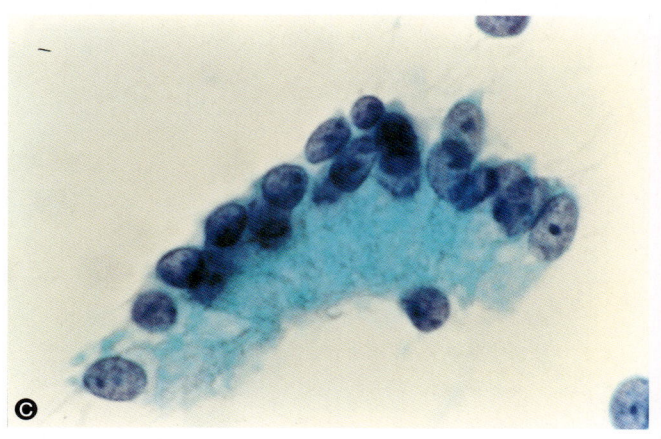

Ⓒ 核クロマチンは微細顆粒状で均等分布，極性も保持されているが，核の大きい点が正常頸管腺細胞との鑑別点である。塗抹法

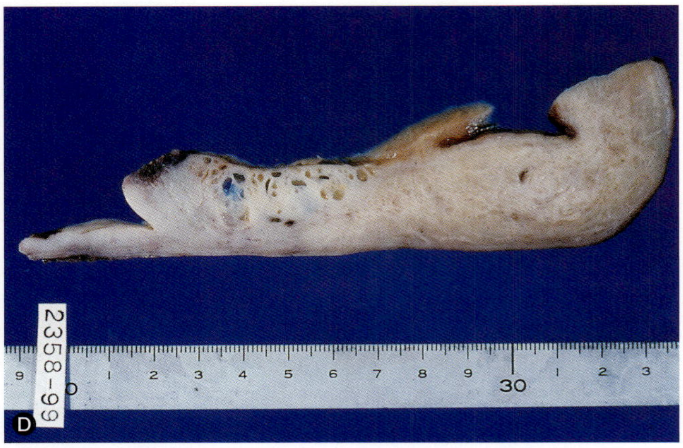

Ⓓ 頸部の割面像。漿膜近傍に達する大小多数の腺腔を認める。

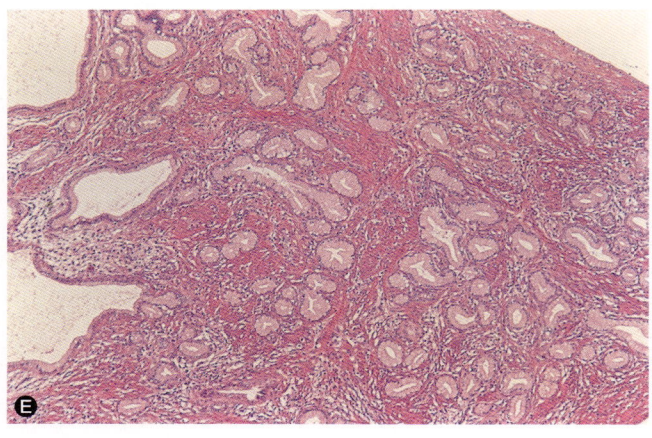

Ⓔ 漿膜に達する大小の頸管腺を多数認める。

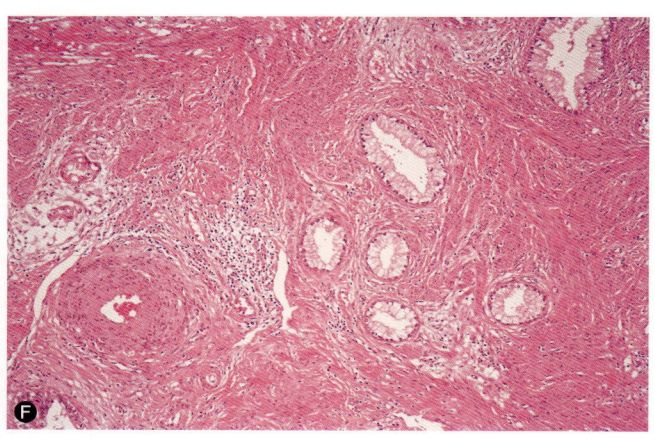

Ⓕ 腺腔を被う上皮は1層の異型のない粘液性腺細胞である。

図6 悪性腺腫

る。細胞異型もしばしば伴うためWHOでは極めて高度な分化を遂げた腺癌 minimal deviation に分類されている。細胞診の診断は本来なれば腺癌と診断すべきであるが，実際には診断は難しく，NILM，AGC，AIS と幅広く診断されている。頸管腺が正常形態でも多数集塊状に採取される場合には要注意である。

⑥ 分葉状頸管腺過形成 Lobular endocervical glandular hyperplasia（LEGH）（図7）

細胞異型は少なく，大型の拡張した頸管腺とその周囲の小葉状に増生した小型腺管から構成され類器官構造を示す（Nucci 1999）。いわゆるコスモス様構造を示す（Nara 2007）。細胞異型が少ないため細胞診ではNILM と区別できないことが多い。

⑦ 微小腺管過形成 Microglandular hyperplasia（MGH）（図8）

腺細胞への分化を示す予備細胞の過形成である。微小な腺管が密に増生し，篩状の構造を示す。細胞異型は少ない。一連の多段階に進展する一連の前癌病変ではない。HPV は陰性である。経口避妊薬や妊娠との関連が示唆されホルモン環境による変化であろう。

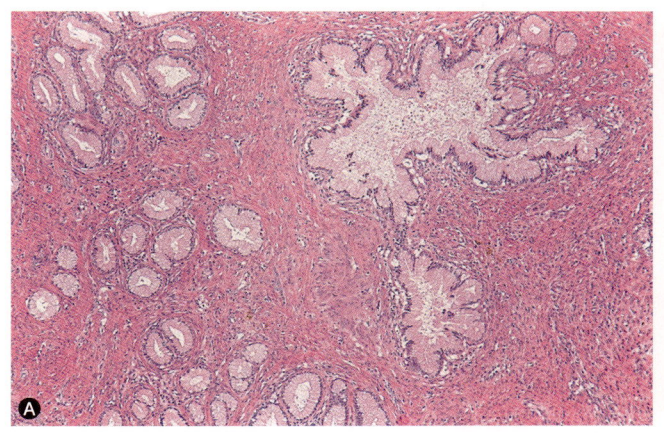

拡張した頸管腺を取り囲むように小腺管が分葉状に配置し，類器官構造を示す。HE 染色

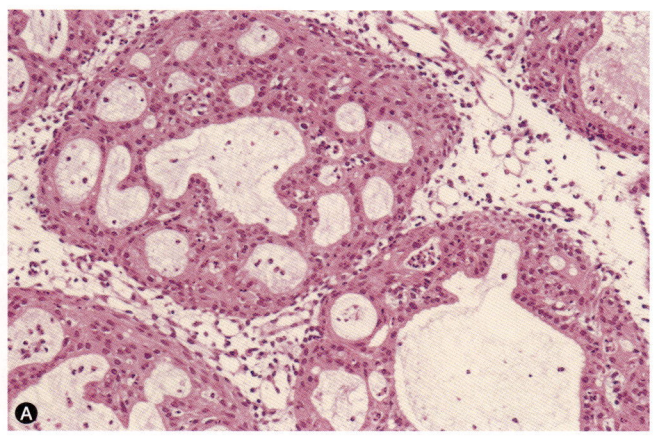

腺上皮の増生と腺上皮下に扁平上皮化生細胞をみる。HE 染色

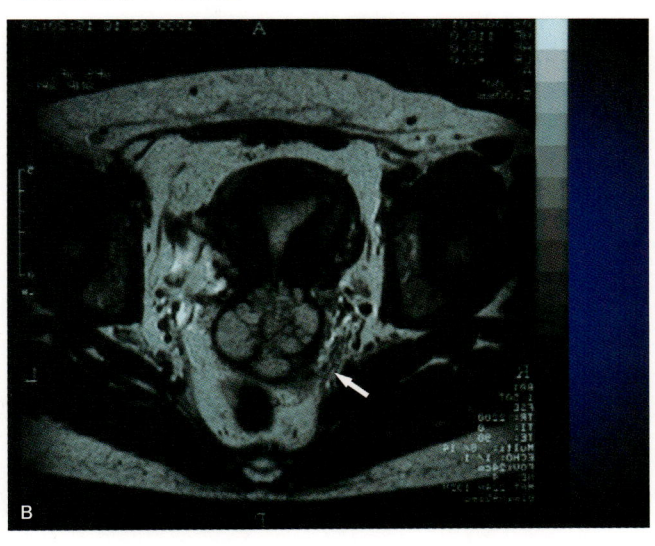

子宮頸部 MRI 像。いわゆるコスモス様パターンを示す（↑）。

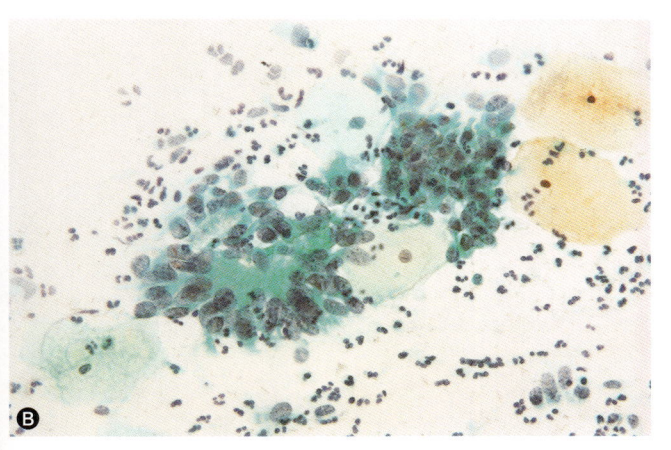

図7 分葉状頸管腺過形成

増生した腺細胞の集塊。細胞異型はほとんどない。塗抹法

図8 微小腺管過形成

B 腫瘍を示唆する異型内頸部腺細胞 Atypical glandular cells-favor neoplastic

細胞異型が質的・量的に内頸部 AIS（adenocarcinoma *in situ*）や浸潤性腺癌の判断に至らないものをいう（図9）。しかし，腫瘍を示唆する所見である（表2）。

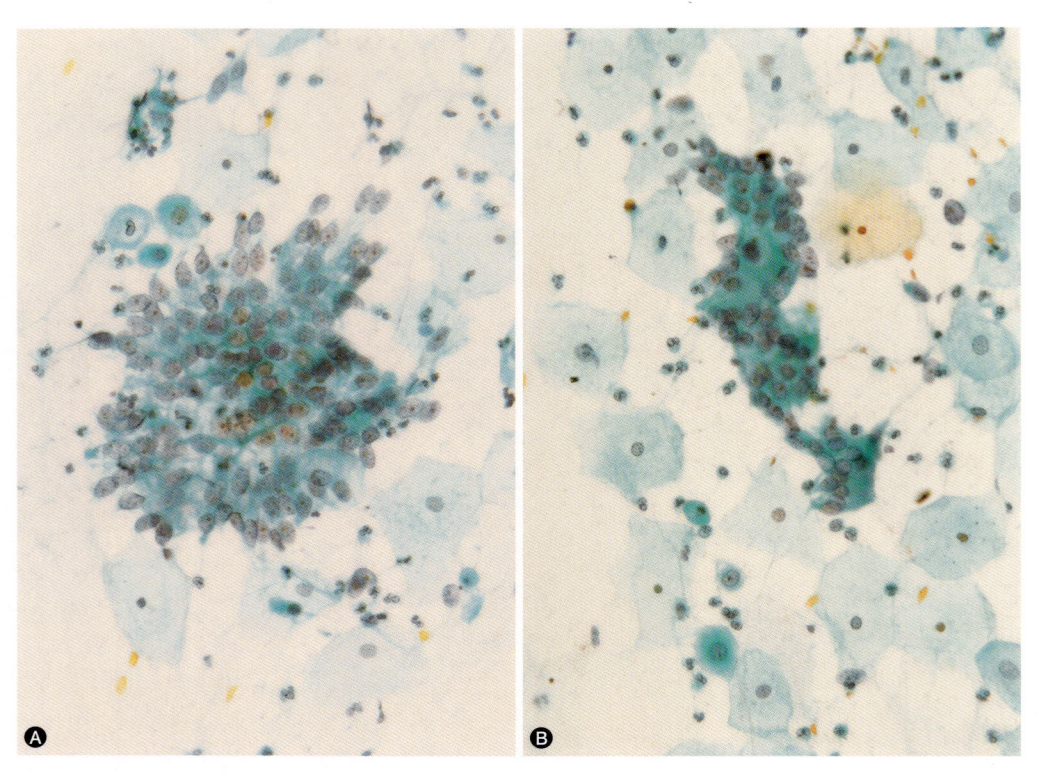

Ⓐ AGC-NOS と区別困難であるが細胞数が多いことから AGC-favor neoplastic と診断する。塗抹法

Ⓑ レース状細胞質と核偏在を示す腺系細胞集塊。核膜の肥厚と核小体が目立つ。塗抹法

図9 AGC-favor neoplastic

表2 異型腺細胞の診断基準

項目	悪性を疑わない所見（NILM）	特定できない所見（AGC-NOS）	腫瘍を示唆する所見（AGC-favor neoplastic）
細胞の出現状況	蜂の巣状・シート状	シート状，集塊	シート状，不規則集塊，ロゼット形成
細胞質	豊富	豊富	減少
細胞境界	明瞭	明瞭	不明瞭
核の大きさ（対正常頸管腺細胞）	～3倍	3～5倍	3～5倍
核の形	円形～卵円形 均一	卵円形 大小不同	卵円形～紡錘形 大小不同
N/C比	増大なし	やや増大	増大
核クロマチンの濃染性	～軽度	軽度	軽度～中程度
核小体の出現	微小核小体	あり	より著明
核分裂像	なし	なし	あり

組織分類ではCGIN (cervical glandular intraepithelial neoplasia)-Low grade；CIGN (cervical intraepithelial glandular neoplasia)-grade 1/2やWHO分類の**腺異型** glandular dysplasia に相当する（表3）（図10, 11）しかし，腺癌の前癌病変に関して病理形態学的な解明が進んでいないため，扁平上皮のように細胞診と病理組織診とを再現性をもって対比させることは困難である。

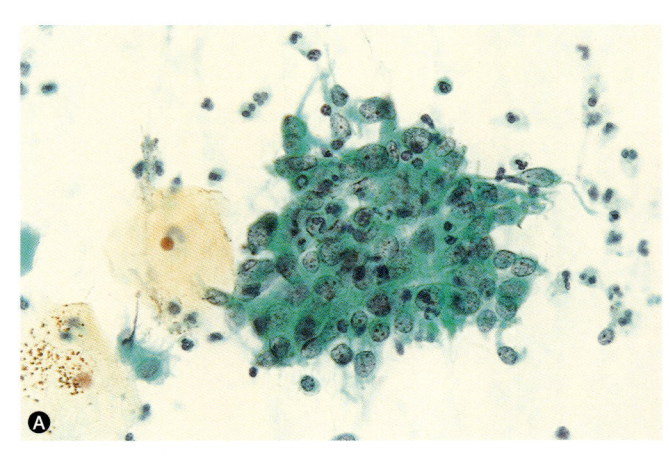

Ⓐ 核の大小不同と極性消失，核クロマチンがやや粗い。核小体の出現。塗抹法

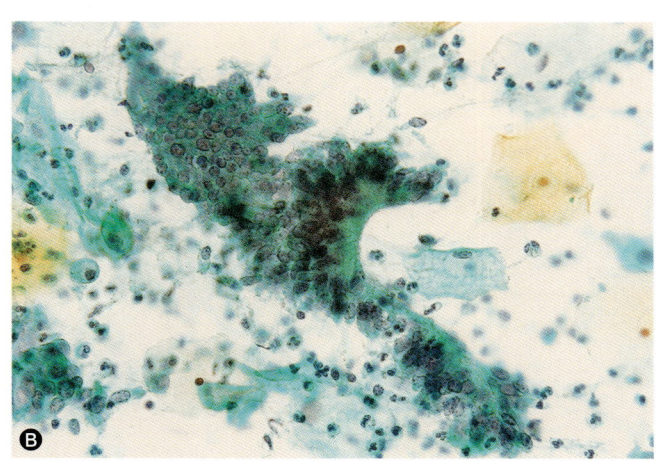

Ⓑ 翼状の細胞集塊，核は濃染し重積性を示す。塗抹法

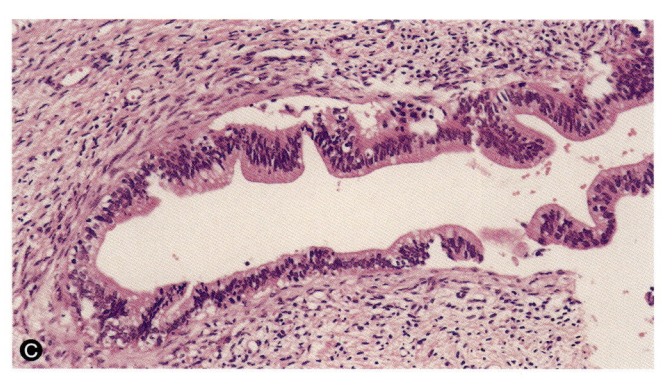

Ⓒ 腺異形成，高度。HE染色

図10 AGC-favor neoplastic（34歳，HPV18型陽性）

表3 頸部腺癌前癌病変の分類比較

日本産婦学会	腺異型	腺異形成	上皮内腺癌
WHO[注1]	（Glandular Atypia） 反応性の軽度核異型を示す	（Glandular Dysplasia） 核異型は反応性を超えるが上皮内腺癌の基準を満たさない	（Adenocarcinoma in situ） 悪性の腺上皮細胞が正常の内頸腺の構造を保ちながら増殖するが，間質浸潤を示さない
Gloor分類		CIGN：Cervical Intraepithelial Glandular Neoplasia	
		Grade 1	Grade 2	Grade 3
Robboy分類[注2]		CGIN：Cervical Glandular Intraepithelial Neoplasia	
		Low-grade 粘液産生低下。核細胞質比増大。核の大小不同性出現。核クロマチン増量。細胞重積性出現。核分裂像	High-grade 粘液産生消失。核異型の増強。腺管細胞の極性の消失。核小体の出現。核分裂像の増加。篩構造出現するが，間質反応を欠く

注1：①著しい炎症や放射線照射により生ずる腺上皮の反応性異型は，腺異型と診断する。核の大型化，多形化，クロマチンの増量，核小体の出現を伴うが，核分裂像に乏しく細胞の重層化などの構造異型はほとんどない。
　　②腺異形成では核異型は強く核分裂像も出現する。細胞の重層化はみられるが乳頭状や篩状構造はない。
　　③腺異形成と上皮内腺癌との判別が難しい場合には後者とする。
注2：米国東海岸病理医グループの分類案で，子宮頸部扁平上皮系病変と整合性がとれ治療方針と合致しているため，臨床的に理解しやすい。
(Gloor 1986, Robboy 2002)

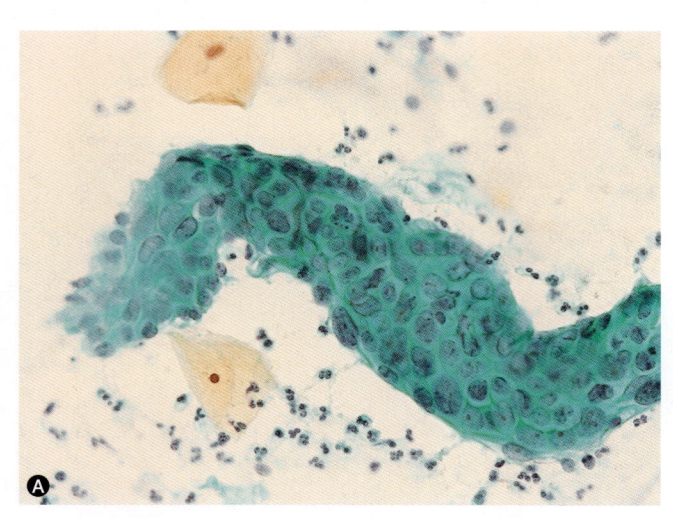

液状法では，細胞がより集簇し，重積化・立体化する。いわゆる細胞が厚くなる傾向がある。集塊の中央部では顕鏡しても不明瞭となるため集塊辺縁部の細胞を顕微鏡の焦点を上下にずらしながら観察するとよい。細胞が縮むため，核内構造が不明瞭となり，また細胞の極性が不明瞭となるため，腺系の細胞診断は塗抹法より困難である。液状法や塗抹法のどちらにしても腺異型細胞の診断の再現性は低い。

C 腺上皮内癌 Adenocarcinoma in situ （AIS）（図12）

扁平上皮の発癌段階のCIN3に相当する病変であり，AGCの基準を超えた細胞像やAISの診断基準を満たす場合には腺上皮内癌（AIS）と診断する。しかしながら疑問の残る症例ではAGCと診断するほうが無難であろう。ロゼット形成を伴う核異型腺細胞などの典型例では診断再現性は高い（**表4**）。

A　花瓶状の細胞集塊出現。核の大小不同と極性の消失がある。塗抹法

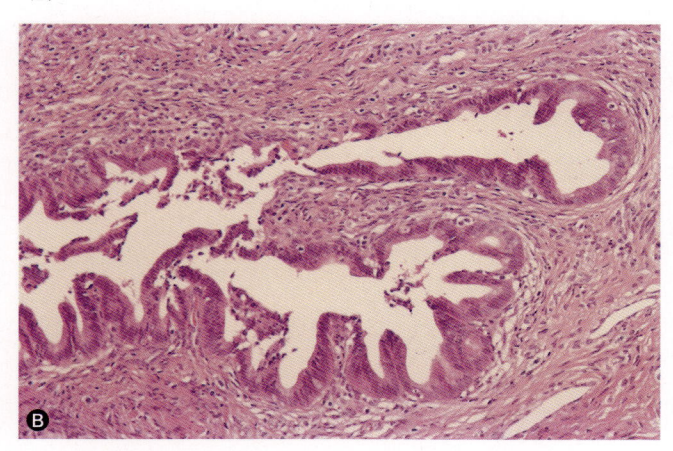

B　腺異形成，高度。HE染色

図11　AGC-favor neoplastic（37歳，HPV45型陽性）

表4　内頸部悪性細胞の診断基準

項目	腺上皮内癌	内頸部腺癌
背景	清明	腫瘍性（汚れている）
細胞の出現状況	蜂の巣状・シート状・ロゼット・柵状配列・羽毛状	集塊
細胞質	豊富でレース状	空胞化
腺構造	保持	保持されないことも多い
細胞境界	やや不明瞭	不明瞭
核の増大	3〜5倍	3〜5倍
核サイズ	大小不同	大小不同
核形	円形〜卵円形	卵円形〜いびつ
核の濃染性	〜軽度	高度
核クロマチン粒子	微細〜粗大，均等分布	粗大・不均等分布・核内の透明化
核小体の出現	微小	巨大化
核分裂像	あり	しばしばあり
N/C比	増大	増大

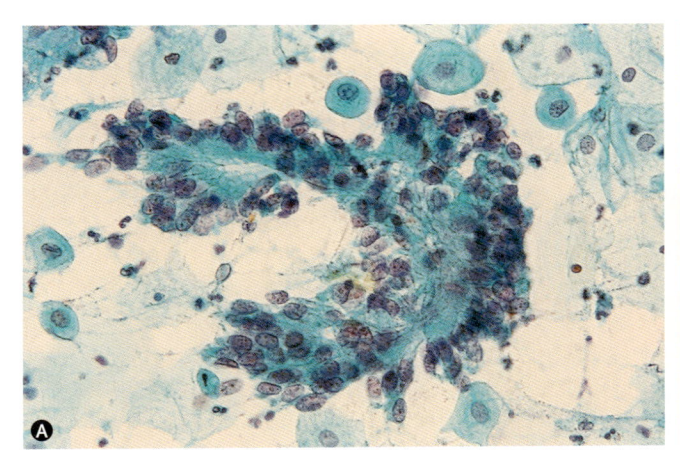

3 異型腺細胞

A 羽翼状の細胞集塊。核は偏在し，核クロマチンは濃染する。核小体の出現もみる。塗抹法

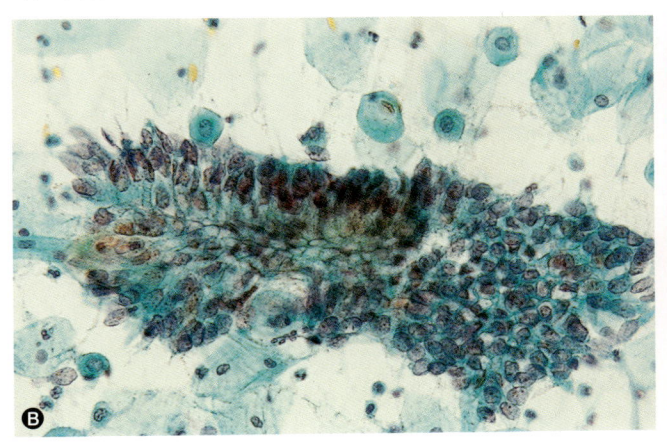

B ロゼット様構造を示す。AGC と鑑別診断困難である。塗抹法

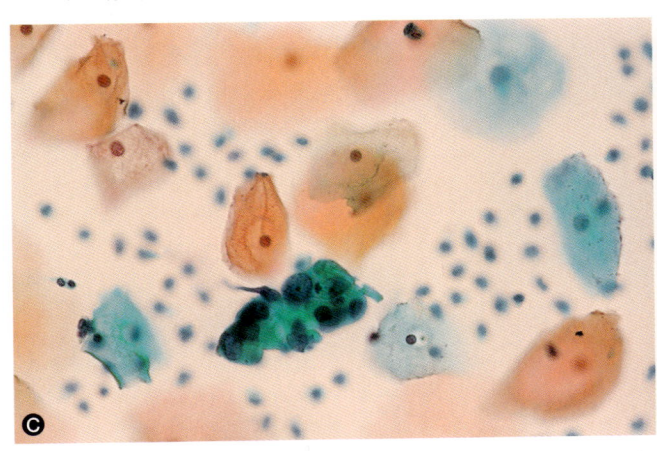

C 核の濃染した数個の細胞集塊を認める。液状法（SurePath™ 法）

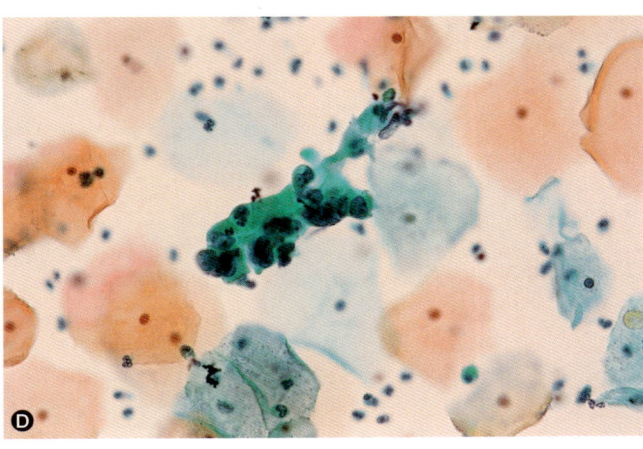

D 液状法では核が濃染するため過剰診断となりやすい。腺癌と鑑別困難である。液状法（SurePath™ 法）

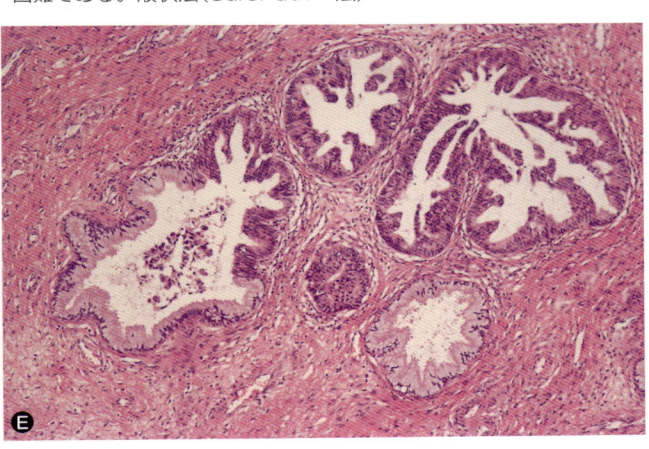

E 非浸潤性の頸部腺癌像。HE 染色

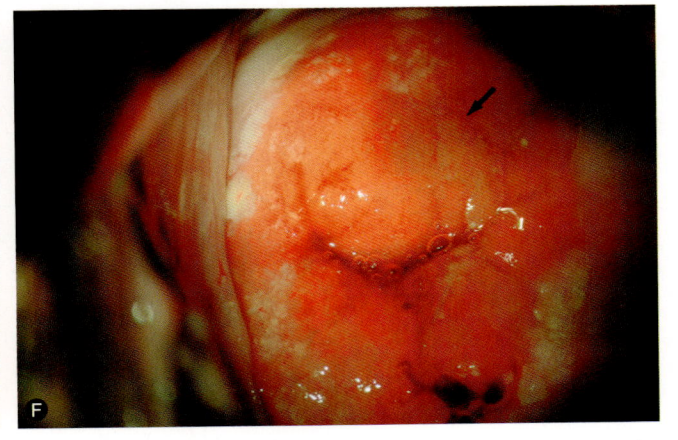

F しばしば CIN 病変を合併するため，赤点斑，モザイク，白色上皮の所見を示す。腺病変部では内頸部の腺乳頭が硬い印象を与える（↑）。

図 12 腺上皮内癌（AIS）

D 微小浸潤腺癌（図13）

腺癌の初期像を捉えることは困難である。多くはSCJ近傍から発生しCIN病変を伴う。HPVによる発癌と考えられる。腺癌は発育が早く，臨床的な癌として発見されたときには扁平上皮成分を凌駕し消失させていると考えられる。

E 内頸部腺癌 Endocervical adenocarcinoma（図14A〜F, 15A〜E, 16A, B）

腺癌は組織系が多様であり，それに応じた様々な形態を示す細胞像が報告されている。組織型にかかわらず腺癌に共通して言えることは，腫瘍性背景，クロマチン不均等分布，核膜の肥厚と核中央部の透明化，大型核小体の出現があれば腺癌を強く疑うことである（表4）。細胞診での組織型推定診断の臨床的意味は少なく，液状法では塗抹法に劣り不可能に近い。低分化ほど細胞の異型は増すため推定は可能であるが，細胞診で分化度を推定することの意味は少ない。

液状法では細胞が縮小し，核クロマチンが濃染し，核内構造が不明瞭となる。細胞も重積・立体化して診断が困難となることが多い。強拡大で顕微鏡の焦点をずらしながら，集塊の辺縁部に存在する細胞について観察するとよい。

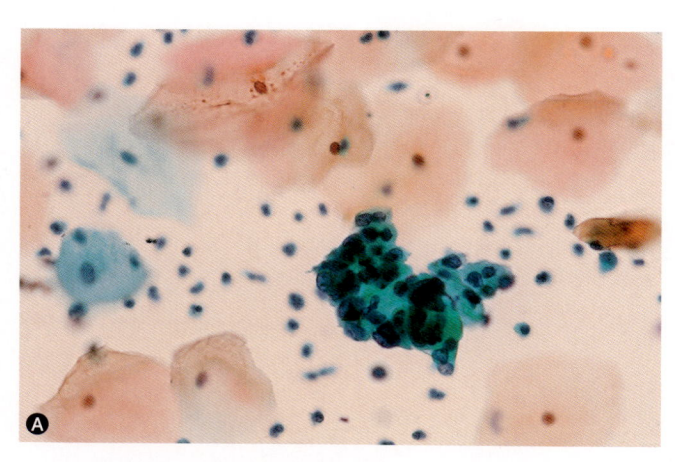

A: 極性の消失した重積性の腺細胞集塊をみる。核は大小不同で濃染する。液状法（SurePath™法）

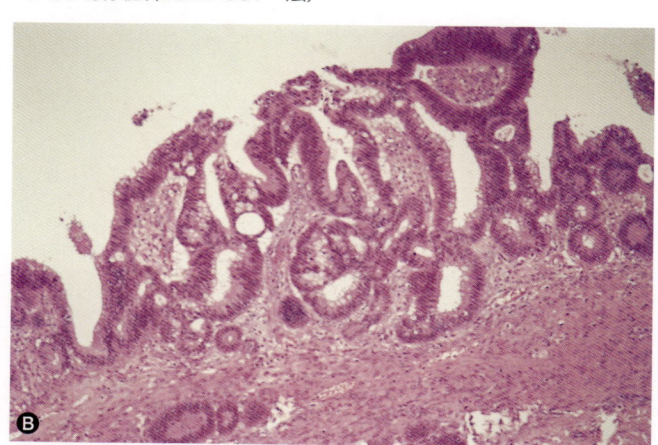

B: 微小な浸潤性の粘液性腺癌像を示す。

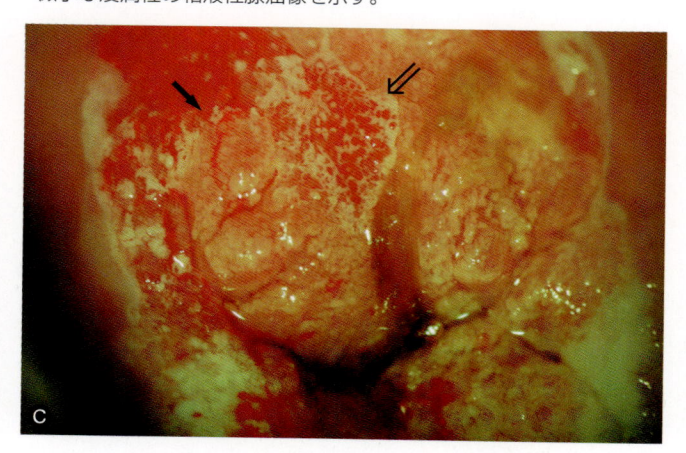

C: 頸管腺乳頭が融合し硬い乳頭状隆起（↑）を形成する。白色上皮や大粒の赤点斑（⇑）をみる。

図13 微小浸潤腺癌（34歳, HPV16型陽性）

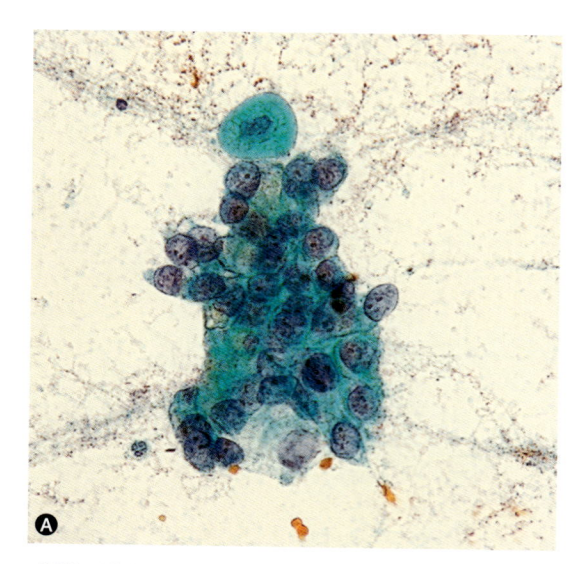

A: 極性の消失した腺細胞集塊。集塊辺縁部の核の突出像が特徴的である。核の大小不同あり。塗抹法

図14 内頸部腺癌（次頁に続く）

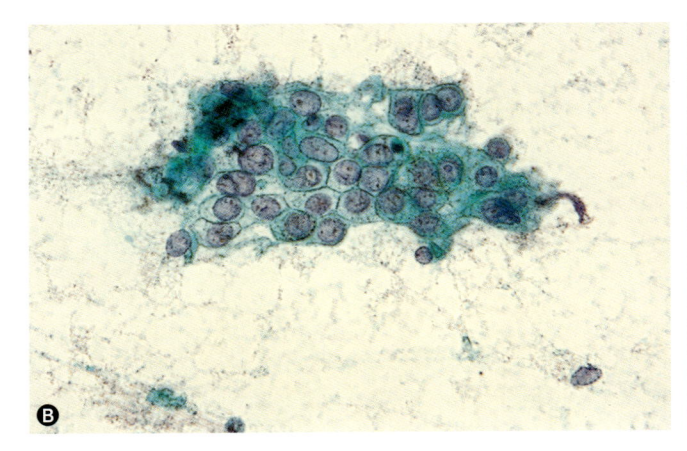

腺細胞の蜂の巣状集塊。細胞質はレース状で薄く，核異型は少ないが細胞集塊が多数出現することから腺癌と判断される。塗抹法

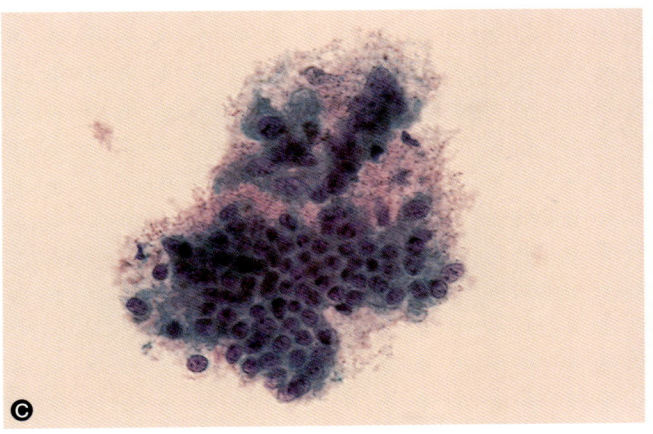

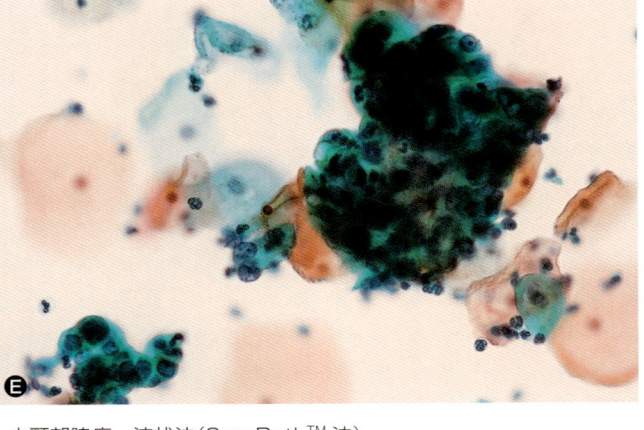

内頸部腺癌。液状法（SurePath™法）

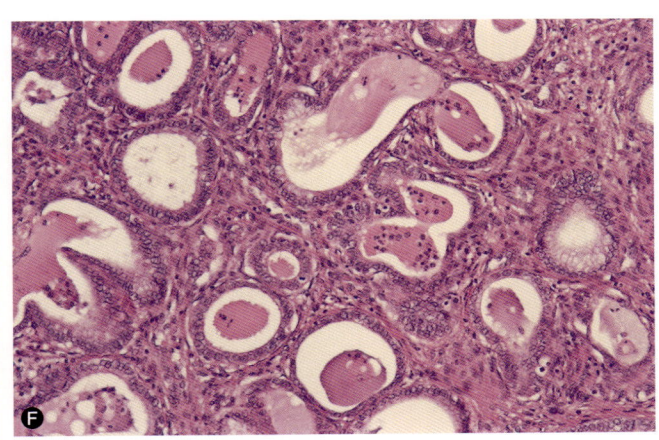

内頸部粘液性高分化型腺癌。HE染色

液状法では細胞が凝集して小型となり核は濃染し異型度の判定は困難となる場合が多い。液状法（ThinPrep®法）

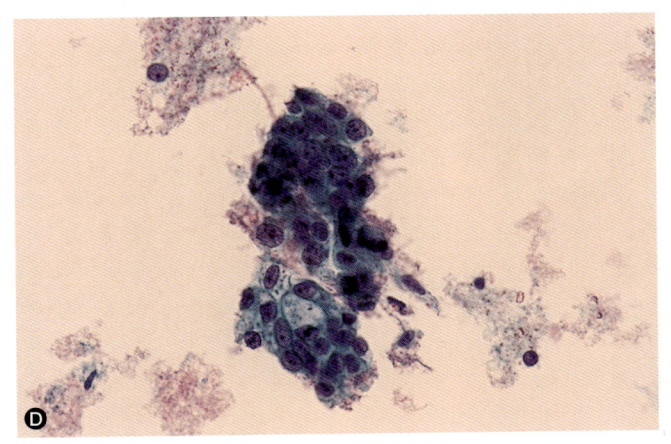

内頸部腺癌。液状法（ThinPrep®法）

図14　内頸部腺癌（続き）

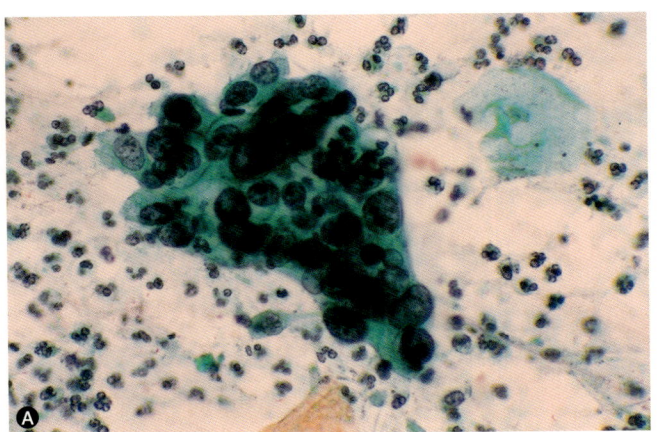

極性の消失した腺細胞集塊。集塊は重積性を示す。背景は腫瘍性である。塗抹法

図15　内頸部高/中分化腺癌（次頁に続く）

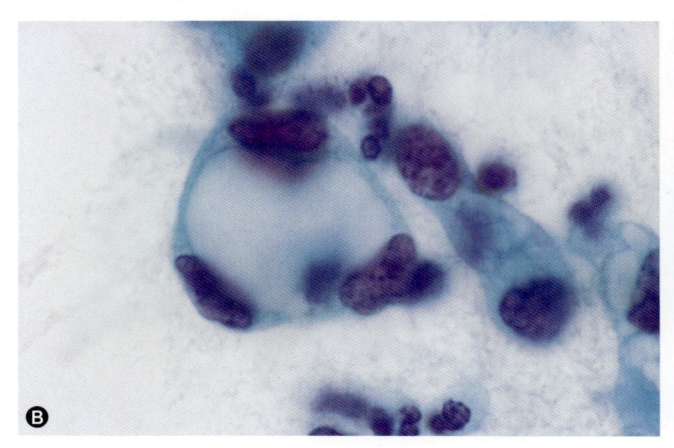

128　第8章　子宮頸部および体部の腺病変

Ⓑ 細胞質に豊富な粘液を含むため核が圧排される。塗抹法

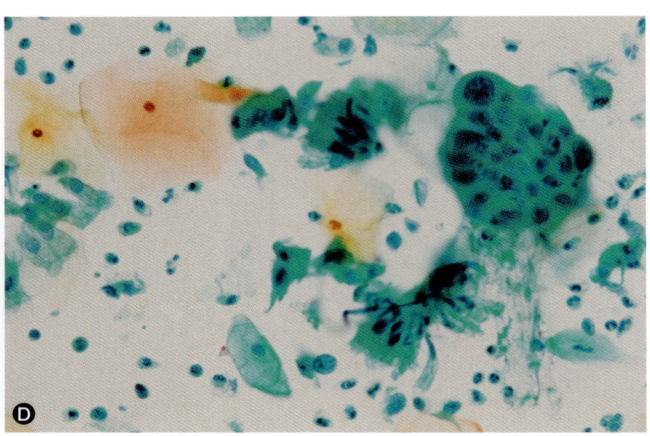

Ⓓ 腺上皮の原型を保った細胞集塊を示す。液状法（SurePath™法）

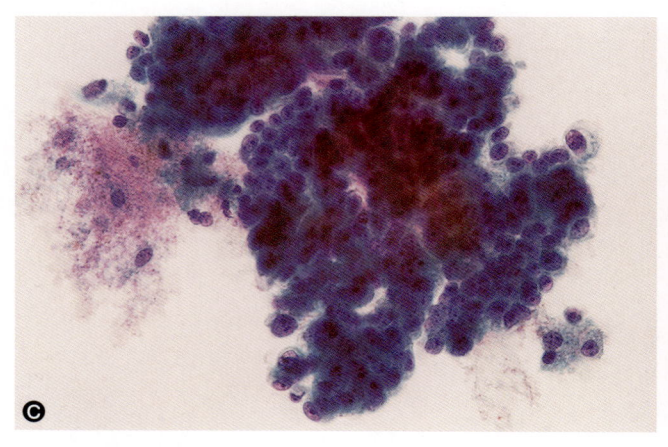

Ⓒ 腺細胞集塊は重積性を示しブドウの房状の外観を示す。ときに花輪状を示す。液状法（ThinPrep®法）

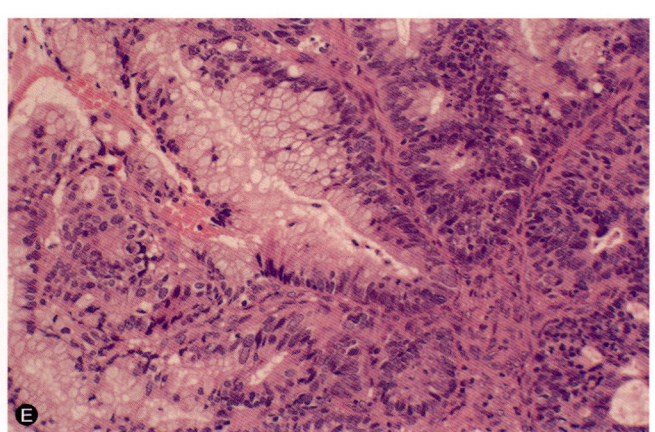

Ⓔ 中分化型粘液性腺癌。HE染色

図15　内頸部高/中分化腺癌（続き）

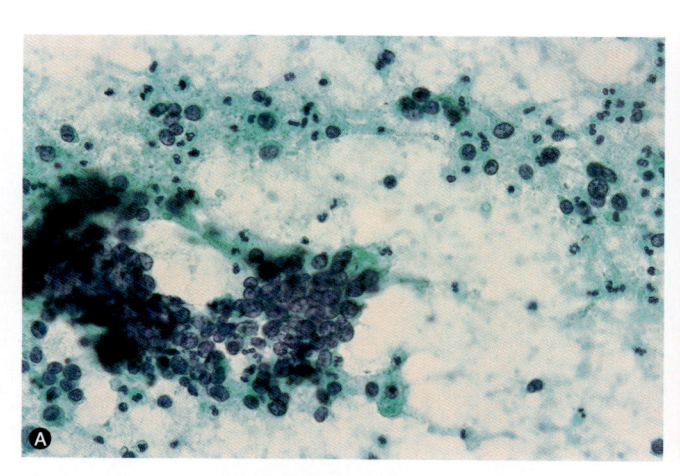

Ⓐ 極性の消失した腺細胞の重積性集塊や孤立散在性の異常細胞を認める。核は大小不同で濃染する。背景は腫瘍性である。塗抹法

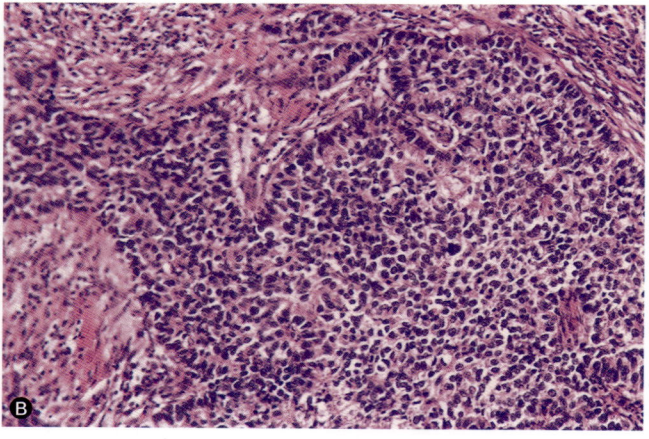

Ⓑ 低分化腺癌。HE染色

図16　内頸部低分化腺癌

F 内頸部腺扁平上皮癌(図17, 18)

腺癌と扁平上皮癌との混在した癌をいう。腺癌部は未分化で純粋型腺癌より細胞異型が強く悪性度が高い。細胞診では両者が混在してみられる。

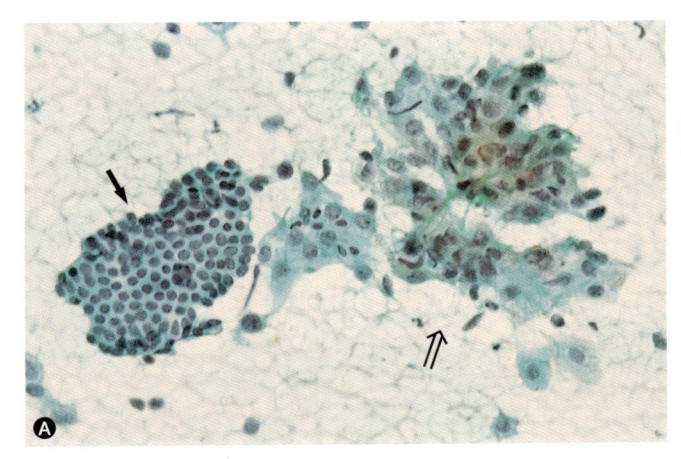

A 腺異型細胞(↑)と扁平上皮系の異型細胞(⇑)を示す。塗抹法

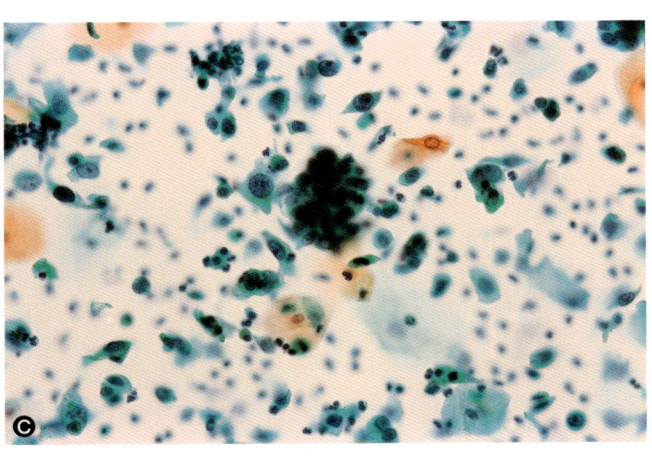

C 腺癌細胞集塊と孤立散在性の扁平上皮癌細胞が混在する。液状法

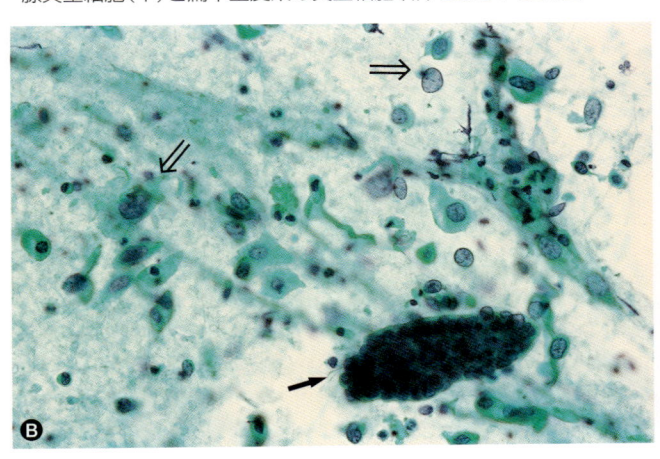

B 腺癌細胞集塊(↑)と孤立散在性の扁平上皮癌細胞(⇑)が混在する。背景は腫瘍性である。塗抹法

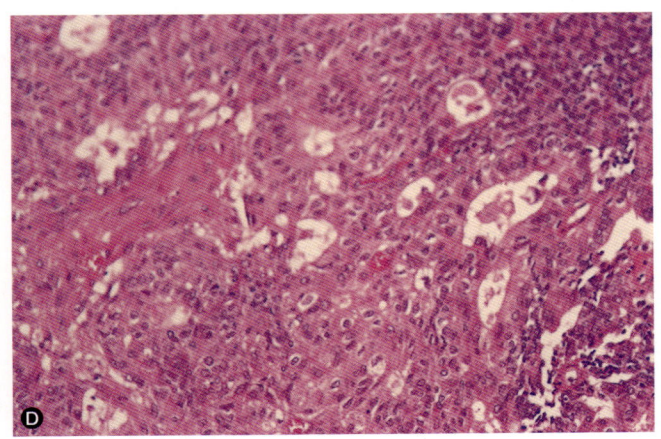

D 腺癌と扁平上皮癌が混在した腺扁平上皮癌

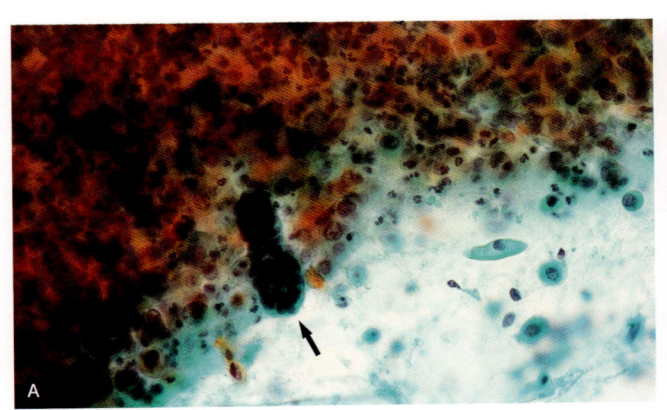

図17 腺扁平上皮癌

A 角化した異型扁平上皮細胞集塊に埋もれたように腺癌細胞の小集塊(↑)を認める。液状法

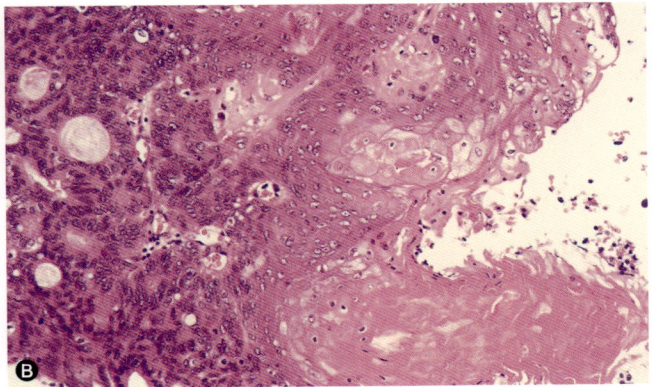

B 扁平上皮部が高度に分化した腺扁平上皮癌。

図18 腺扁平上皮癌

G 未分化癌（図19）

細胞が未熟で組織型が判定できない癌をいう。細胞異型は高度である。

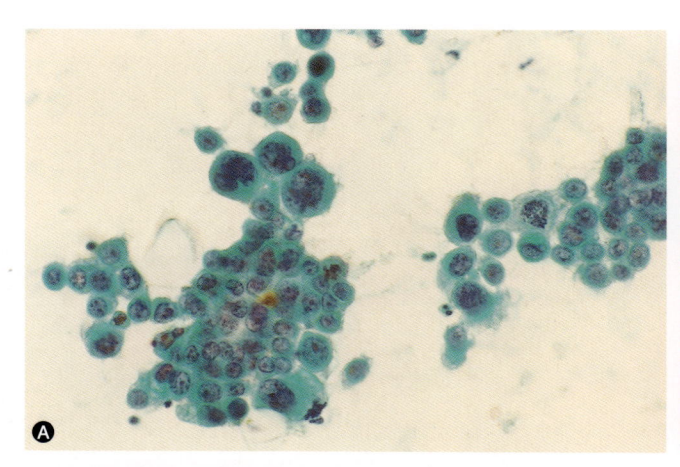

Ⓐ 大小に富む大型の癌細胞をみる。核クロマチンは粗大で濃染し、核小体も目立つが、腺上皮系か扁平上皮系か区別できない。塗抹法

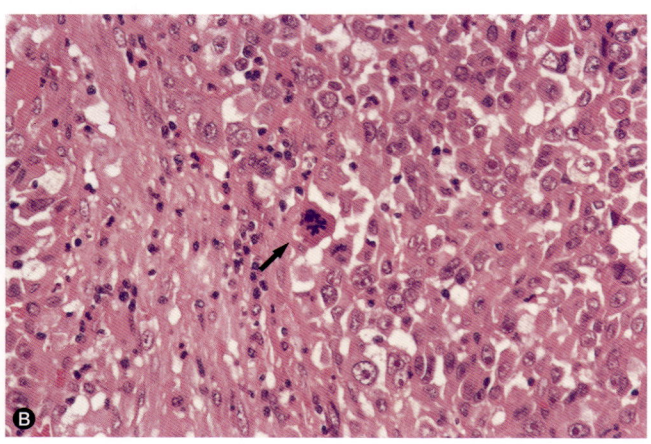

Ⓑ 異型核分裂像（↑）。HE染色

図19　未分化癌

4　内膜細胞 Endometrial Cells

TBSは子宮頸部細胞診での診断基準であり、内膜細胞も頸部細胞診検体において出現した内膜由来細胞の診断基準である。諸外国ではわが国のようにスクリーニング検査として子宮内膜腔から直接細胞を採取する子宮内膜細胞診を実施していない。直接採取すればより源巣を反映すると推定できるが、診断の再現性が低いため臨床検査としての信頼度は低い。

A 子宮腔から崩落した子宮内膜細胞 Exfoliated endometrial cells（図20）

月経〜増殖期に内膜細胞集塊が頸部細胞診に出現する。扁平上皮細胞の群の中に小型の細胞小集塊が散在性に観察される。典型的には小集塊の周囲を別の1層の細胞が包むような形態 exodus がときにみられる。内膜腺癌との鑑別はひとえに核異型の程度である。月経中や炎症、IUDでは軽度の異型細胞は出現する。正常・良性変化と判断した場合にはNILMと診断する。悪性が否定できず確信できないときにはAGC-NOSと診断する。

正常内膜細胞は腺構造を保ち、靴下様・花瓶状の構造で出現することがある。増殖期に採取された検体には内膜間質細胞や血管腔と共に、間質に埋まった分枝内膜腺を認めることもある。核の大小不同や核分裂像を認めるが、核の極性が保たれAGCと区別し得る（表5）。

TBSでは40歳以上の膣細胞診に内膜細胞が出現した場合にはそれを記載することになっている。閉経周囲期の内膜増生は内膜癌のリスクが高いからで

表5　子宮内腔から崩落した正常内膜細胞の特徴

細胞の出現状態	マリモ状の塊、2層構造の球体
細胞質	少なく青い。ときに空胞化する
細胞境界	不明瞭
核の大きさ	中層細胞核とほぼ同等
核クロマチン	評価困難
核小体	目立たない

ある。裸核の内膜腺細胞も閉経後には出現しやすいが，傍基底細胞や予備細胞との鑑別は困難である。内膜間質細胞は円形〜紡錘形で小型の微細顆粒状核を有する。細胞は散在性に出現する。組織球は円形〜卵円形で曲玉状核が細胞質に偏在して存在する。炎症が加わるとより鑑別診断は困難となる。HSILやASC-Hとの鑑別も悩ましい問題である。判断が困難な場合にはAGCと診断する。

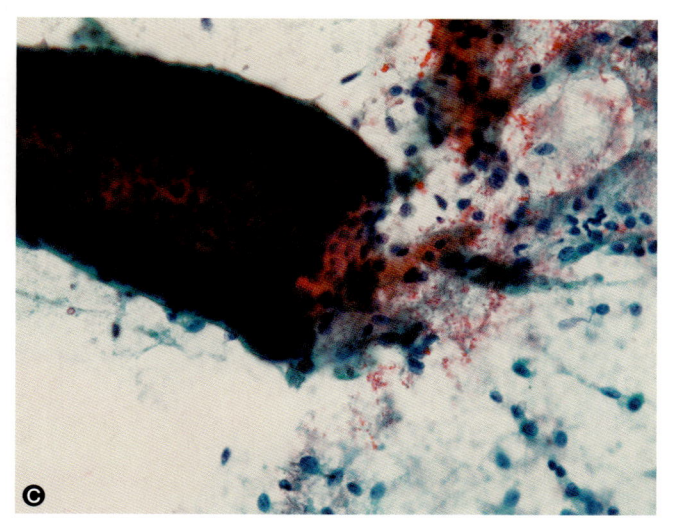

Ⓒ 土管様の腺細胞集塊。塗抹法

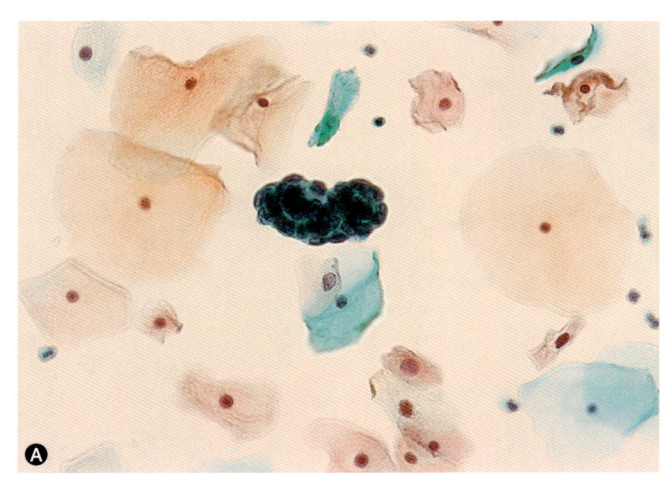

Ⓐ 頸部細胞診で濃染した小型細胞集塊をみる。核は小さく異型はない。液状法(ThinPrep®法)

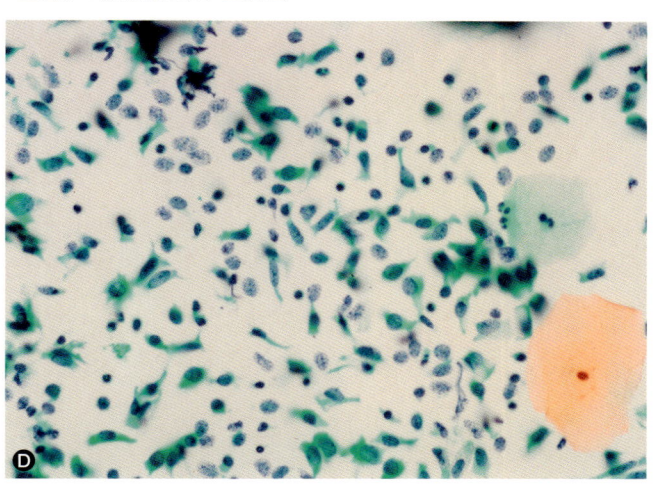

Ⓓ 内膜間質細胞。内膜細胞診。液状法(SurePath™法)

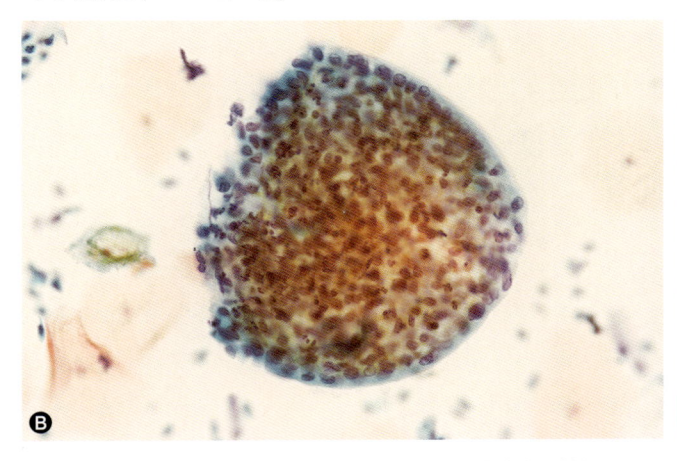

Ⓑ 毯藻様の細胞集塊をみる。表面は1層の粘液性腺上皮で被われる。塗抹法

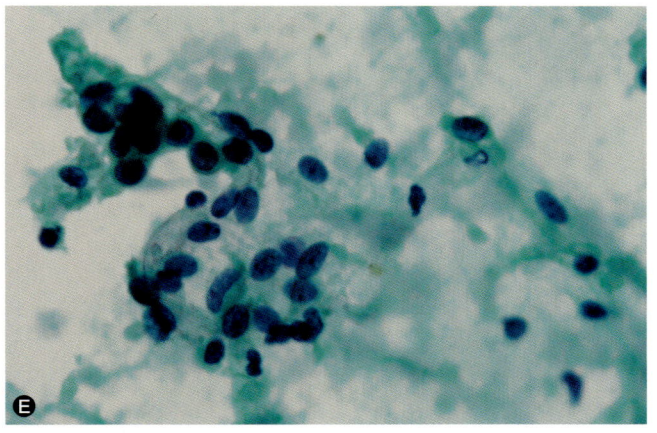

Ⓔ 内膜間質細胞。内膜細胞診。塗抹法

図20 正常子宮内膜腺細胞

B 異型内膜細胞 Atypical endometrial cells（図21）

　検鏡時における最初の注目点は核サイズの増大である。核内構造が不明瞭なこともある。異型度が増せばより細胞境界が不明瞭な細胞集塊となる。核の大小不同，核内の透明化，核膜の肥厚や核小体が出現すれば腺癌との鑑別も考慮点となる（表6）。内膜ポリープ，内膜炎，IUD，内膜増殖症，高分化内膜腺癌からの細胞が示唆される。なお，内膜においてはAGC-favor neoplasticは設けていない。

　液状法では核の濃染性は塗抹法に比べて著明となる。固定により核が収縮し，核クロマチンが凝集・濃染し核の状態が不明瞭となる。液状法では細胞の回収率が高いため月経中には，より大小不同性の増した細胞集団が多数出現する。臨床情報を参照しての診断が必要である。内膜由来のAGCは内膜生検の対象となる。

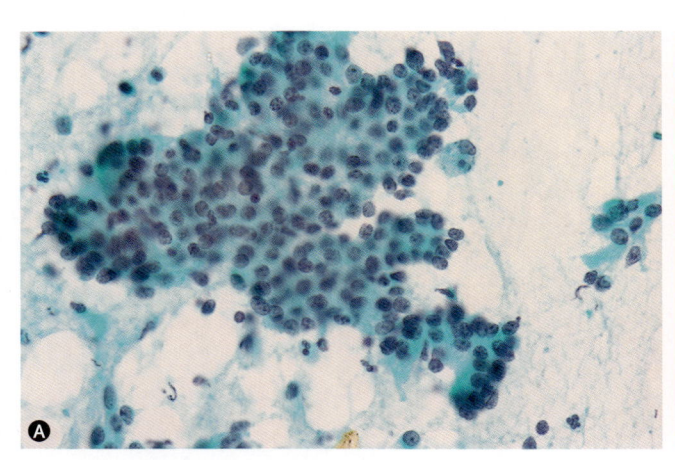

A 軽度の異型細胞集塊，内膜細胞診。塗抹法

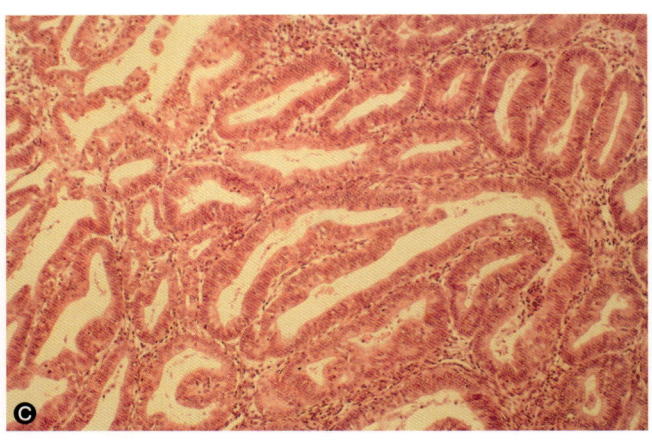

C 異型複雑増殖症。HE染色

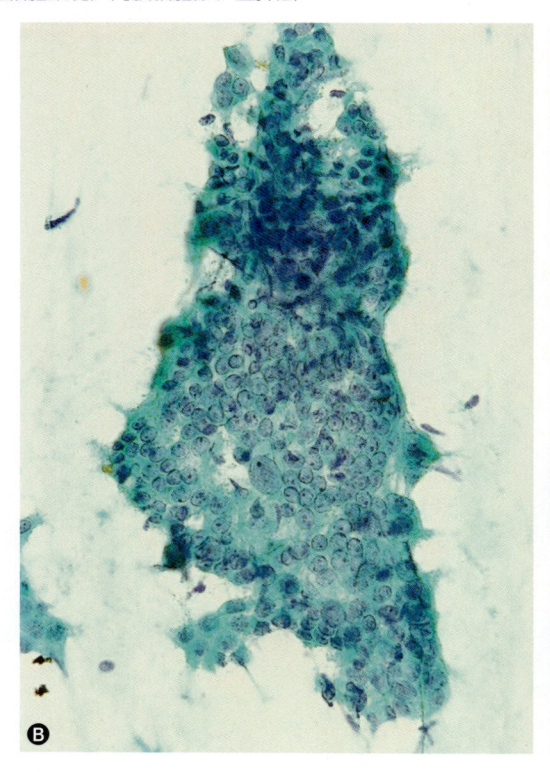

B 核の大小不同と極性の消失した細胞集塊，内膜細胞診。塗抹法

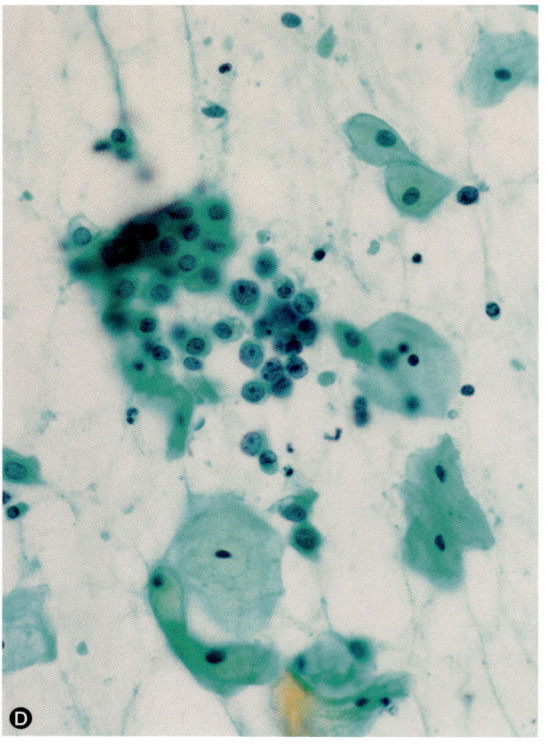

D 腟細胞診に出現したAGC細胞。核小体明瞭な小型細胞が散在性に出現。内膜搔爬では類内膜型高分化腺癌であった。塗抹法

図21　内膜異型細胞

表6 異型内膜細胞と内膜腺癌の特徴の違い

項目	異型内膜細胞	内膜腺癌
背景	清明	腫瘍性混濁
細胞の出現	10個前後の細胞小集塊	単独/小集塊
細胞質	少量，ときに空胞化する	少量でときに空胞化
細胞境界	不明瞭	不明瞭
核のサイズ（正常内膜腺との比較）	やや増大	増大，G3では増大が増す
核形	円形〜楕円形	楕円形〜いびつ
核縁	整	不整・明瞭化
極性	保持	消失
核の染色性	軽度濃染	中程度〜高度
核クロマチン粒子	微細顆粒状	粗大顆粒状
クロマチンの分布	均等分布	不均等・核内透明化
核小体	小型	低分化癌では巨大化

C 子宮内膜腺癌 Endometrial adenocarcinoma（図22A〜D, 23A, B, 24A〜D）

内膜腺癌は頸部腺癌と比較して小型で，おとなしい感じを与える。核小体も小型である。内膜癌の組織分化度により大きく異なる。細胞数も少ない。高分化腺癌は増殖期内膜と区別できないことも多い。

頸部細胞診で内膜癌より崩落した癌細胞を捉えることは塗抹法では細胞回収率が悪く困難である。液状法では内膜腺癌細胞は小型で核も小さく縮み核小体も不明瞭となる。腫瘍性背景も反映されないことが多いため診断はさらに困難である（Guidos 2000, Mody 2001）。

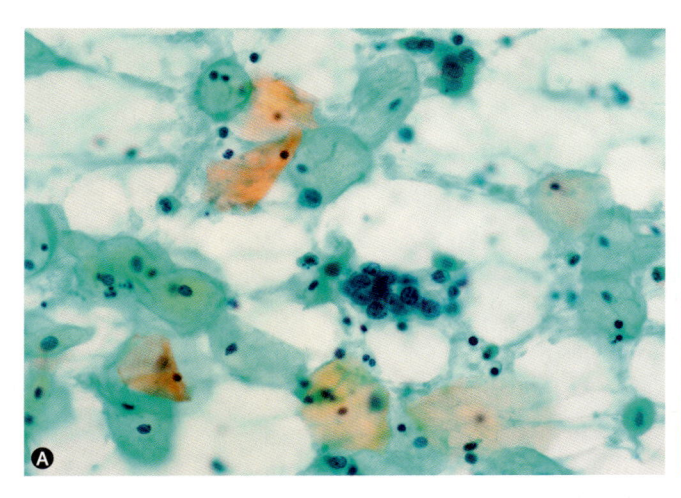

Ⓐ 頸部細胞診。内膜癌細胞の集塊。核膜の肥厚と核小体の出現が特徴的である。塗抹法

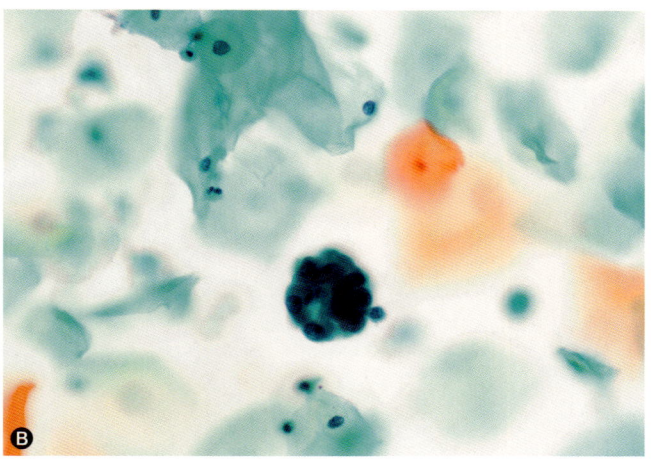

Ⓑ 頸部細胞診。数個の内膜癌細胞からなる集塊。濃染核を有する細胞集塊。液状法（SurePath™法）

図22 子宮内膜類内膜型高分化腺癌（次頁に続く）

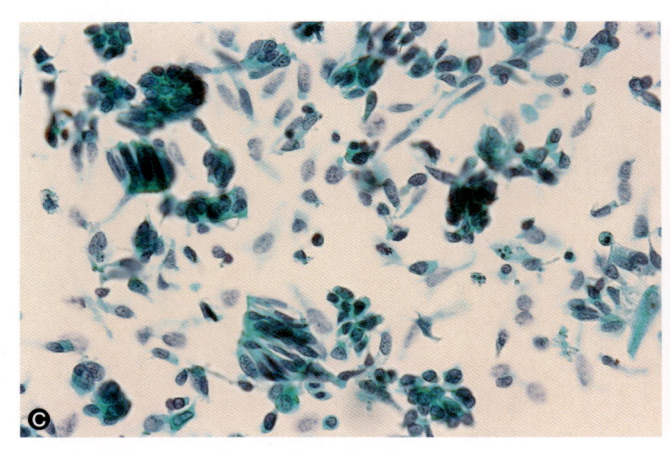

Ⓒ 内膜細胞診。多数の癌細胞，異型細胞を認める。核は縮小し濃染するため核内構造は不明瞭となるが，核の極性消失，大小不同を伴った構造異型で癌と判断できる。液状法

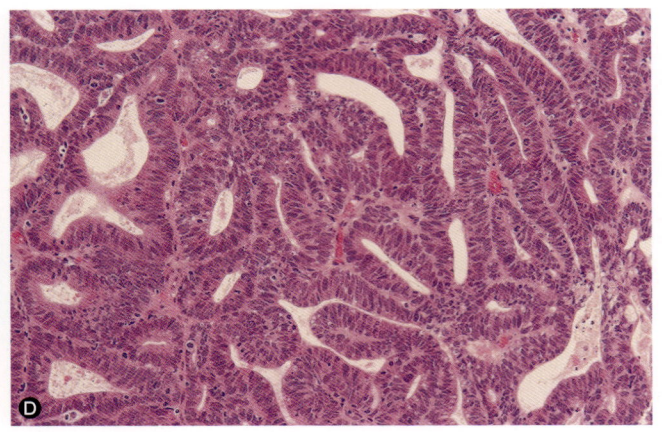

Ⓓ 高分化腺癌。HE染色

図22 子宮内膜類内膜型高分化腺癌（続き）

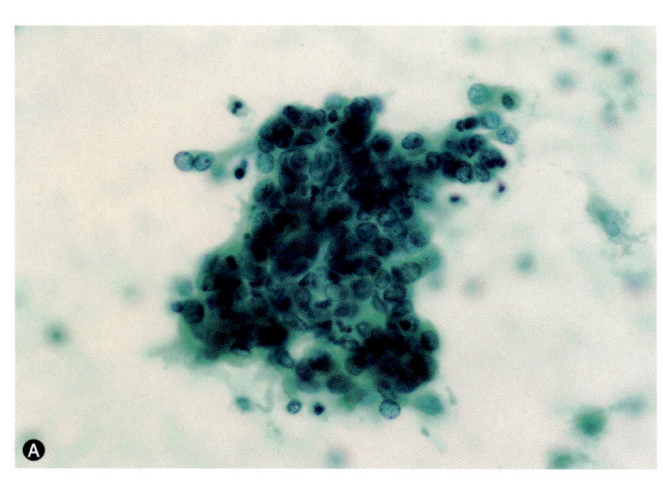

Ⓐ 内膜細胞診。内膜癌細胞の集塊。核膜の肥厚と核小体の出現が特徴的である。塗抹法

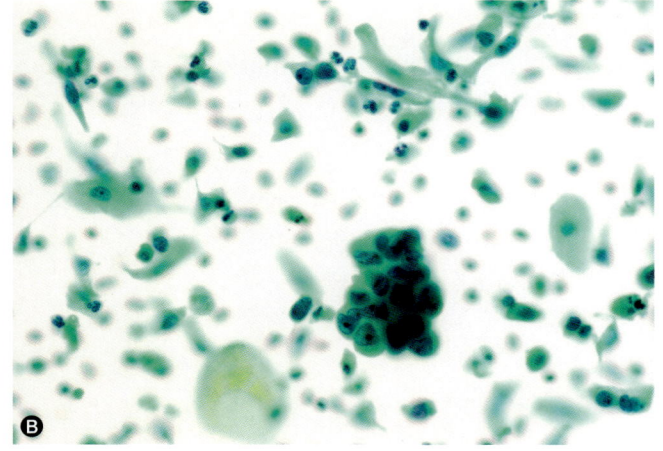

Ⓑ 頸部細胞診。内膜癌細胞。液状法（SurePath™法）

図23 子宮内膜類内膜型低分化腺癌

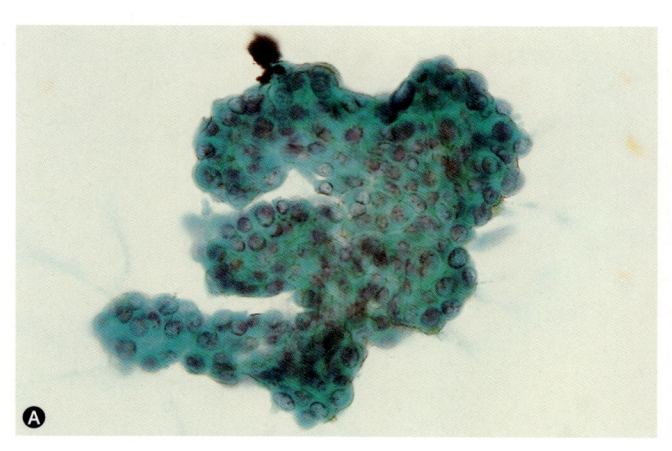

Ⓐ 乳頭状の異型細胞集塊。内膜細胞診。塗抹法

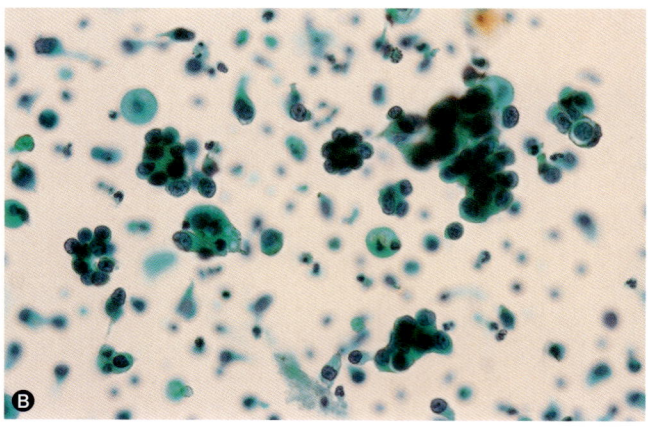

Ⓑ 核の大小不同と極性の消失を示す細胞集塊と孤立散在性に出現する内膜癌細胞を示す。内膜細胞診。液状法（SurePath™法）

図24 子宮内膜漿液性腺癌（次頁へ続く）

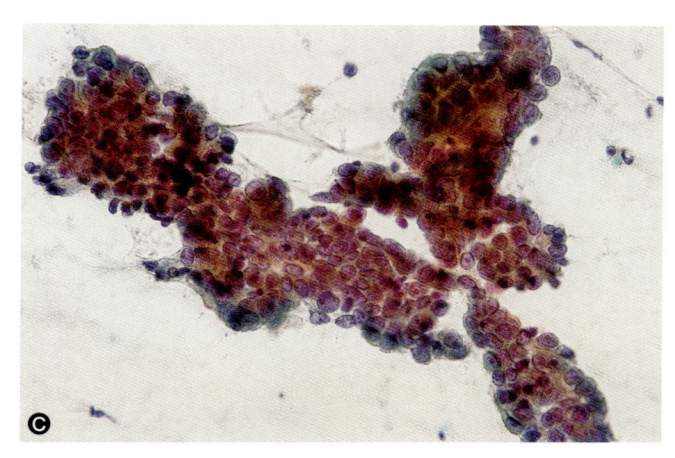

樹枝状の内膜癌細胞集塊。塗抹法

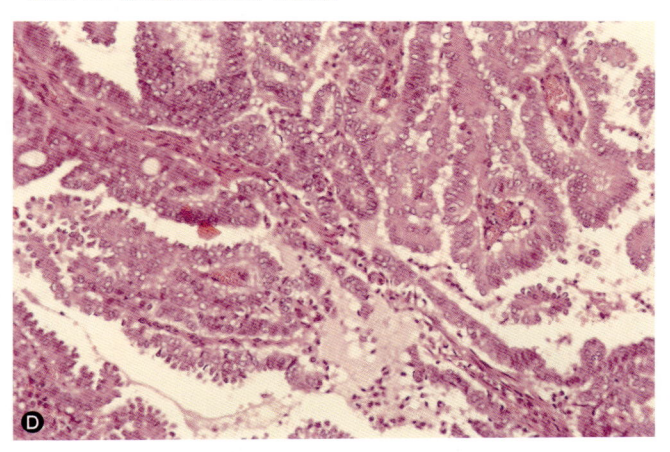

内膜漿液性乳頭状腺癌

図24　子宮内膜漿液性腺癌（続き）

D　子宮内腔より直接採取した細胞診

基本的にはTBSに記載されている判定基準と同じである。直接採取であるため原病巣の形が保たれ，診断はより容易である。しかしながら，腺系病変の細胞診の再現性が低いことには変わりはない。細胞採取器具も被検者の痛みを極力抑え細胞採取が容易で簡便なものが種々開発されている（図25）。Pipelle deviceの内膜組織採取には痛みがなく（5％以下），有用である。内膜癌の診断率は100％である。

悪性所見の特徴として，①核の重積性，②小乳頭状集塊，③集塊周辺部の細胞における核の突出像，④明瞭な核小体，を重視する意見が多い。浸潤癌では腫瘍性の背景がみられるが，高度分化型腺癌や増殖症では腫瘍性の背景はない。進行癌や低分化型の腺癌では核の増大，大小不同，核膜の肥厚，核小体の巨大化などが観察され，診断は比較的容易である（表7）。

液状細胞診では固定液により細胞が収縮し核が過剰に濃染して，核内構造が不明瞭となる。背景の状態も不明瞭となる。したがって，診断がより困難である。両者を比較すると塗抹細胞診のほうが有用性が高い（図26）。

表7　子宮内腔より直接採取した細胞診の診断的特徴

特徴	診断	
	腺異型細胞 （増殖症～高分化腺癌）	腺癌細胞 （中・低分化腺癌）
細胞異型		
核の腫大・大小不同	軽度～中程度	高度
核形の不整	軽度～中程度	高度
核の重積性	軽度～中程度	高度
核の突出像	軽度～中程度	高度
核小体の明瞭化	軽度～中程度	明瞭化・巨大化
構造異型		
集塊の数	多い	多い
細胞の結合性	やや低い	低い
細胞の極性	一部に消失	消失
小枝状乳頭	時に出現	高頻度
背景の状態	清明	腫瘍性

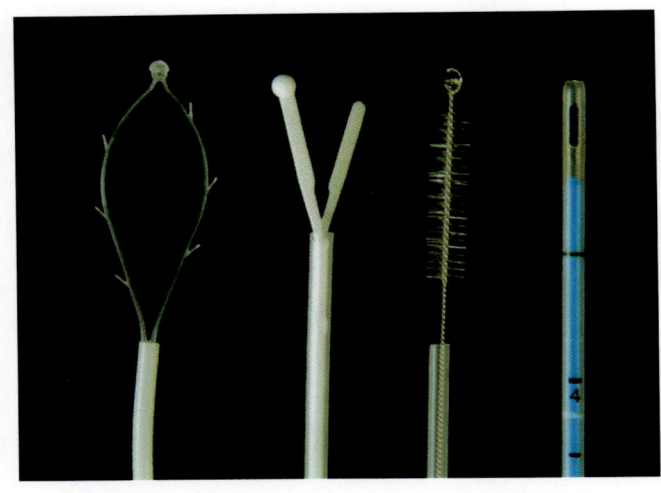

136　第8章　子宮頸部および体部の腺病変

挿入部が細くかつ腰が強く，内腔全体をこすり取る器具が最良である。

図25　内膜細胞採取器具

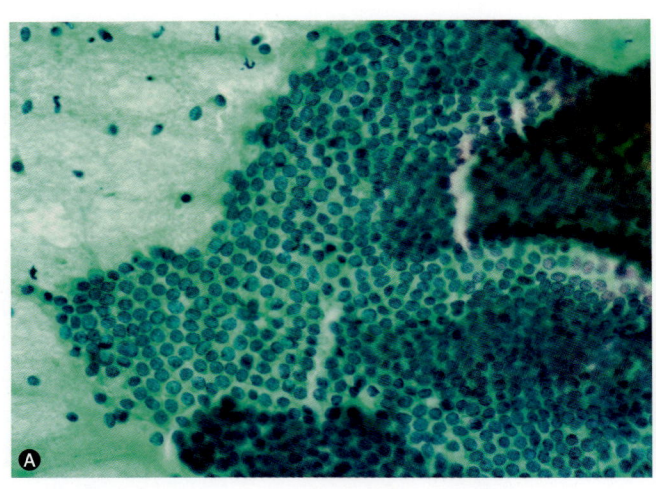

Ⓐ 正常内膜。塗抹法

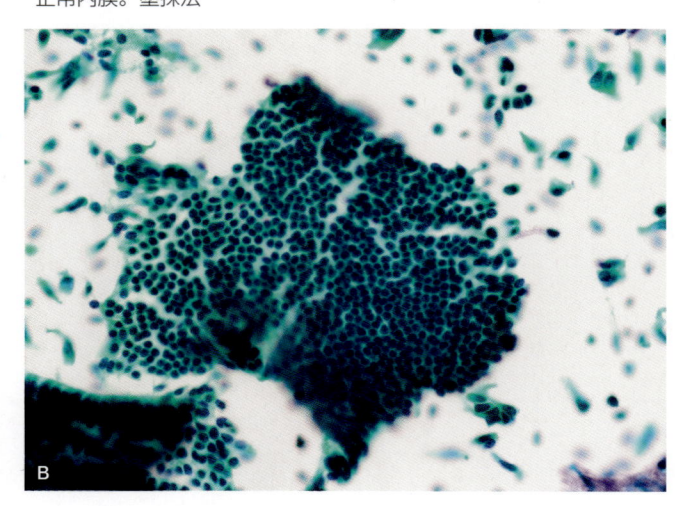

Ⓑ 正常内膜。液状法（SurePath™法）

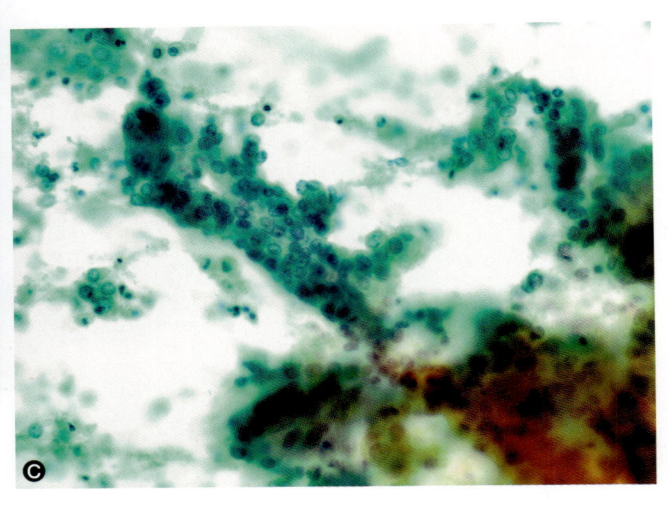

Ⓒ 子宮内膜癌。塗抹法

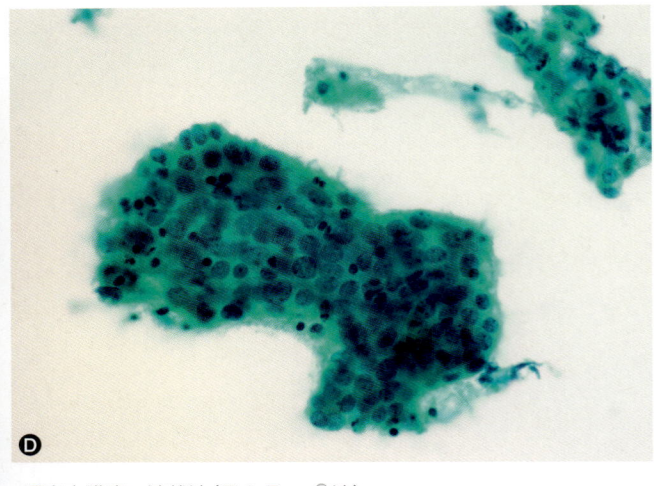

Ⓓ 子宮内膜癌。液状法（ThinPrep®法）

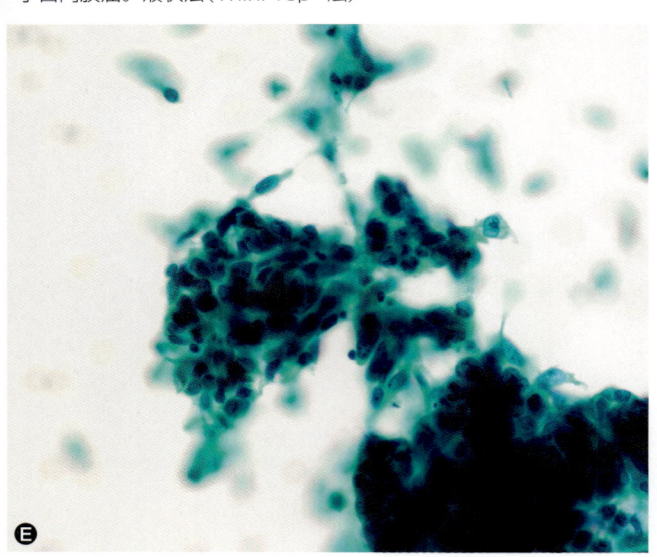

Ⓔ 子宮内膜癌。液状法（SurePath™法）

図26　内膜腺細胞の塗抹法と液状法の違い（内膜細胞診）

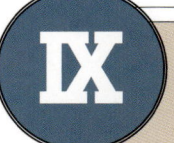

IX 子宮間葉系病変とその他の腫瘍

　子宮の悪性腫瘍の多くは上皮系腫瘍である。稀に間葉系腫瘍や間葉系と上皮系が混合した腫瘍，血液系腫瘍，メラノ細胞系腫瘍が発生する。子宮以外の臓器癌からの転移もしばしばみられる。細胞診においてこれら病変を正確に診断することは不可能である。しかし，特徴的な細胞形態を観察することにより診断の一助とすることはできる。

1　稀な子宮原発腫瘍

A　神経内分泌腫瘍 Nueroendocrine tumor（図1）

　小型のN/C比大の腫瘍細胞でリンパ球様の細胞を示す。核は類円形で，粗大顆粒状のクロマチンをもつ。組織像では柵状配列，リボン状配列，ロゼットの形成を示す。細胞診上での細胞の結合性は乏しく，孤立散在性に出現する。神経内分泌顆粒は電子顕微鏡で観察できるが，Grimerius染色やChromogranin免疫染色が簡便である。神経内分泌顆粒をもたない場合は，**扁平上皮癌，非角化型（小細胞癌）**と診断する。類似病変に**カルチノイド腫瘍**があるが，細胞はやや大型で腺癌様構造を示す（図2）。80％の症例でHPV 16/18が陽性である（Mannion 1998）。

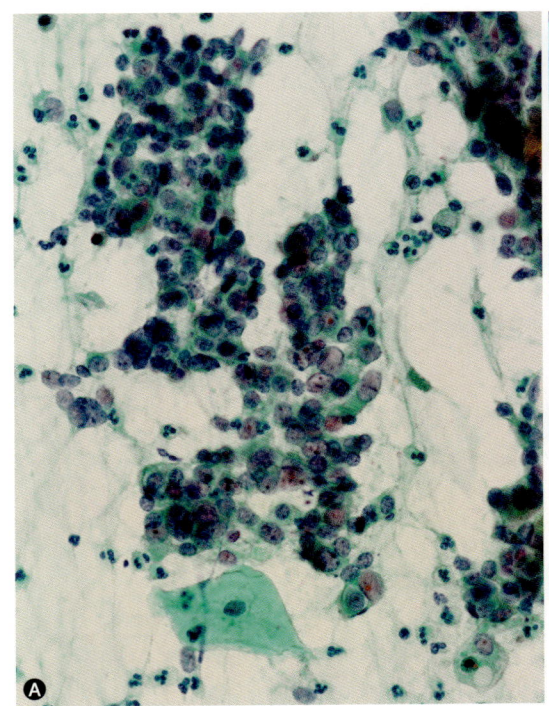

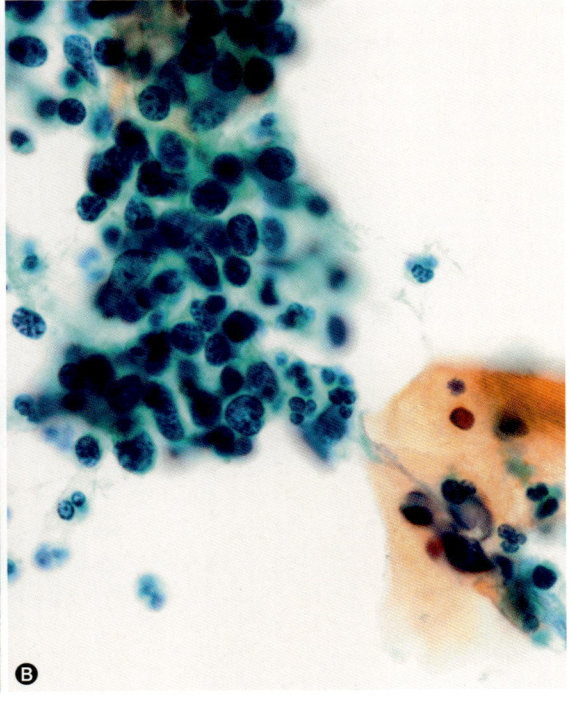

Ⓐ 腫瘍性背景に小型の腫瘍細胞が散在性に出現する。中層細胞核とほぼ同じ大きさであるが，濃染する点が異なる。明瞭な核小体も出現する。塗抹法

Ⓑ 腫瘍細胞の結合性は低く，リンパ球様で，N/C比大である。核クロマチンは濃染し粗大顆粒状である。液状法

図1　小細胞癌（神経内分泌腫瘍）

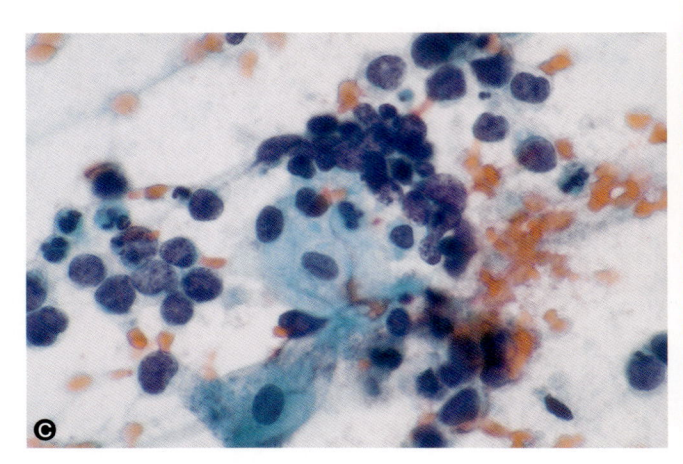

138　第9章　子宮間葉系病変とその他の腫瘍

小細胞癌：リンパ球様の小型細胞集塊。塗抹法

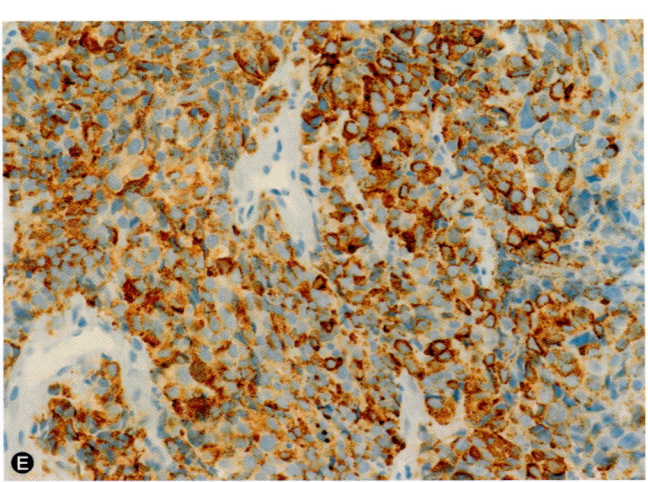

細胞質にクロモグラニン陽性顆粒を認める。免疫染色

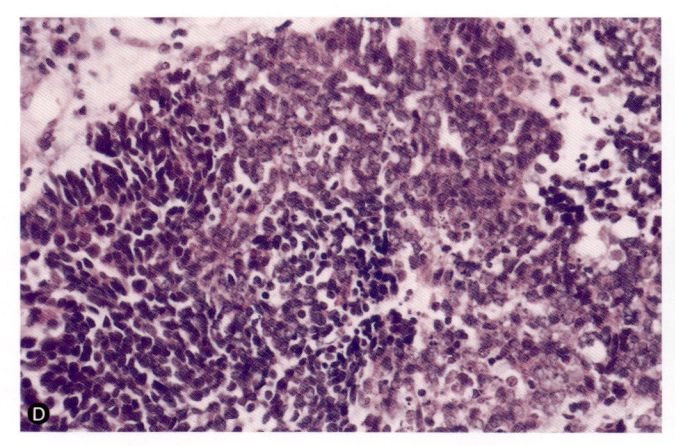

小型の細胞質の乏しい一様な腫瘍細胞が島状に浸潤する。HE染色

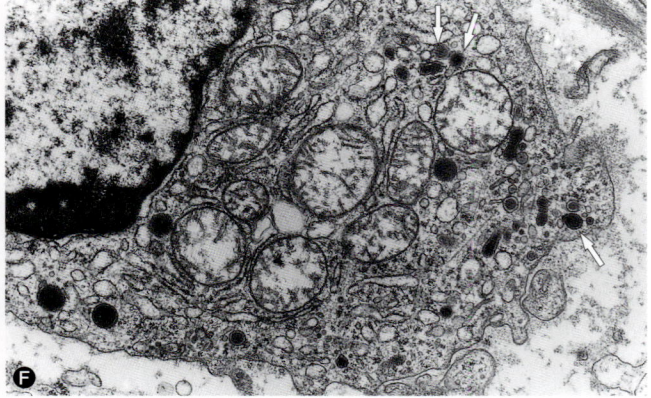

電子顕微鏡では神経内分泌顆粒（↑）を認める。

図1　小細胞癌（神経内分泌腫瘍）

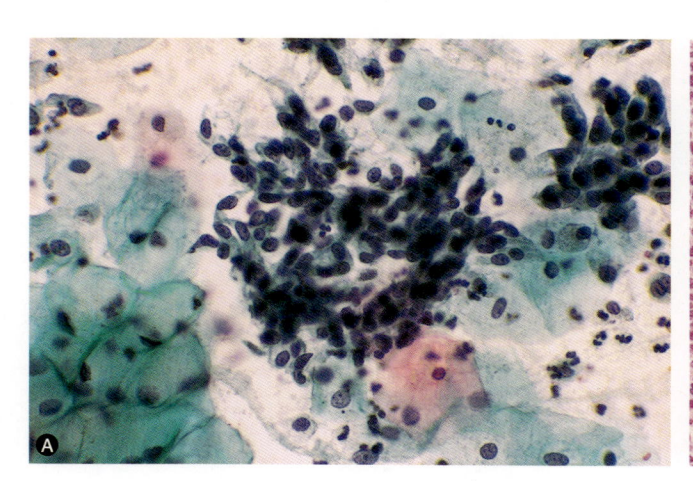

やや大型のN/C比大の均一な細胞集塊。細胞質は微小でやや紡錘形を示す。腺癌様構造を示す場合もある。塗抹法

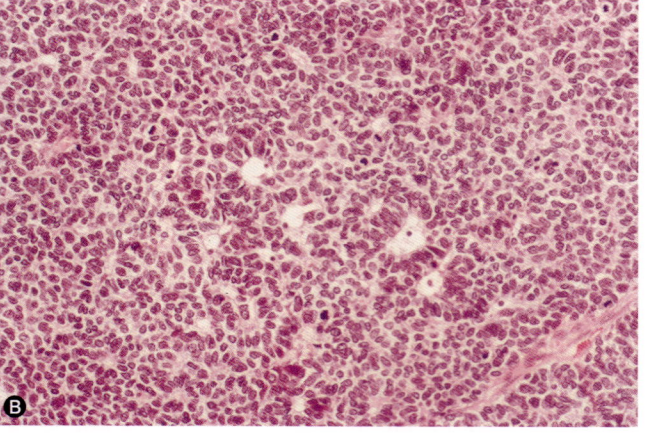

卵円形均一な細胞よりなる。ロゼット形成や柵状構造を示す。

図2　子宮頸部カルチノイド腫瘍

B スリガラス様細胞癌 Glassy cell carcinoma（図3）

腺構造をもたない，スリガラス様の細胞質をもつ大型の腫瘍細胞からなる。細胞診では細胞質は豊富でライトグリーンに淡く染まる。粘液は目立たない。核小体は著明で，腫瘍細胞は重積性あるいはシート状を示す。

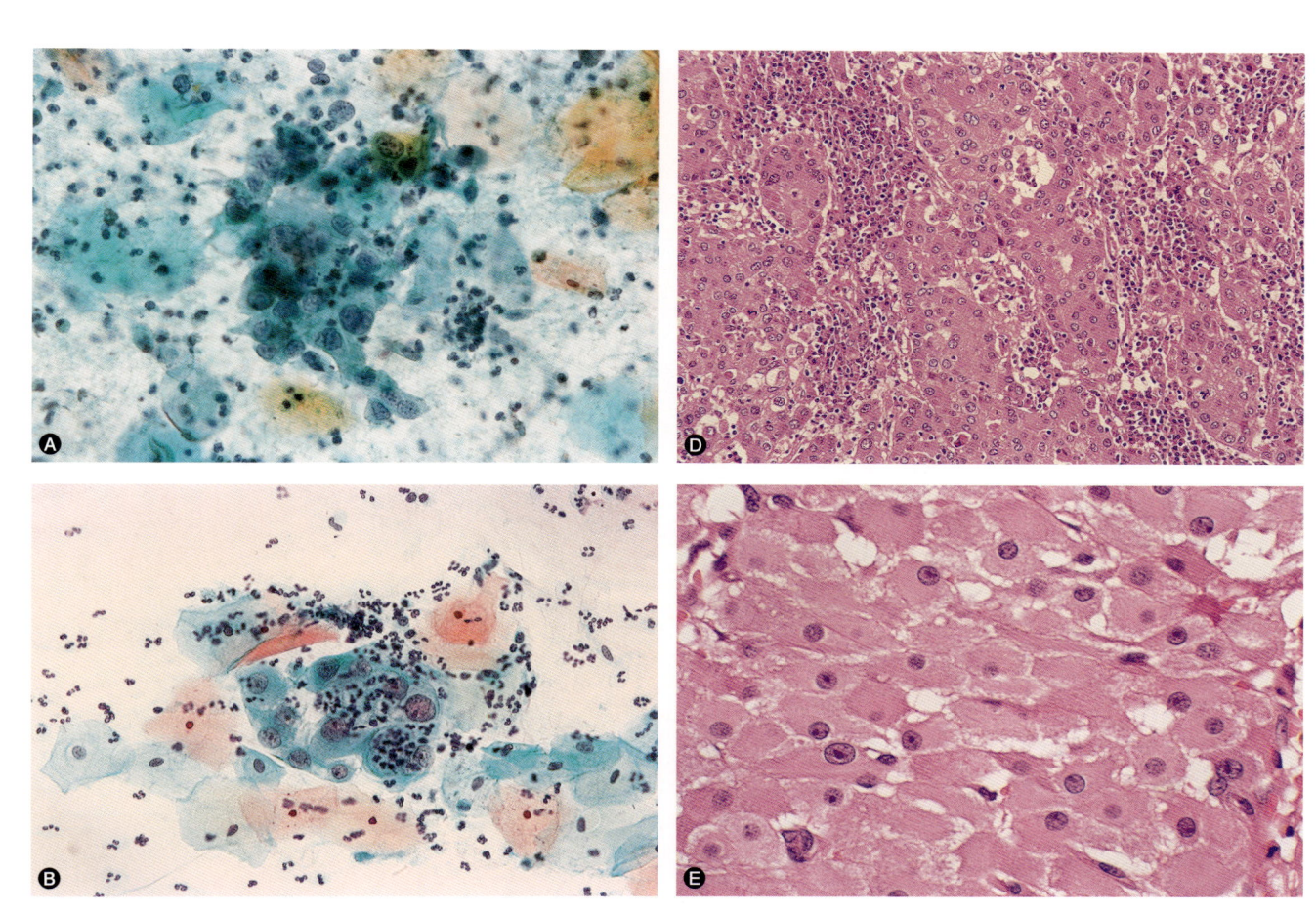

A, B：腫瘍細胞の細胞質は豊富で細顆粒状，いわゆるスリガラス様である。核は大きく，核小体も著明である。塗抹法

D, E：スリガラス状の豊富な細胞質を有する細胞が充実性に浸潤する。大きな核小体を有する。HE染色

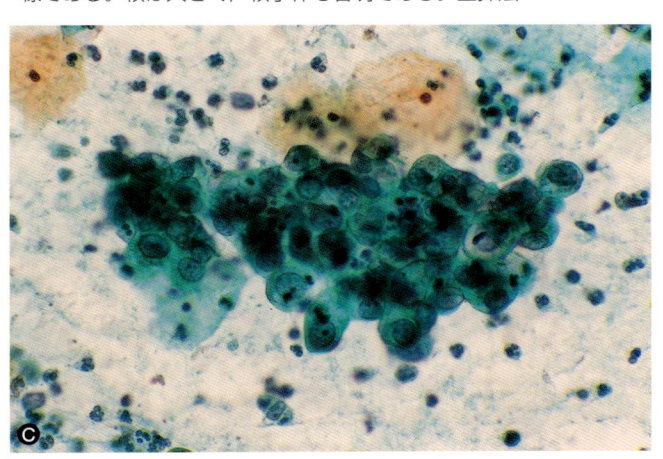

腺癌様の集塊を示すことも多い。塗抹法

図3 スリガラス細胞癌

C 中胚葉性混合腫瘍 Malignant mixed mesodermal tumor（図4）

　上皮悪性細胞と間葉系悪性細胞の両者が混在する腫瘍をいう。**癌肉腫**とも称する。多くは閉経女性の子宮体部に発生する。頸部発生には放射線治療との関連やHPV16型の関与が指摘されている。子宮頸部における本腫瘍は体部からの浸潤が多いため，体部の検索が大切である。頸部では上皮性分は腺上皮ではなく扁平上皮の頻度が高い。子宮には元来存在しない，骨，軟骨，横紋筋などの異所性成分を有する場合（異所性）と肉腫成分が元来の子宮に存在する間質成分が悪性化した平滑筋肉腫，線維肉腫の場合（同所性）がある。上皮性成分が良性腺上皮の場合には**腺肉腫 Adenosarcoma** である。

　細胞診では癌細胞と肉腫細胞の混在を示す。実際には多い成分が反映され癌肉腫と診断することは困難である。

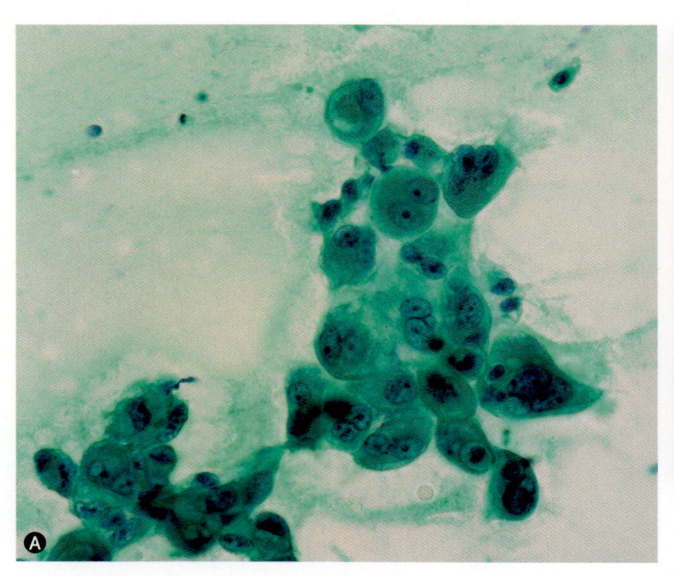

A　腫瘍性背景に奇異な細胞形態を示す腫瘍細胞の集塊をみる。腫瘍細胞は多様性に富み，細胞質は豊富で，核は濃染し，多核となる場合もある。大きな核小体を有する。塗抹法

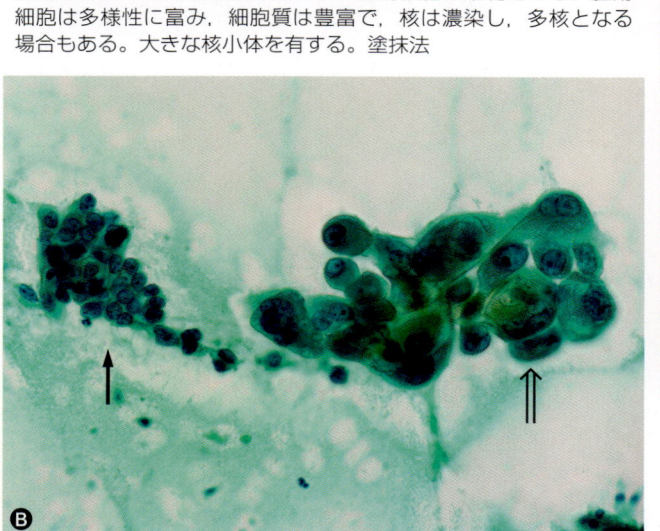

B　肉腫成分の細胞（⇑）と比較するとおとなしい腺癌細胞（↑）をみる。塗抹法

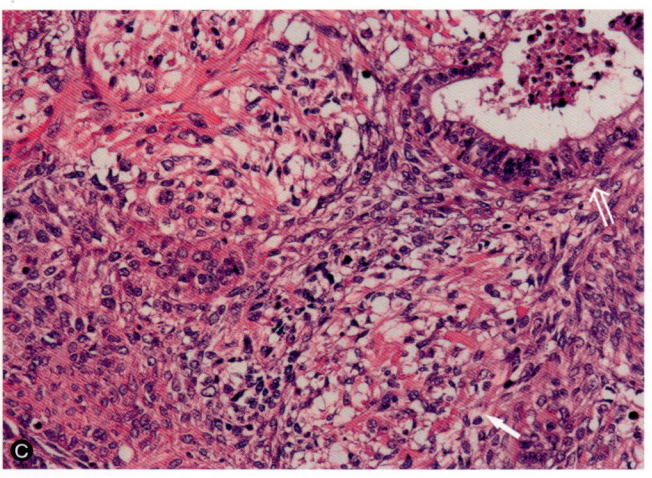

C　肉腫細胞（↑）と腺癌細胞（⇑）が混在する。Combination type の癌肉腫。HE染色

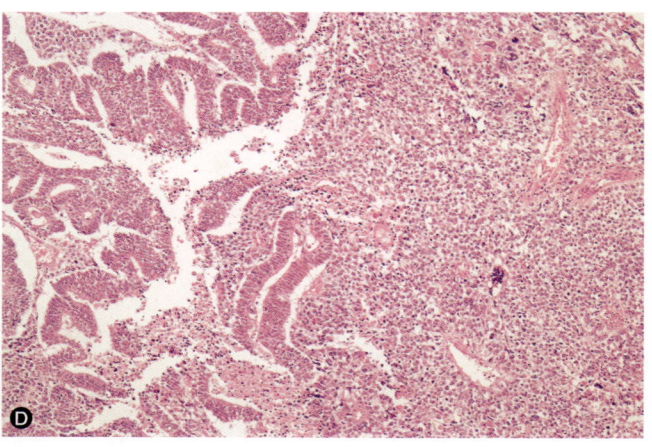

D　腺癌（左）と肉腫（右）が衝突する。Collision type の癌肉腫。

図4　癌肉腫

D 肉腫 Sarcoma

子宮には稀であるが，種々の間葉系の悪性腫瘍が発生する。細胞診で組織型まで診断することは通常困難である。細胞の接合性が少なく，巨大核や巨大核小体を有する場合や細胞形態が奇異な形を示す場合には本腫瘍を疑う。

①ブドウ状肉腫 Rhabdomyosarcoma（図5）

乳児〜学童期の女児に発生する軟部悪性腫瘍の約5％を占める。その20％は生殖器に生じ，そのうちの80％は膣，次いで子宮頸部に発生する。病理形態は横紋筋肉腫であるが，外観が葡萄状を呈するためブドウ状肉腫と呼ばれる（Zeisler 1998）。

細胞診では帯状，紡錘形，オタマジャクシ状の大型細胞をみる。核は巨大化し，クロマチン粒子は粗く，核小体も多数化・巨大化する。ときに細胞質に横紋を認める。

②平滑筋肉腫 Leiomyosarcoma（図6）

悪性の平滑筋細胞からなる腫瘍で，子宮頸部発生は極めて稀である（Kasamatsu 1998）。組織学的には細胞の核異型，核分裂像の増加，塞栓性壊死を特徴とする。WHOは筋腫との中間的な腫瘍として，富細胞平滑筋腫，類上皮平滑筋腫，変形平滑筋腫，核分裂の盛んな平滑筋腫などを分類している。

細胞診でも組織像と同様に，核クロマチンは粗大顆粒状化し，濃染した長楕円形核を有する紡錘形細胞が不規則に錯綜して出現する。核が巨大化，濃染

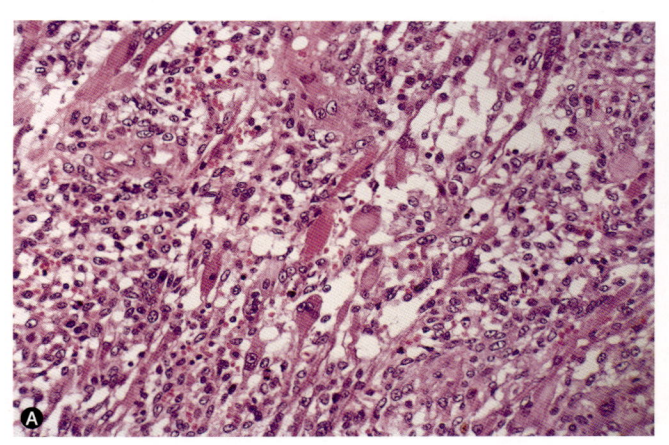

Ⓐ 卵円形〜長紡錘形，ラケット状の腫瘍細胞が破壊的増殖を示す。細胞質は好酸性でHE染色でも横紋を確認できるときもある。HE染色

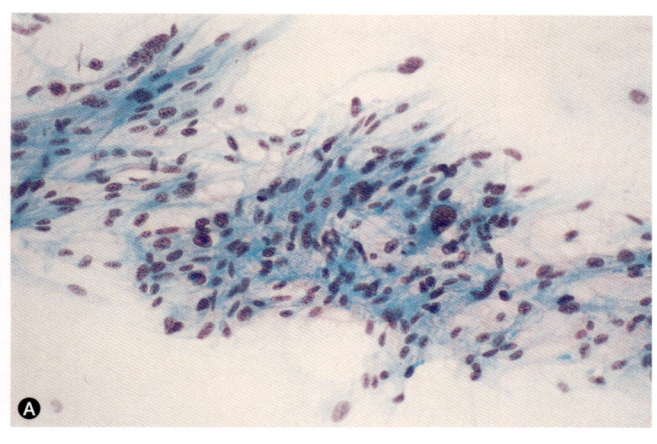

Ⓐ 核の大小不同を示す紡錘形〜線維形細胞の集塊を示す。核は大小不同を示し，一部の細胞は粗大顆粒状の核クロマチンをもつ。塗抹法

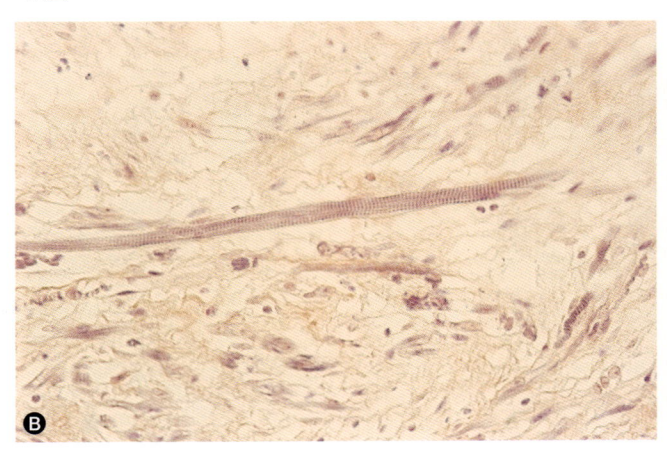

Ⓑ 横紋の確認にはPTHA染色が有効である。

図5 ブドウ状肉腫

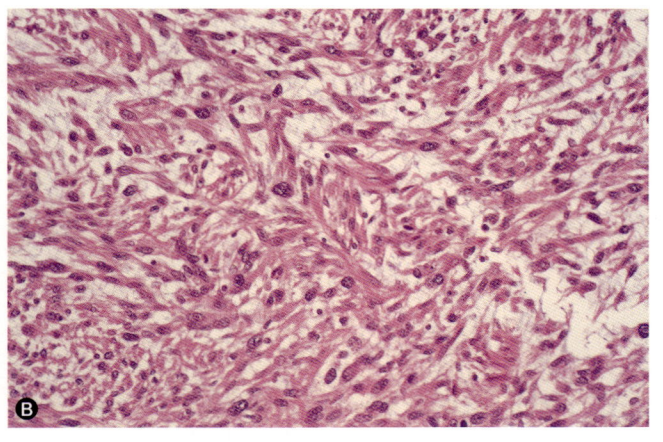

Ⓑ 細胞像と同様に，濃染した長楕円形核を有する紡錘形細胞が不規則に錯綜する。HE染色

図6 平滑筋肉腫

し，細胞質が豊富で奇怪な細胞形態を示す。巨大核小体を有する大型の細胞をみれば本疾患を疑う。核の異型度は少なく，細胞質もレース状で細胞境界不明瞭である。紡錘状〜線維状細胞の集塊を示す場合もある。核の大小不同を示すことが多い。

③子宮内膜間質肉腫 Endometrial stromal sarcoma（図7）

子宮内膜間質から連続して発生する悪性腫瘍である。核異型や核分裂像の数により悪性度が決められているが，必ずしも予後とは相関しない（Chang 1990）。

細胞診では卵円形〜紡錘形の小型の細胞質の乏しい内膜間質類似細胞が散在性に出現する。悪性の特徴として，核の大小不同や核クロマチンの増量がある。核小体は通常はなく，あっても微小である。細胞は結合性が少なく散在性に出現する。

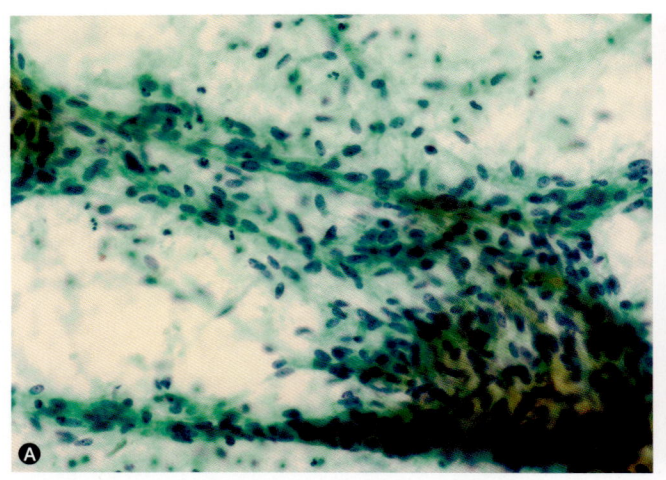

Ⓐ 卵円形〜紡錘形の小型の細胞質の乏しい内膜間質類似細胞が塗抹の方向に流れるようにみられる。内膜細胞診。塗抹法

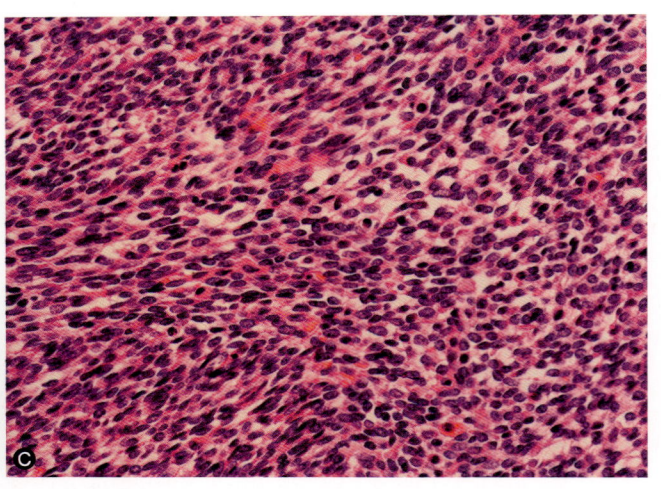

Ⓒ 子宮内膜間質細胞類似の紡錘形腫瘍細胞が密に増殖する。核分裂像を認める。High-grade 間質肉腫。HE 染色

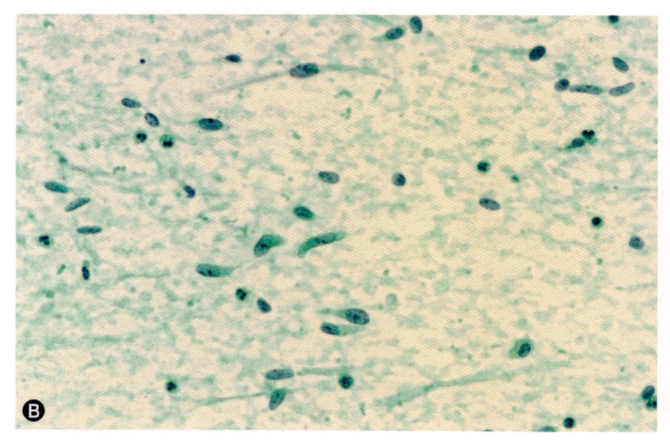

Ⓑ 細胞は紡錘形で結合性は乏しく散在性に出現。悪性の特徴として，核の大小不同や核クロマチンの増量がある。微小な核小体を認める。内膜細胞診。塗抹法

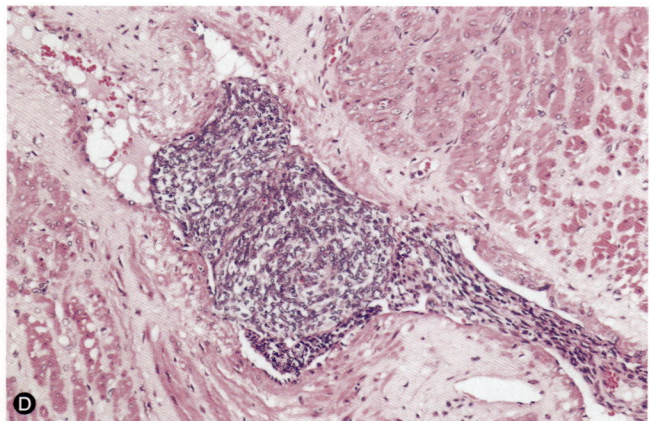

Ⓓ 脈管侵襲を示す子宮内膜間質肉腫（Low grade）。

図7　子宮内膜間質肉腫

E 悪性黒色腫 Malignant melanoma （図8）

生殖器に発生するのは全体の1〜4％である。その大部分は外陰や腟である。頸部の発生は極めて稀である（Kristiansen 1992）。腫瘍細胞は大型の上皮様細胞で、細胞質にメラニン顆粒を有する場合と含有しない場合がある。核は大型類円形で大小不同を示す。核クロマチンは粗大顆粒状で濃染する。核小体も著明である。

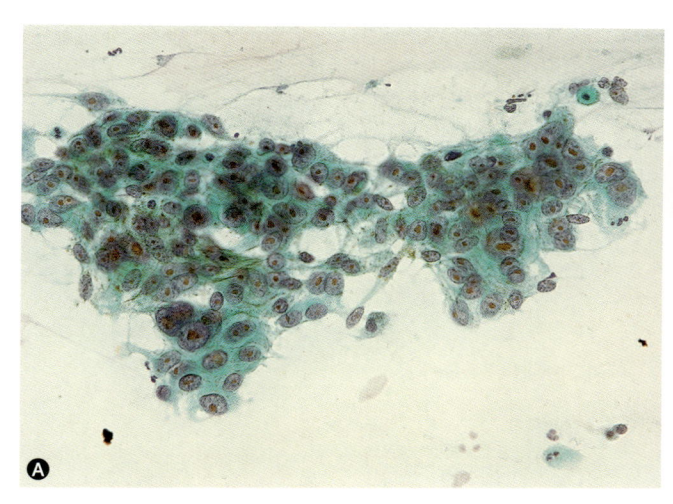

Ⓐ 細胞はシート状に出現する。細胞の核は大きく大小不同で濃染する。核の中央部に特徴的な巨大核小体をみる。塗抹法

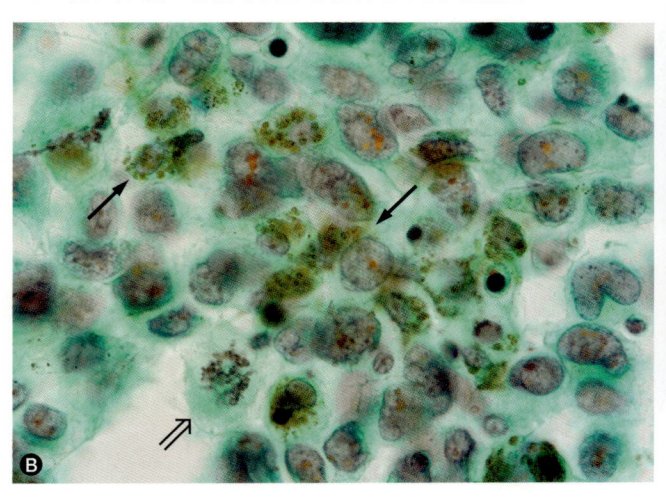

Ⓑ 大きな核と明瞭な核小体を特徴とする。細胞境界は明瞭である。稀にPap染色でメラニン顆粒（↑）を観察することはある。核分裂像をみることも多い（⇑）。塗抹法

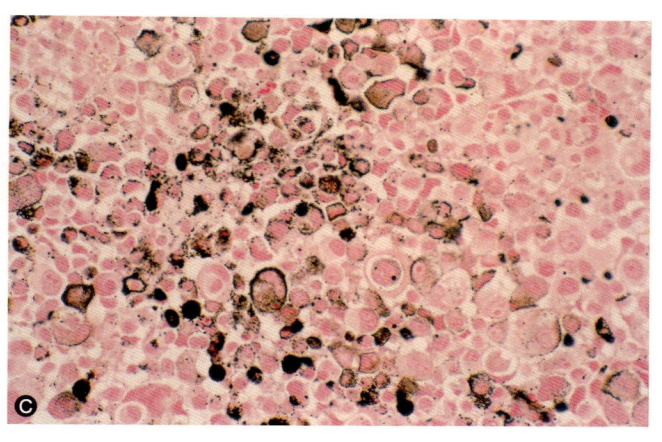

Ⓒ 組織ではメラニン顆粒を認めるが、認めないことも多い。

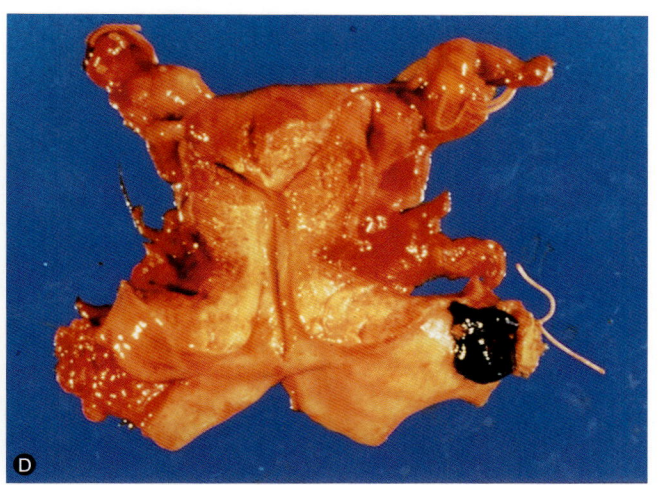

Ⓓ 摘出標本：腟壁に黒色の腫瘤を認める。

図8　悪性黒色腫

F 妊娠性絨毛疾患 Gestational chorionic tumor（図9〜12）

妊娠と妊娠性絨毛疾患（胞状奇胎，絨毛癌）の区別を細胞診ですることは困難である。

一般的に言えることは，流産では核異型の少ない**細胞性栄養膜細胞 cytotrophoblast（CT）**と**合胞体栄養膜細胞 syncytiotrophoblast（ST）**がほぼ均等に出現する。むしろ ST 細胞が優位に出現する傾向がある。CT には核異型はない。CT と ST の中間の**中間型栄養膜 intermediate trophoblast（IT）**は細胞診では判読困難である。

妊娠性絨毛疾患では CT が優位となり核異型も目立つ。浸潤性胞状奇胎では CT に著明な核小体も認める。絨毛癌では CT の核異型は増し，ST は小型化し数も低下する。しかし，細胞診でこれらの鑑別は不可能である。

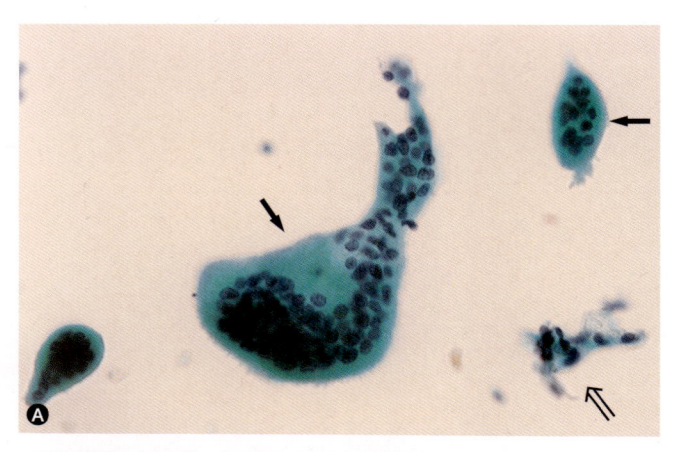

流産（妊娠13週）：多核の合胞体栄養膜細胞（↑）と単核の細胞性栄養膜細胞の集合（⇑）をみる。合胞体栄養膜細胞の核は一細胞の中に多数密集してみられるが，大小不同はなく，核クロマチンは細顆粒状である。液状法

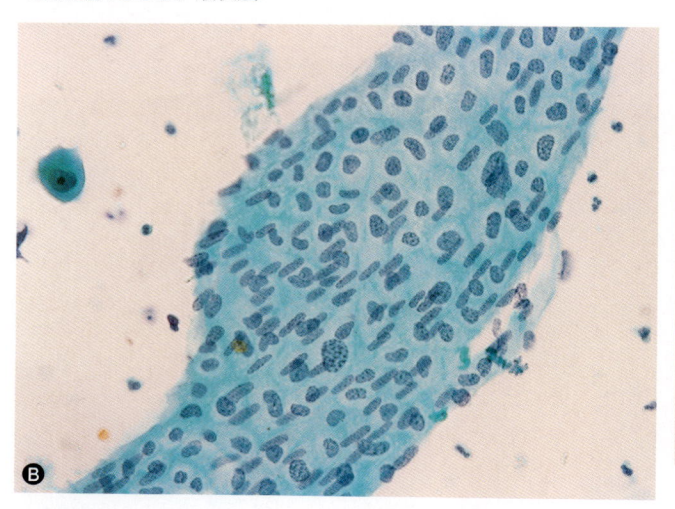

流産（妊娠13週）：シート状の脱落膜細胞も出現する。塗抹法

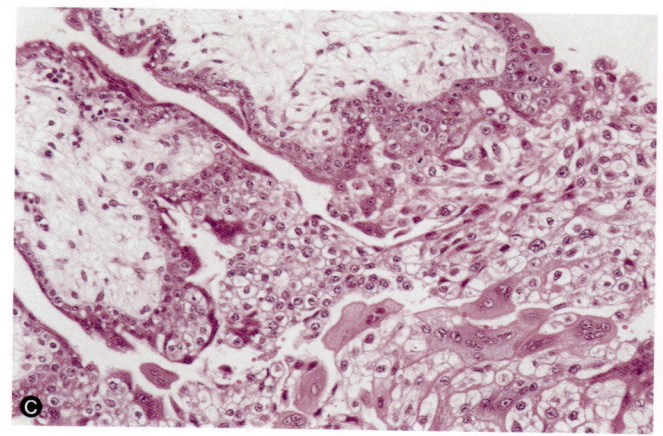

妊娠6週の絨毛

図9　妊娠

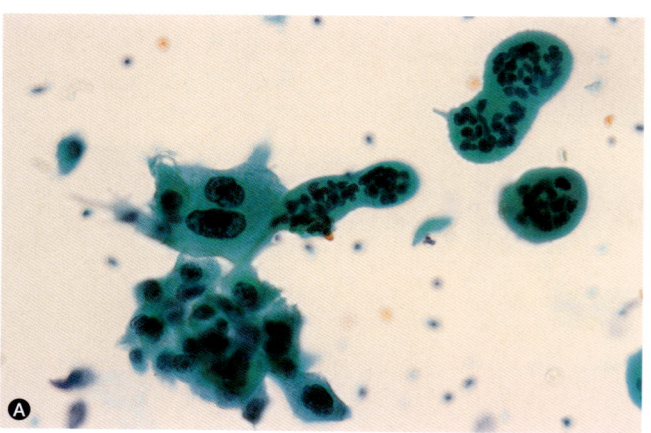

細胞性栄養膜細胞の核異型が著明となる。合胞体栄養膜細胞は変化なく正常妊娠と区別できない。液状法

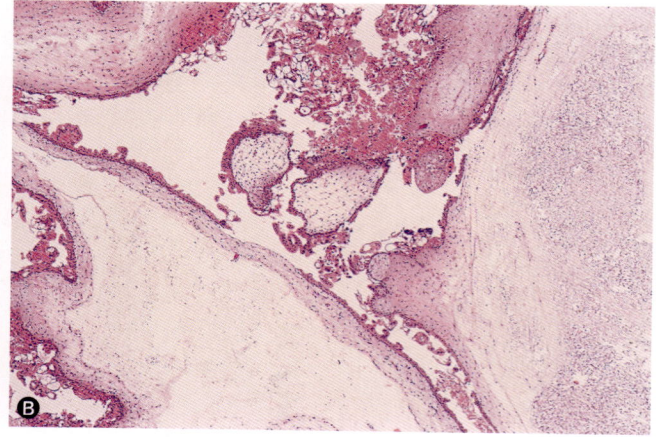

絨毛間質の浮腫性腫大と絨毛細胞の増生

図10　胞状奇胎

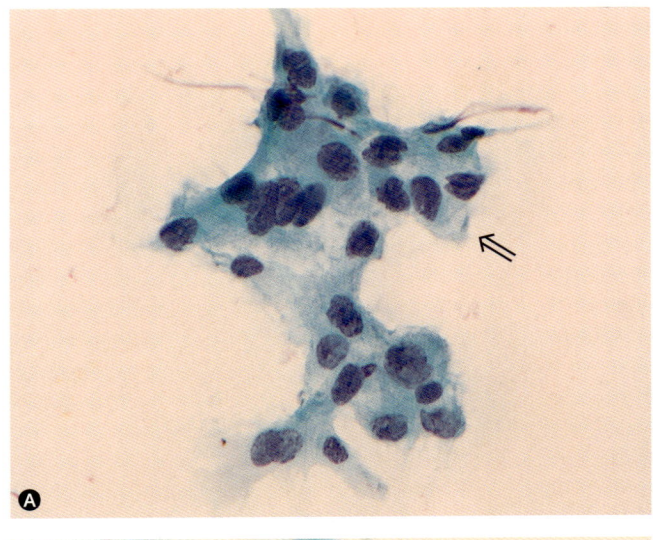

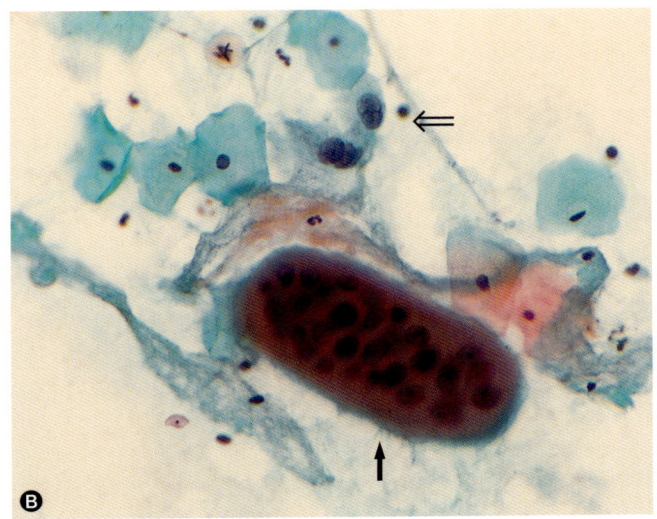

1 稀な子宮原発腫瘍

核異型著名な細胞栄養膜細胞（A, B ⇑）に加えて，合胞体栄養膜細胞の核も大小不同など核異型がみられる（B ↑）。塗抹法

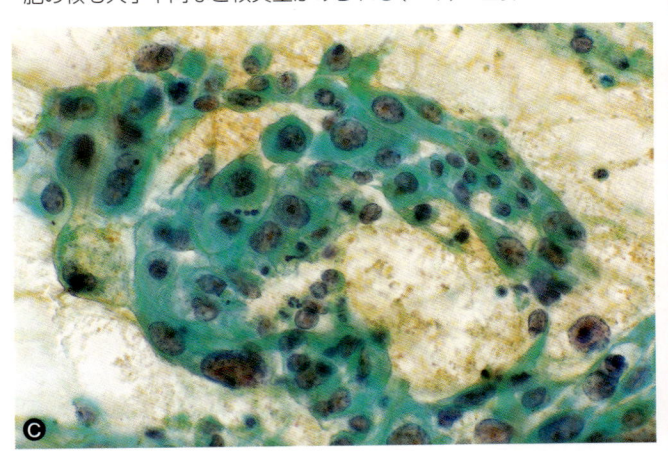

サイトトロホブラストは核の腫大，大小不同，核縁の不整，クロマチンの増量がみられる。塗抹法

図11　浸潤性胞状奇胎

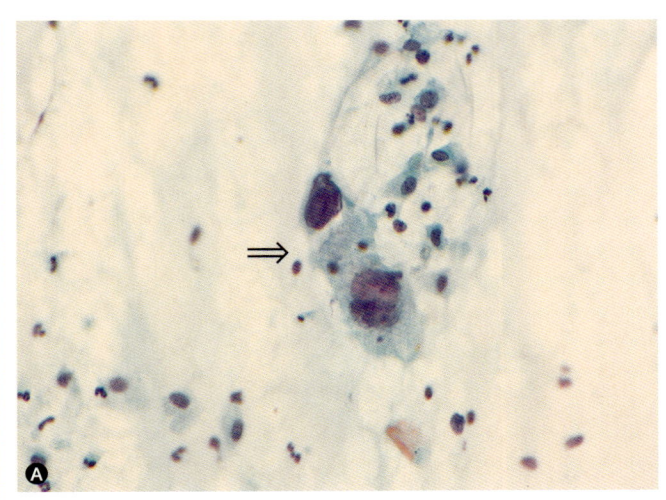

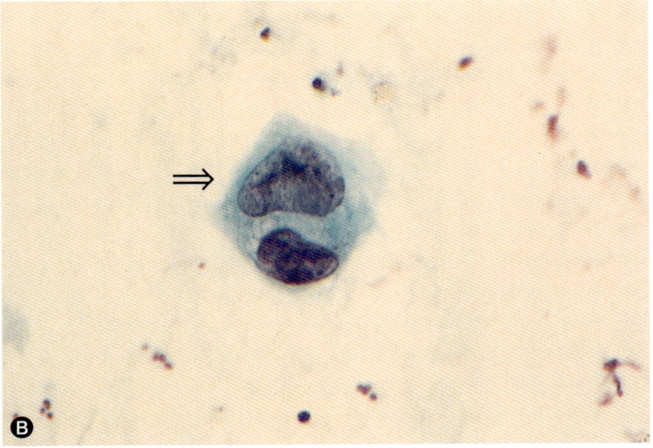

多核の合胞体栄養膜細胞はほとんど認めず，腫瘍性背景に細胞性栄養膜（A, B ⇑）は核異型（核の増大，大小不動性，核小体の巨大化）が著明となる。塗抹法

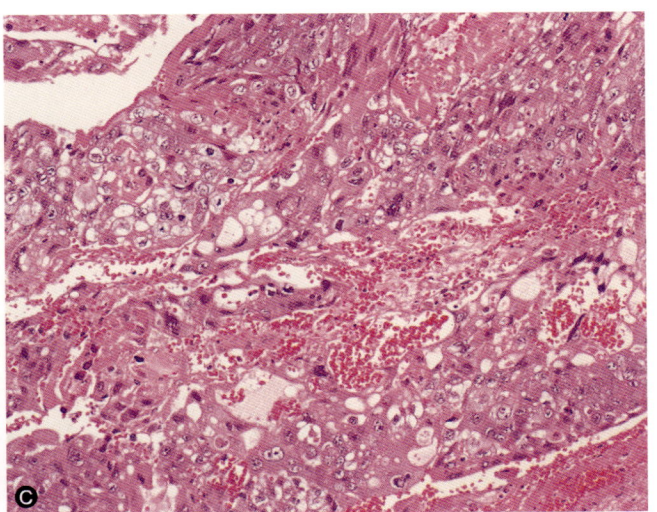

サイトトロホブラストとシンチチオトロホブラストが不規則に増殖する。絨毛構造はない。HE染色

図12　妊娠性絨毛癌

2　膣・外陰の稀な腫瘍

A　腺癌 Adenocarcinoma（図13）

　膣の原発性腫瘍は稀で，頸部癌の1％以下である。75〜93％は扁平上皮癌であり，腺癌は極めて稀である。膣の腺症や内膜症膣病変からの発生が推定される。細胞形態では腺癌としての特徴以外にはない。扁平上皮癌はHPVによるVaIN（Vaginal Intraepithelial Neoplasia）が前癌病変である（Audet 1990）。

B　外陰パジェット病 Paget's disease（図14）

　70歳以上の高齢者に多く，掻痒感があるためカンジダ症と誤診されていることも多い。外陰部の擦過細胞診で明るい細胞質をもつ大型円形細胞をみる。外陰部の擦過細胞は乾燥しやすく染色性が不良となりやすい。よって患部を生食水で湿らしてから擦過するのもよい。

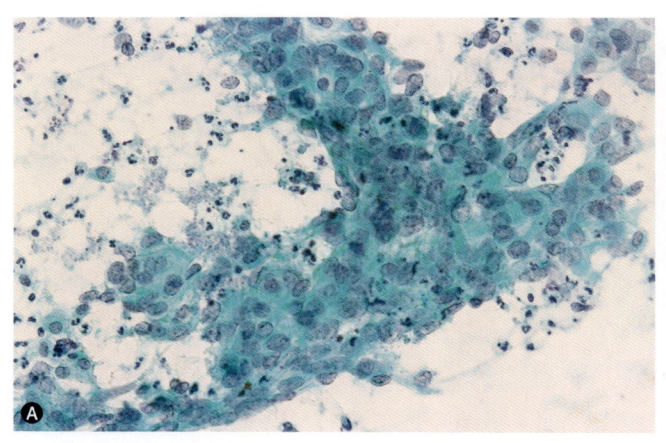

Ⓐ 腫瘍性背景に腺癌細胞の集塊をみる。腺癌として以外特徴的所見はない。塗抹法

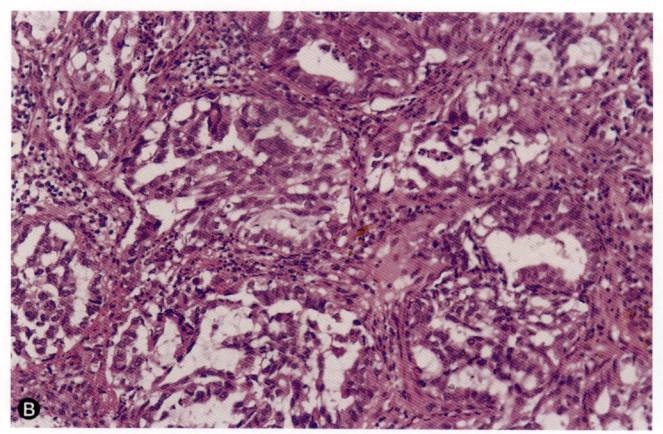

Ⓑ 膣の間質に腺癌細胞の集塊を認める。HE染色

図13　膣の腺癌

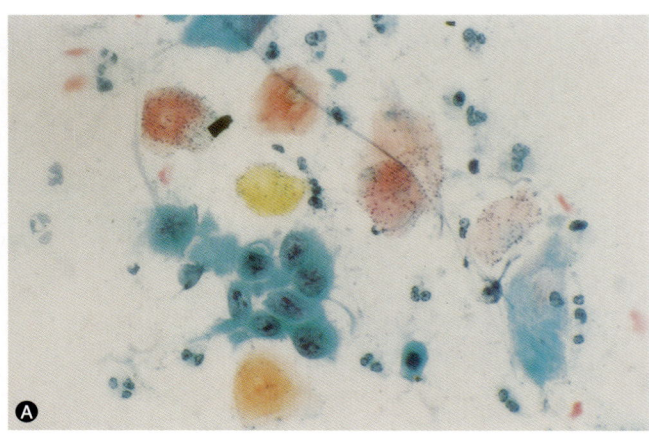

Ⓐ 円形〜類円形の比較的豊富な細胞質を有し，その境界は明瞭である。核は偏在する。塗抹法

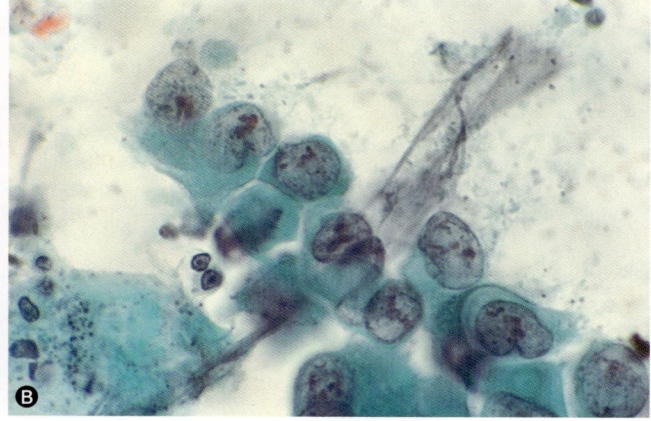

Ⓑ 核クロマチンは細顆粒状で不均等分布を示す。核小体も認める。塗抹法

図14　外陰のパジェット病

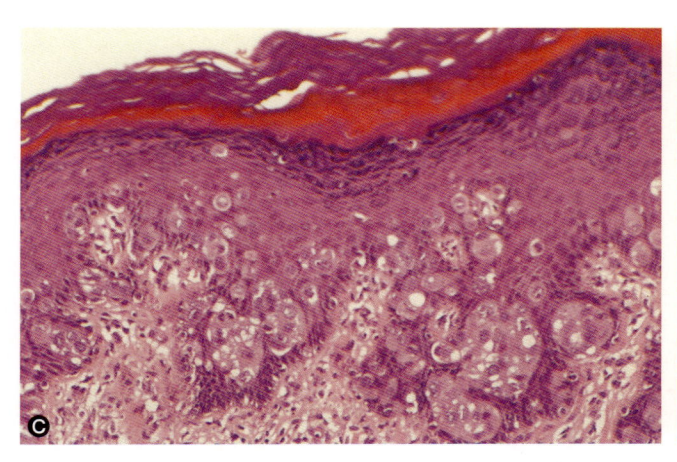

扁平上皮内基底層に明るい細胞質をもつ大型円形細胞（Paget細胞）は基底膜上を這うように進展する。しばしば直下に腺癌を合併する。

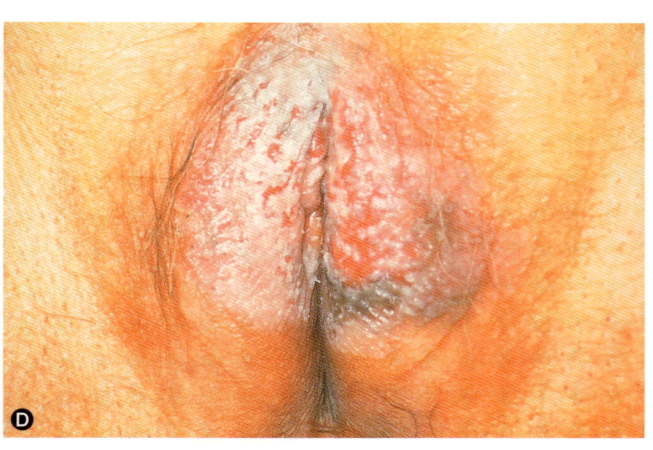

肉眼像：表皮の角化亢進のため白色燐癬をみる。

図14　外陰のパジェット病

3　他臓器癌からの転移

清明な背景の中に腺癌細胞が出現するときは子宮以外の臓器癌を疑う必要がある。卵巣癌や卵管癌が原発で癌細胞集塊が卵管・子宮腔を通過して膣に出現する。腫瘍性の背景があるときは原発性か，他臓器癌からの転移か鑑別を要する。

A　消化器癌（図15A～E）

細胞質に粘液空胞を有する細胞（印環細胞）が集塊として出現する。大腸癌などは直接浸潤が多く，背景は腫瘍性を示すことが多い。子宮頸部原発の粘液性腺癌（図16）と鑑別を要する。

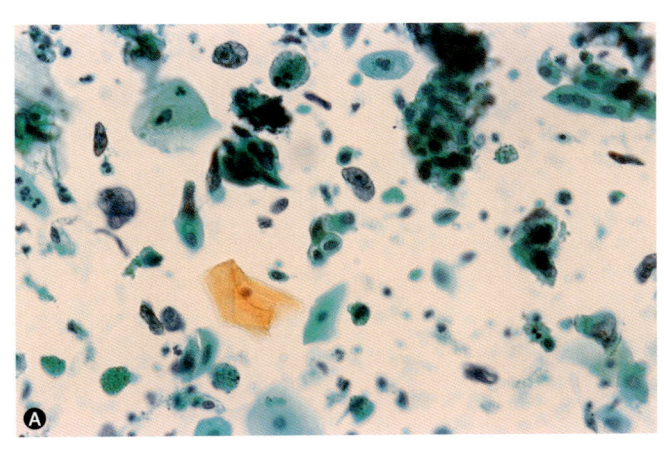

大腸癌の膣浸潤：比較的清明な背景に腺細胞集塊をみる。液状法

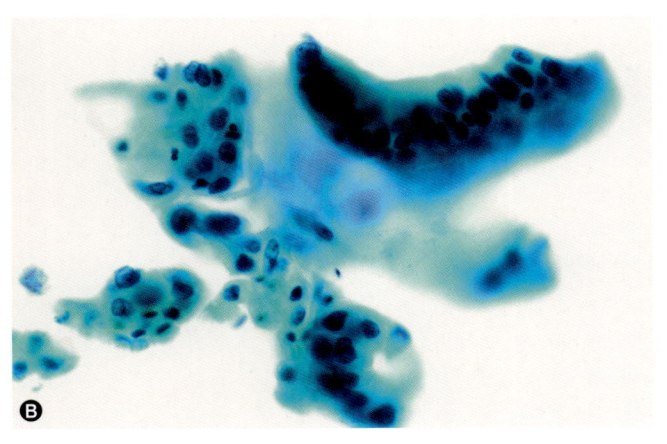

大腸癌の膣浸潤：原発巣のコピー像を認める。液状法

図15　消化器癌からの転移

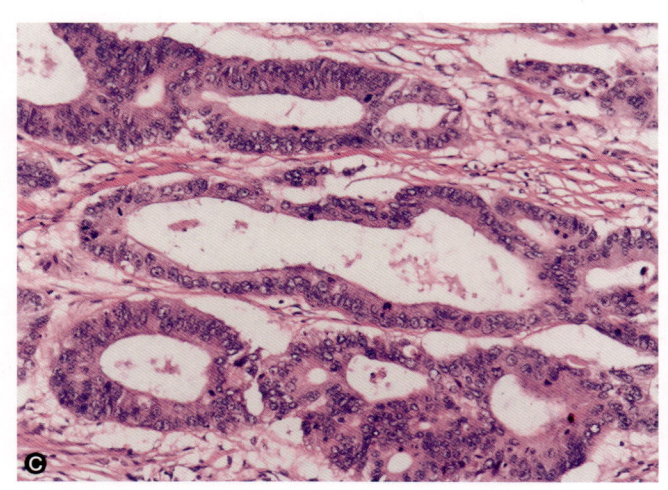

148　第9章　子宮間葉系病変とその他の腫瘍

C　大腸腺癌。HE染色

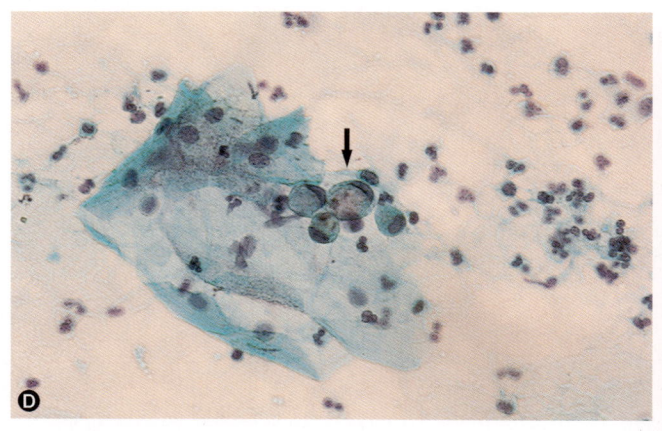

A　腫瘍性背景の中に腺癌細胞を認め，一部に豊富な粘液を含む細胞を認める。この点が胃癌の転移との鑑別となる。塗抹法

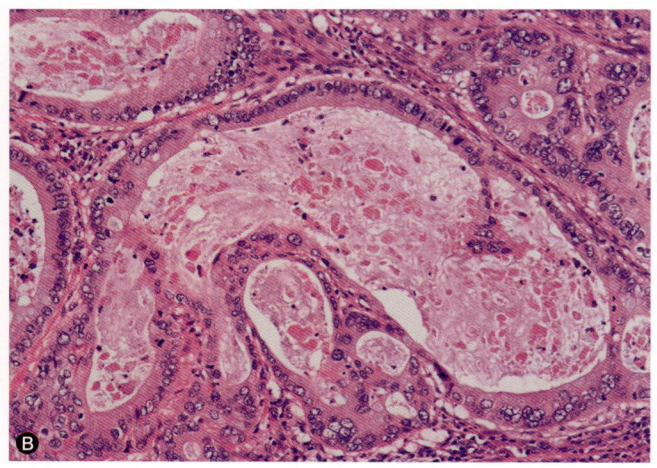

D　胃癌の腟転移：正常な扁平上皮に混じって数個の印環細胞（↑）をみる。背景は清明である。塗抹法

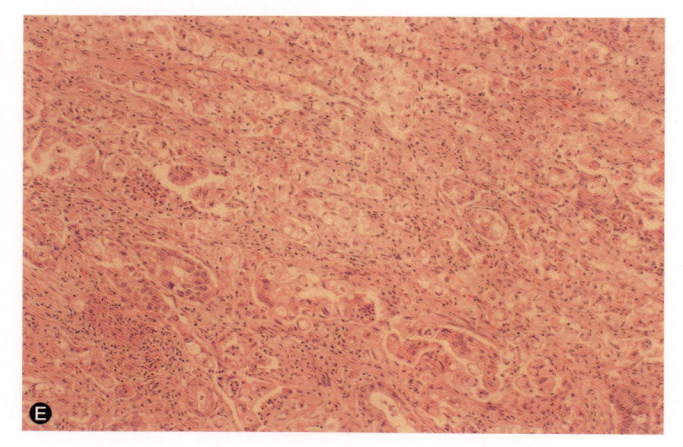

B　子宮頸部粘液腺癌。HE染色

図16　子宮頸部の粘液性腺癌

E　胃癌の腟転移：子宮頸部の転移巣には印環細胞の浸潤像をみる。HE染色

図15　消化器癌の転移

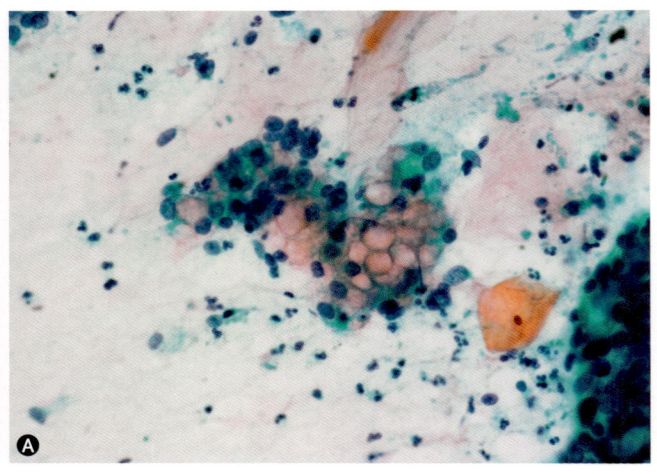

B 卵巣癌/卵管癌(図17)

卵巣癌や卵管癌由来細胞を腟細胞診で稀にみることがある。頻度の多い漿液性腺癌では，乳頭状，球状の細胞集塊を見ることが多く，**砂粒体 psammoma body** を伴うことがある。粘液性癌では細胞集塊に粘液をみる。ただし，腟細胞診で組織型を推定することは困難である。特徴的な所見としては，濃染核を有する異型細胞が清明な背景にブドウの房様の小集塊として出現する。

C 乳癌

腟壁や頸部転移巣からの崩落細胞である。大型の腺系腫瘍細胞が集塊となり出現する。核は濃染し，大きく，著明な核小体を特徴とする。細胞診から原発巣を特定することは困難である。

D 悪性リンパ腫(図18)

多くは全身性播種の部分像である。核クロマチンの増量した裸核の一様な細胞を認める。正常リンパ球の特徴である多様な分化像を認めない。

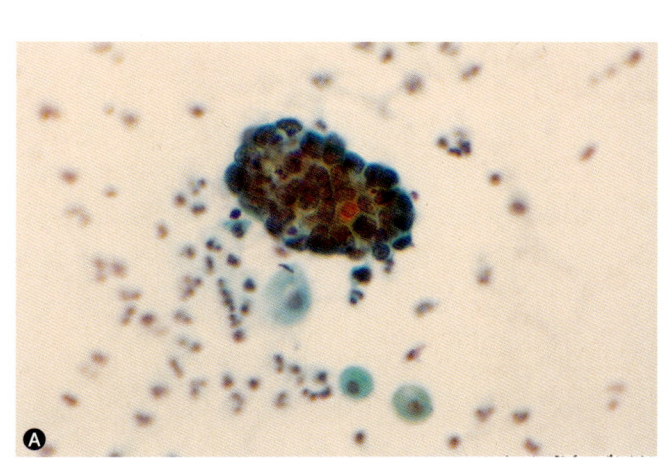

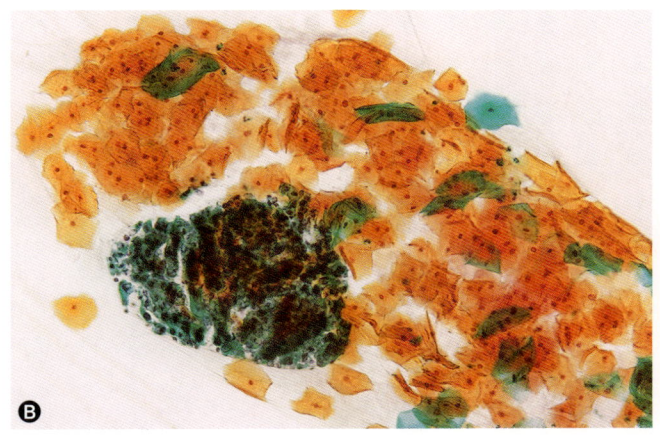

卵管癌からの腟腔への崩落細胞が稀に出現する。その特徴は清明な背景に濃染核を有する少数の異型細胞集塊として観察される点である。塗抹法

図17 卵巣癌・卵管癌からの崩落細胞

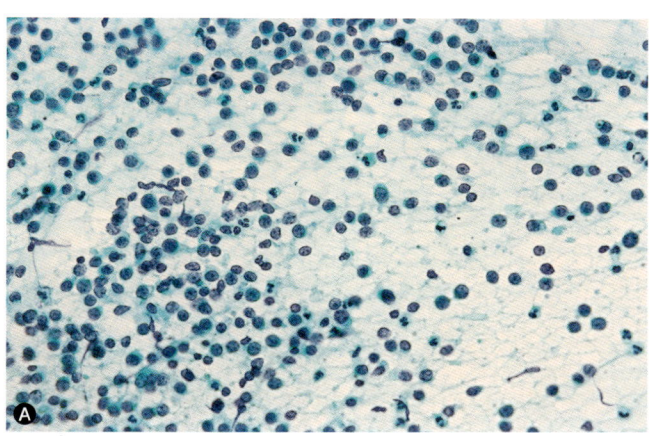

小型一様な濃染核を有する N/C 比大の細胞が孤立散在性に出現。塗抹法

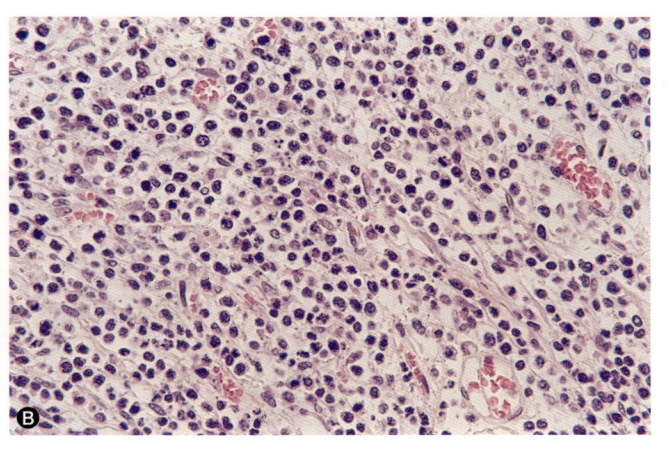

悪性リンパ腫組織像

図18 悪性リンパ腫

4 腹水細胞診・尿細胞診

　婦人科領域での腹水細胞診の意味は悪性細胞の有無の診断にある。臨床進行期の判定に有用で，追加治療の決定に重要な指標となる。貯留腹水の細胞診と腹腔洗浄液の細胞診の診断基準は同じである。腹水細胞診の最大重点は腹水細胞に出現する正常細胞と悪性細胞との鑑別である。特に，活動性（反応性）中皮細胞（図19）と腫瘍細胞（図20）を鑑別することは臨床上極めて重要である。臨床進行期分類が変更され，追加治療の選択に重要なファクターとなるからである。卵管からの上皮細胞の混入がみられる場合もあり注意を要する。

　正確な診断を得るためには検体採取と検体処理が大切である。採取された腹水はフィブリンの析出を防止するため，採取直後に抗凝固剤（ヘパリン，EDTAなど）を適当量加えるとよい。1,500～2,000 rpmで5分間遠心後，スピッツ管を垂直に保ったまま，沈渣が拡散しないように静かに上清を除去し，バッフィコート（白血球層）をピペットで採取してスライドグラスに数滴のせ，いわゆる引きガラス法にて塗抹する。

　塗抹後は乾燥しないように直ちに95％エタノールに入れ湿固定標本を作製する。また，塗抹後に冷風による乾燥固定標本を別途複数枚作製しておくとよい。遠心後に多量の赤血球がある場合は溶血処理後に再度遠心する。凝固した検体では凝固塊をピペットの先端で十分に壊してから再度遠心後に標本作製するか，凝固塊をセルブロックに供すればよい。染色は*Papanicolaou*染色やギムザ染色が基本であるが，PAS染色，アルシアンブルー染色，ムチカルミン染色などの粘液染色も診断に役立つ場合がある。免疫細胞染色を施行することも診断に有用である。

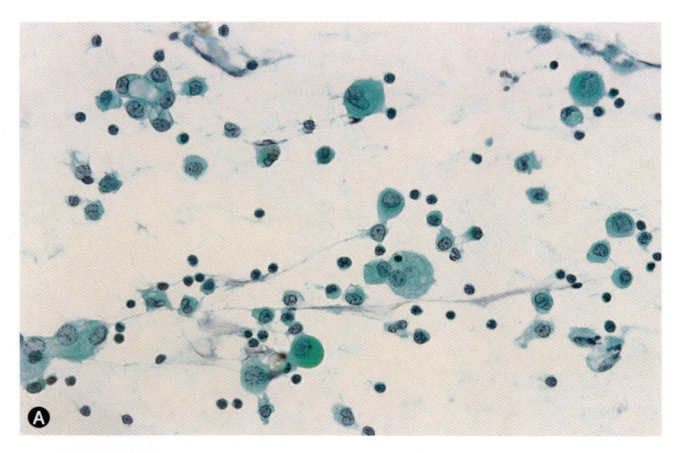

Ⓐ 洗浄腹水細胞診：炎症細胞と少数の中皮細胞を認める。悪性所見はない。塗抹法

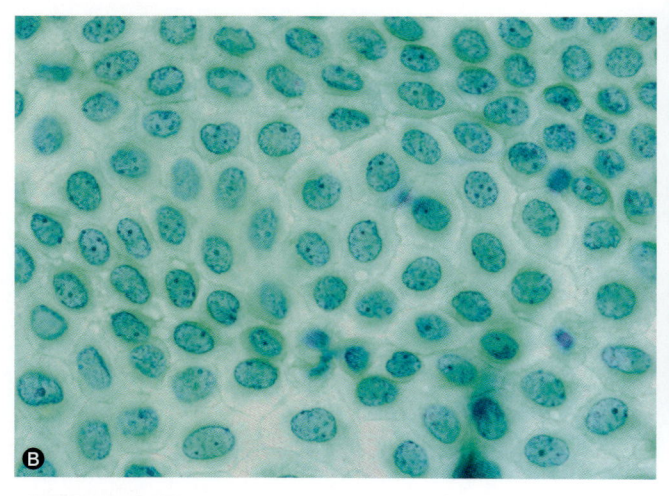

Ⓑ 非活動性中皮細胞：腹水中に出現する中皮細胞はシート状を示す。細胞は小型で核クロマチンの増量はなく，一様である。塗抹法

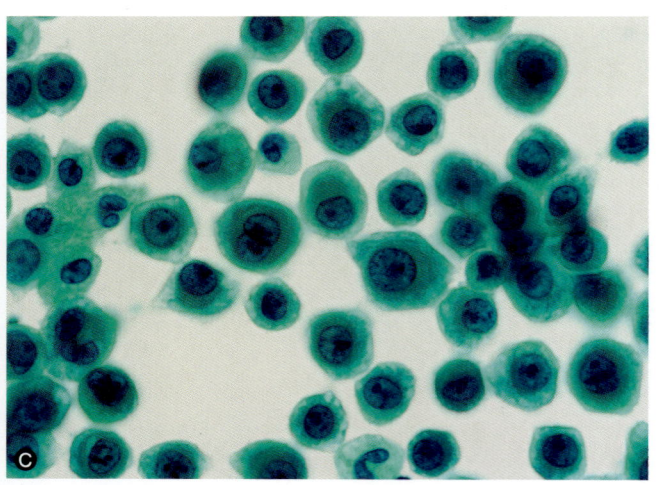

Ⓒ 活動性中皮細胞：軽度の大小不同を示す，円形～類円形細胞が孤立散在性に出現。細胞質は少なく顆粒状である。核は細胞の中央に位置し，濃染する。大きな核小体を核中央部に1個認める。悪性細胞と鑑別困難な場合もある。塗抹法

図19 腹水中の良性細胞

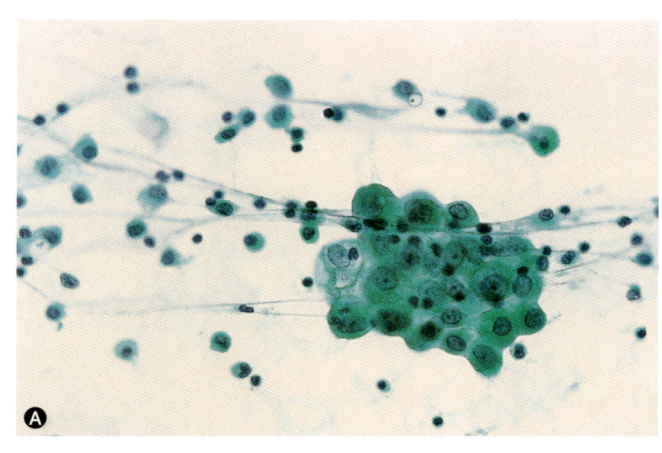

4 腹水細胞診・尿細胞診　151

尿中にも悪性細胞がみられる(**図 21**)。10 ml を試験管にとり 1,500 rpm 5 分程度遠心し，腹水と同様に処理し検鏡する。

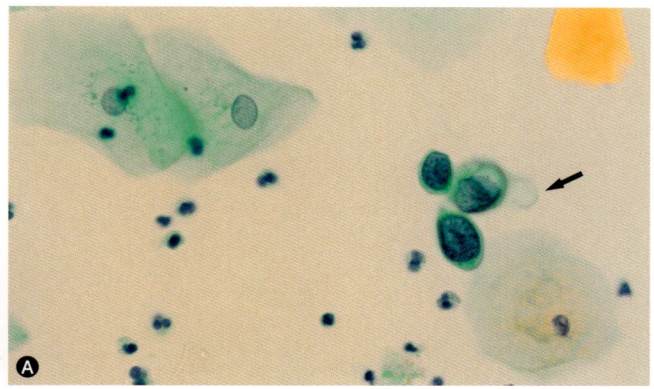

Ⓐ

腹水中の内膜癌細胞：核が大きく周囲の中皮細胞と鑑別できる。塗抹法

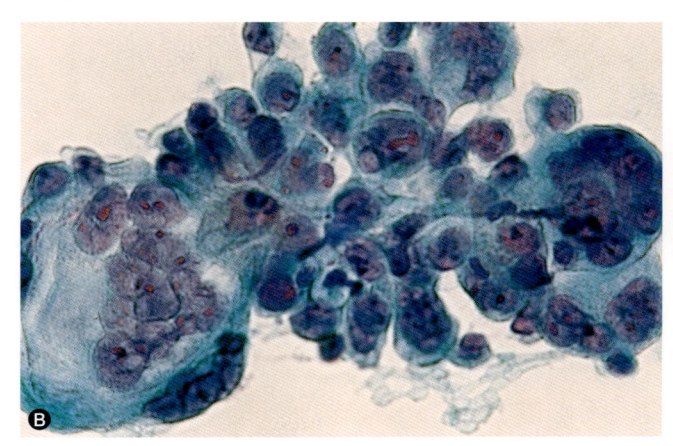

Ⓑ

卵巣漿液性腺癌：腹水中の腺癌細胞集塊。核異型が著明である。核クロマチンの粗大化・濃染性が顕著である。巨大核小体も認める。塗抹法

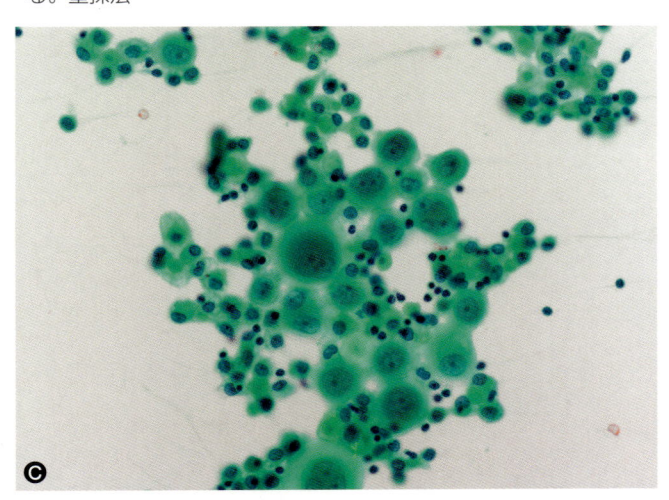

Ⓒ

悪性中皮腫：大型の一様な N/C 比大の細胞集塊を認める。核は濃染し，細胞は多くシート状で一部集簇性を示す。塗抹法

図 20　腹水細胞診の悪性細胞

Ⓐ

扁平上皮異型細胞(↑)。塗抹法

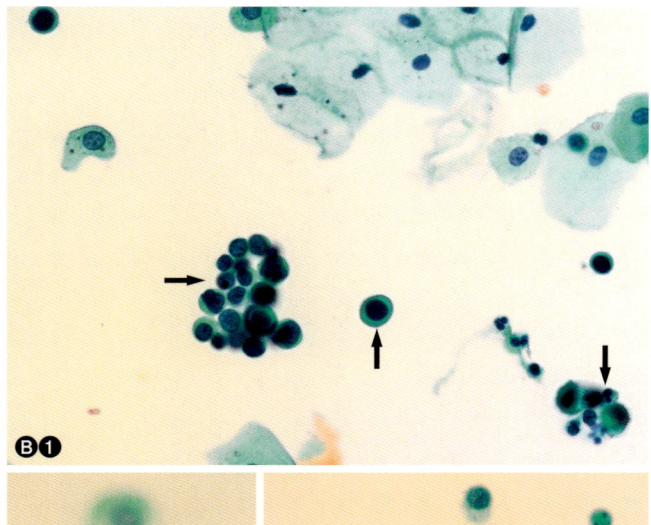

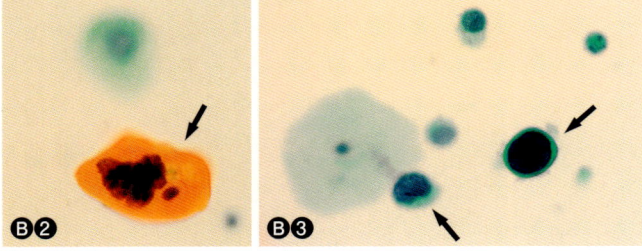

Ⓑ①

Ⓑ②　**Ⓑ③**

B①〜③：扁平上皮癌細胞(↑)。液状法

図 21　尿中の異型細胞

文献

参考図書

1) Baggish, MS : Colposcopy of the Cervix, Vagina, and Vulva. Mosby, 2003.
2) Bibbo M, Wilbur D : Comprehensive Cytopathology. 3rd ed. Saunders, 2008.
3) Bosch FX : HPV vaccines and screening in the prevention of cervical cancer. Vaccine 24 : Suppl 3, 2006.
4) Clement PB, Young RH : Atlas of Gynecological Pathology. WB Saunders, 2007.
5) DiSaia PJ, Creasman WT : Clinical Gynecologic Oncology. WB Saunders, 2000.
6) Kolstad P, Stafl A : Atlas of Colposcopy. University Park Press, 1977.
7) Koss LG : Diagnostic Cytology and its Histopathologic Bases. 4th ed, Lippincott Williams & Wilkins, 2005.
8) Kurman RJ : Blaustein's Pathology of the Female Genital Tract. Springer-Verlag New York, 2002.
9) Robboy SJ, Anderson MC, Russel P : Pathology of the Female Reproductive Tract. Churchill Livingstone, London, 2002.
10) Singer A, Monaghan JM : Lower Genital Tract Precancer. Colposcopy, Pathology, and Treatment. 2nd ed. Blackwell Science, London, 2000.
11) Sobin LH, Wittekind Ch : TNM Clsassification of Malignant Tumours. 6th ed. Wiley-Liss, New York, 2002.
12) Solomon D, Nayar R : The Bethesda System for Reporting Cervical Cytology. Springer-Verlag New York, 2004.
13) Stevens A, Lowe J : Human Histology. Elsevier Mosby, 1999.
14) Tannock IF, Hill RP : The Basic Science of Oncology. 2nd ed. McGraw-Hill, 1992.
15) Tavassoli FA, Devilee P : Pathology and Genetics of Tumours of the Breast and Female Genital Organs (WHO classification of tumours 5). IARC Press, Lyon, 2003.
16) WHO : IARC Handbooks of Cancer Prevention. IARC Press, 2005.
17) Wied GL, Koss LG, Reagan JW : Compendium on Diagnostic Cytology. Tutorials of Cytology, Chicago, 1976.
18) Zur Hausen H : Infections Causing Human Cancer. Wiley-VCH, 2006.
19) 井上正樹：症例から学ぶ婦人科腫瘍学入門．永井書店, 2006.
20) 杉下匡，長谷川寿彦，山片重房：現代の婦人科細胞診．金原出版, 1990.
21) 日本産婦人科医会 編：子宮癌検診の手引き．日本産婦人科医会, 1997.
22) 日本産科婦人科学会，日本病理学会 編：絨毛性疾患取扱い規約．改訂第2版．金原出版, 1995
23) 日本産婦人科学会，日本病理学会，日本医学放射線学会 編：子宮体癌取扱い規約．改訂第2版．金原出版, 1996.
24) 日本産科婦人科学会，日本病理学会，日本医学放射線学会 編：子宮頸癌取扱い規約．改訂第2版．金原出版, 1997.
25) 日本産科婦人科学会，日本病理学会 編：卵巣腫瘍取扱い規約．第1部，第2部第2版．金原出版, 1990, 1997.
26) 日本産科婦人科学会 編：産科婦人科用語集・用語解説集．改訂第2版．金原出版. 2008.
27) 日本婦人科腫瘍学会：新コルポスコピースタンダードアトラス．中外医学社, 2005.

引用文献

第1章　膣および子宮頸部の正常形態

1) Nauth HF. Gynecological Cytology. Georg Thieme, 2007.
2) Patten SF : Benign proliferative reactions of the uterine cervix. In Wied GL, et al : Compendium on Diagnostic Cytology. 4th ed, Tutorials of Cytology, Chicago, 53-63, 1976.
3) Patten SF Jr : Diagnostic Cytopathology of the Uterine Cervix. (Monographs in Clinical Cytology vol.3) Karger, Basel, 1986.
4) Singer A : The uterine cervix from adolescence to the menopause. Br J Obstet Gynecol 82 : 81-87, 1975.

第2章　子宮頸癌発生の分子機構

1) An HJ, et al : Correlation of cervical carcinoma and precancerous lesions with human papillomavirus (HPV) genotypes with the HPV DNA chip microarray method. Cancer 97 : 1672-1680, 2003.
2) Borysiewicz LK, et al : A recombinant vaccine virus encoding human papillomavirus type 16 and 18 E6 and E7 protein as immunotherapy for cervical cancer. Lancet 347 : 1523-1527, 1996.

3) Bosch FX, et al : A prevalence of human papillomavirus in cervical cancer ; World wide perspective. International biological study on cervical cancer study group. J Natl Cancer Inst 87 : 796-802, 1995.
4) Brock KE, et al : Smoking and infectious agents and risk of *in situ* cervical cancer in Sidney, Australia. Cancer Res 49 : 4925-4928, 1989.
5) Clemmensen J, Poulsen H : Report of the Ministry of the Interior Copenhagen ; Ministry Interior, 1971.
6) Cox JT, et al : Human papillomavirus testing by hybrid capture appears to be useful in triaging women with a cytologic diagnosis of atypical squamous cells of undetermined significance. Am J Obstet Gynecol 172 : 946-954, 1995.
7) Durst M, et al : A papillomavirus DNA from a cervical carcinoma and its prevalence in cervical biopsy sample from different geographic regions. PNAS USA 80 : 3812-3815, 1983.
8) Enomoto T, et al : Clonal analysis of high grade squamous intra-epithelial lesions of the uterine cervix. Int J Cancer 73 : 339-3444, 1997.
9) Fauquet CM et al : Virus Taxonomy ; Eighth Report of the International Committee on Taxonomy of Viruses. Elsevier, pp252, 2005.
10) Fujita M, et al : Alterations of p53 gene in human primary cervical carcinoma with and without human papillomavirus infection. Cancer Res 52 : 5323-5328, 1992.
11) Harper DM, et al : Sustained efficacy up to 4.5 years of a bivalent L1 virus-like particle vaccine against human papillmavirus types 16 and 18 ; Follow-up from a randomized control trial. Lancet 367 : 1247-1255, 2006.
12) Hemminki K, et al : Cancer in husbands of cervical cancer patients. Epidemiol 11 : 347-349, 2000.
13) Holowaty P, et al : Natural history of dysplasia of the uterine cervix. J Natl Cancer Inst 91 : 252-258, 1999.
14) Iftner T, Villa LL : Human papillomavirus technologies. J Natl Cancer Inst Monogr 31 : 80-88, 2003.
15) Inoue M, et al : Human papillomavirus type16 in semen of partners of women with HPV infection. Lancet 339 : 1114-1115, 1992.
16) Inoue M, et al : The evaluation of human papillomavirus DNA testing in primary screening for cervical lesions in a large Japanese population. Int J Gynecol Cancer 16 : 1-7, 2006.
17) Kessler I, et al : Venereal factors in human cervical cancer ; Evidence from marital clusters. Cancer 39 : 1912-1919, 1977.
18) Klaes R, et al : Overexpression of p16 (INK4A) as a specific marker for dysplastic and neoplastic epithelial cells of the cervix uteri. Int J Cancer 92 : 276-284, 2001.
19) Konno R, et al : Human papillomavirus infection and cervical cancer prevention in Japan and Korea. Vaccine 26S : M30-M42, 2008.
20) Koss LG, et al : Some histological aspects of behavior of epidemioid carcinoma *in situ* and related lesions of the uterine cervix. Cancer 16 : 1160-1211, 1963.
21) Kyo S, et al : Expression of AP1 during cellular differentiation determines human papillomavirus E6/E7 expression in stratified epithelial cells. J Gen Virol 78 : 401-411, 1997.
22) Kyo S, et al : Sp1 cooperates with c-Myc to activate transcription of human telomerase reverse transcriptase gene (hTERT). Nucleic Acids Res 28 : 669-677, 2000.
23) Lehtinen M, et al : Prospects for phase III-IV HPV vaccination trials in the Nordic countries and in Estonia. J Clin Virol 19 : 113-122, 2000.
24) Li Y, et al : Transcriptional repression of the-D type cyclin-dependent kinase inhibitor p16 by the retinoblastoma susceptibility gene product pRB. Cancer Res 54 : 6078-6082, 1994.
25) Mant C, et al : Non-sexual transmission of cervical cancer-associated papillomavirus. Papillomavirus Report 11 : 1-5, 2000.
26) Matsukura T, et al : Both episomal and integrated forms of human papillomavirus type 16 are involved in invasive cervical cancer. Virology 172 : 63-72, 1989.
27) Miura S, et al : Do we need a different strategy for HPV screening and vaccination in East Asia? Int J Cancer 119 : 2713-2715, 2006.
28) Munger K, et al : Biological activities and molecular targets of the human papillomavirus E7 oncoprotein. Oncogene 20 : 7888-7898, 2001.
29) Munger K, Howley PM : Human papillomavirus immortalization and transformation function. Virus Res 89 : 213-228, 2002.
30) Muñoz N, et al : Epidemiologic classification of human papillomavirus types associated with cervical cancer. New Engl J Med 348 : 518-527, 2003.
31) Muñoz N, et al : Against which human papillomavirus types shall we vaccinates and screen? The International perspective. Int J Cancer 111 : 278-285, 2004.
32) Newton R : A review of the aetiology of squamous cell carcinoma of the conjunctiva. Br J Cancer 74 : 1511-1513, 1996.
33) Nishiwaki M, et al : Genotyping of human papillomavirus by a novel one-step typing method with multiple PCR and clinical application. J Clin Microbiol 46 : 1161-1168, 2008.
34) Orth G, et al : Characterization of two types of human papillomaviruses in lesions of epidermodysplasia verruciformis. Proc Natl Acad Sci USA 75 : 1537-1541, 1978.
35) Peterson O : Spontaneous courses of cervical precancerous conditions. Am J Obstet Gynecol 72 : 1063-1071, 1956.
36) Pirami L, et al : Analysis of HPV16, 18, 31, and 35 DNA in pre-invasive and invasive lesions of the uterine cervix. J Clin Pathol 50 : 600-604, 1997.

37) Raus P, Beard JW : Carcinomatous changes in virus-induced papillomas of the skin of the rabbit. Proc Soc Exp Biol Med 32 : 578-580, 1934.
38) Sasagawa T, et al : Induction of uterine cervical neoplasias in mice by human papillomavirus type 16 E6/E7 genes. Cancer Res 52 : 4420-4426, 1992.
39) Sasagawa T, et al : Cervical/vaginal dysplasia of transgenic mice harbouring human papillomavirus type 16 E6-E7 genes. J Gen Virol 75 : 911-916, 1994.
40) Sasagawa T, et al : High-risk and multiple human papillomavirus infection associated with cervical abnormalities in Japanese women. Cancer Epidemiol Biomark Prev 10 : 45-52, 2001.
41) Segawa T, et al : The inverse relationship between FHIT abnormalities and HPV E6-E7 mRNA expression in the development of cervical cancer, Cancer 85 : 2001-2010, 1999.
42) Sherman ME : Determination of human papillomavirus load among women with histological cervical intraepithelial neoplasia 3 ; Dominant impact of surrounding low-grade lesions. Cancer Epidemiol Biomark Prev 12 : 1038-1044, 2003.
43) Shimada T, et al : Genital human papilloma virus infection in mentally institutionalized virgins. Gynecol Oncol 106 : 488-489, 2007.
44) Shope RE : Infectious papillomatosis of rabbits. J Exp Med 58 : 607-624, 1933.
45) Sinclair KA, et al : Anogenital and respiratory tract human papillomavirus infection among children ; Age, gender, and potential transmission through sexual abuse. Pediatrics 116 : 815-825, 2005.
46) Smith PG, et al : Mortality of wives of men dying with cancer of the penis. Br J Cancer 41 : 422-428, 1980.
47) Snijers PJ, et al : The clinical relevance of human papillomavirus testing ; Relationship between analytical and clinical sensitivity. J Pathol 201 : 1-6, 2003.
48) Stanley M : Prophylactic HPV vaccines. J Clin Pathol 60 : 961-965, 2007.
49) Stern PL : Immune control of human papillomavirus (HPV) associated anogenital disease and potential for vaccination. J Clin Virol 32 : S72-S82, 2005.
50) Strauss SW, et al : Crystalline virus-like particles from skin papillomas characterized by intranuclear inclusion bodies. Proc Soc Exp Biol Med 72 : 46-50, 1949.
51) Swan DC, et al : Human papillomavirs DNA copy number is dependent on grade of cervical disease and HPV type. J Clin Microbiol 37 : 1030-1034, 1999.
52) Ueda Y, et al : Monoclonal expression with integration of high-risk type human papillomavirus is an initial step for cervical carcinogenesis. Lab Invest 83 : 1517-1527, 2003.
53) Wank R : High risk of squamous cell carcinoma of the cervix for women with HLA-DQw3. Nature 325 : 723-725, 1991.
54) Wentzensen N, et al : Evaluation of a nuclear score for p16INK4a-stained cervical squamous cells in liquid-based cytology samples. Cancer 105 : 461-467, 2005.
55) Wentzensen N, et al : Identification of high-grade cervical dysplasia by the detection of p16INK4a in cell lysates obtained from cervical samples. Cancer 107 : 2307-2313, 2006.
56) Zhou J, et al : Expression of vaccine recombinant HPV 16 L1 and L2 proteins in epithelial cells is sufficient for assembly of HPV virion-like particles. Virology 185 : 251-257, 1991.
57) zur Hausen H : Papillomavirus and cancer ; From bascic studies to clinical application. Nature Review Cancer 2 : 342-350, 2002.

第3章 コルポスコピー

1) Feriis DG, et al : Colposcopy quality control for clinical trials ; The positive effects from brief, intensive education intervention. Low Genital Tract Dis 6 : 11-16, 2002.
2) Girardi F : Cold knife conization versus loop excision ; Histologic and clinical results of a randomized trial. Gynecol Oncol 55 : 368-370, 1994.
3) Guido RS, et al : The distribution of neoplasia arising on the cervix ; Results from the ALKTS trial. Am J Obstet Gynecol 193 : 1331-1337, 2005.
4) Hilgarth M, Menton M : The colposcopic screening. Eur J Obstet Gynecol Reprod Biol 65 : 65-69, 1996.
5) Hinselmann H : Verbesserung der Inspektionsmoglichkeit von Vulva, Vagina und Portio. Munch Med Wochenschr 77 : 1733, 1925.
6) Jeronimo J, Schiffman M : Colposcopy at a crossroads. Am J Osbtet Gynocol 195 : 349-353, 2006.
7) Nuovo J, et al : Treatment outcomes for squamous intraepithelial lesion. Int J Gynecol Obstet 68 : 25-33, 2000.
8) Pretorius RG, et al : Colposcopically directed biopsy, random cervical biopsy and cervical curettage in the diagnosis of cervical intraepithelial neoplasia II or worse. Am J Obstet Gynecol 191 : 430-434, 2004.
9) Shumsky AG, et al : Carcinoma of the cervix following conservative management of cervical intraepithelial neoplasia. Gynecol Oncol 53 : 50-54, 1994.
10) Stafl A : New nomenclature for colposcopy. Report of the committee on Terminology. Obstet Gynecol 48 : 123-124, 1976.
11) Stafl A, Wilbanks GD : An international terminology of colposcopy ; Report of the nomenclature committee of the international federation of cervical pathology and colposcopy. Obstet Gynecol 77 : 313-314, 1991.
12) Walker JL, et al : Prediction absolute risk of CIN3 during post-colposcopic follow-up ; Results from the ASCUS-LSIL triage study (ALTS). Am J Obstet Gynecol 195 : 341-348, 2006.

第4章　細胞検体の標本作製

1) Arbyn M, et al : Liquid compared with conventional cervical cytology ; A systematic review and meta-analysis. Obstet Gynecol 111 : 167-177, 2008.
2) Baker JJ : Conventional and liquid-based cervicovaginal cytology ; A comparison study with clinical and histologic follow-up. Diag Cytopathol 27 : 185-188, 2002.
3) Bentz JS, et al : The unsatisfactory ThinPrep test ; Missed opportunity for disease detection. Am J Clin Pathol 117 : 457-463, 2002.
4) Hutchinson ML, et al : Homogeneous sampling accounts for the increased diagnostic accuracy using the ThinPrep processor. Am J Clin Pathol 101 : 215-219, 1994.
5) Kirschner B, et al : Comparison of conventional Papanicolaou smear and SurePath liquid-based cytology in the Copenhagen population screening programme for cervical cancer. Cytopathol 17 : 187-194, 2006.
6) Limaye A, et al : Comparative analysis of conventional Papanicolaou tests and a fluid-based thin-layer method. Arch Pathol Lab Med 127 : 200-204, 2003.
7) Lee KR, et al : Comparison of conventional Papanicolaou smear and a fluid-based, thin-layer system for cervical cancer screening. Obstet Gynecol 90 : 278-284, 1997.
8) Nance KV, et al : Evolution of Pap testing at a community hospital ; Ten year experience. Diagn Cytopathol 35 : 148-153, 2007.
9) Norman I, et al : P16 (INK4a) immunocytochemistry in liquid-based cervical cytology ; Is it feasible for clinical use? Int J Oncol 31 : 1339-1343, 2007.
10) Qureshi MN, et al : HPV testing in liquid cytology specimens ; Comparison of analytic sensitivity and specificity for *in situ* hybridization and chemiluminiscent nucleic acid testing. Acta Cytol 50 : 599-600, 2005.
11) Rinas AC, et al : Split-sample analysis of discarded cells from liquid-based Pap smear sampling devices. Acta Cytol 50 : 55-62, 2006.
12) Ronco G, et al : Accuracy of liquid-based versus conventional cytology ; Overall results of new technologies for cervical cancer screening randomized controlled trial. BMJ 335 : 28-34, 2007.
13) Roberts JM, et al : Comparative sensitivities of ThinPrep and Papanicolaou smear for adenocarcinoma *in situ* (AIS) and combined AIS/high-grade squamous intraepithelial lesion (HSIL) ; Comparison with HSIL. Cancer 111 : 482-486, 2007.
14) Siebers AG, et al : Cytologic detection of cervical abnormalities using liquid-based compared with conventional cytology ; A randomized cotrolled trial. Obstet Gynecol 112 : 1327-1334, 2008.
15) Sweeney BJ, et al : Comparison of the effectiveness of two liquid-based Papanicolaou systems in the handling of adverse limiting factors, such as excessive blood. Cancer 108 : 27-31, 2006.
16) Wentzensen N, et al : Evaluation of a nuclear score for p16INK4a-stained cervical squamous cells in liquid-based cytology samples. Cancer 105 : 461-467, 2005.
17) 赤松節, 他：子宮頸がん検診標本の適否状況；Thinlayer 法と従来法の比較. 日臨細胞誌44：63-68, 2005.
18) 赤松節, 他：子宮頸がん検診標本の適否状況と発見病変；Liquid based cytology 法と conventional 法の比較. 日臨細胞誌47：420-424, 2008.
19) 奥原俊彦, 他：細胞診自動化に向けた標本作製の標準化. 日臨細胞誌40：187-192, 2001.
20) 丹後正昭, 他：子宮頸がん検診における HPV 検査の導入とその有用性. 日臨細胞誌47：1-6, 2008.
21) 手塚文明, 他：子宮頸部から擦過採取される細胞数とスライド標本に塗抹される細胞数. 日臨細胞誌33：463-467, 1994.

第5章　細胞診断(ベセスダ分類)と病理診断の対比

1) Bolick DR, et al : Effect of cellularity in the detection rates of high grade and low grade squamous intraepithelial lesion. Acta Cytol 46 : 922-923, 2002.
2) Brown LJ, et al : Cervical glandular atypia ; Association with squamous intraepithelial neoplasia ; A premalignant lesion. J Clin Pathol 39 : 22-28, 1986.
3) Cox JT, et al : Prospective follow-up suggests similar risk of squamous CIN 2 or 3 among women with CIN 1 or negative colposcopy and directed biopsy. Am J Obstet Gynecol 188 : 1406-1412, 2003.
4) Cuzick J, et al : Management of women who test positive for high-risk types of human papillomavirus ; The HART study. Lancet 362 : 1871-1876, 2003.
5) Cuzick J, et al : Overview of human papillomavirus-based and other novel options for cervical cancer screening in developed and developing countries. Vaccine 26S : K29-K41, 2008.
6) Davey DD, et al : ASCCP patient management guidelines ; Pap test specimen adequacy and quality indicators. J Lower Genital Tract Disease 6 : 195-199, 2002.
7) Dehn D, et al : Human papillomavirus testing and molecular markers of cervical dysplasia and carcinoma. Cancer 111 : 1-14, 2007.
8) Gloor E, et al : Cervical intraepithelial glandular neoplasia. Cancer 58 : 1272-1282, 1986.
9) Jordan J, et al : European guideline for quality assurance in cervical cancer screening ; Recommendations for clinical management of abnormal cervical cytology, part 1. Cytopathology 19 : 342-354, 2008.
10) Kim JJ, et al : Cost-effectiveness of alternative triage strategies for atypical squamous cells of undetermined significance. JAMA 287 : 2382-2390, 2002.
11) Kurian K, et al : Relation of cervical glandular intraepi-

thelial neoplasia to microinvasive and invasive adenocarcinoma. J Clin Pathol 52 : 112-117, 1999.
12) Matsukura T, et al : Both episomal and integrated forms of human papillomavirus type 16 are involved in invasive cervical cancer. Virology 172 : 63-72, 1989.
13) Mintzer MP, et al : The effect of the quality of Papanicolaou smears on the detection of cytologic abnormalities. Cancer Cytopathol 87 : 113-117, 1999.
14) Mitchell HS : Longitudinal analysis of histologic high-grade disease after negative cytology according to endocervical status. Cancer 93 : 237-240, 2001.
15) Nucci MR, et al : Lobular endocervical glandular hyperplasia, not otherwise specified ; A clinicopathologic analysis of thirteen cases of a distinctive pseudoneoplastic lesion and comparison with fourteen cases of adenocarcinoma malignum. Am J Surg Pathol 23 : 886-891, 1999.
16) Pirami L, et al : Analysis of HPV16, 18, 31, and 35 DNA in pre-invasive and invasive lesions of the uterine cervix. J Clin Pathol 50 : 600-604, 1997.
17) Robboy S, et al : Cervical precancer (intraepithelial neoplasia). In Robboy SJ, Anderson MC, Russell P : Pathology of the Female Reproductive Tract. Churchill Livingstone, pp165-193, 2002.
18) Ronco G, et al : Human papillomavirus testing and liquid-based cytology ; Results at recruitment from the new technologies for cervical cancer randomized controlled trial. J Natl Cancer Inst 98 : 765-774, 2006.
19) Sherman ME, et al : Baseline cytology, human papillomavirus testing and risk for cervical neoplasia ; A 10-year cohort analysis. J Natl Cancer Inst 95 : 46-52, 2003.
20) Solomon D, et al : The 2001 Bethesda system ; Terminology for reporting results of cervical cytology. JAMA 287 : 2114-2119, 2002.
21) Son K, et al : Proceedings of the 52nd Annual Meeting of Japan Society of OBS/GYN. Tokushima, 2000.
22) Woodhouse SL, et al : Inter-observer variability in subclassification of squamous intraepithelial lesions. Arch Pathol Lab Med 123 : 1079-1084, 1999.
23) Wright TC Jr, et al : Interim guidance for use of human papillomavirus DNA testing as an adjunct to cervical cytology for screening. Obstet Gynecol 103 : 304-309, 2004.
24) Wright TC Jr, et al : 2006 consensus guidelines for the management of women with abnormal cervical cancer screening tests. Am J Obstet Gynecol 197 : 346-355, 2007.
25) Zaino RJ : Glandular lesions of the uterine cervix. Mod Pathol 13 : 261-274, 2000.

第6章　非腫瘍性変化

1) Bibbo M, et al : The cytologic diagnosis of tissue repair in the female genital tract. Acta Cytol 15 : 133-137, 1971.
2) Geirsson G, et al : Epithelial repair and regeneration in the uterine cervix, I ; An analysis of the cells. Acta Cytol 21 : 371-378, 1977.
3) Gupta PK, et al : Cytologic investigations in Chlamydia infection. Acta Cytol 23 : 315-320, 1979.
4) Gupta PK : Intrauterine contraceptive devices ; Vaginal cytology, pathologic changes and clinical implications. Acta Cytol 26 : 571-613, 1982.
5) Wright TC, et al : 2006 consensus guidelines for the management of women with abnormal cervical cancer screening tests. J Lower Genital Tract Disease 11 : 201-222, 2007.
6) 青木正：子宮内避妊器具(IUD)装着者の細胞診とその管理について．日臨細胞会誌 20：607-613, 1981.
7) 植木実，他：子宮頸部の Tissue Repair Cell に関する細胞学的研究．日臨細胞会誌 29：500-508, 1990.
8) 久保田浩一，他：クラミジア頸管炎の細胞像について．日臨細胞会誌 22：235-242, 1983.
9) 椎名義雄，他：女性性器における Chlamydia trachomatis 感染の細胞診と Micro Trak TH 法による診断．日臨細胞会誌 25：1035-1042, 1986.
10) 長谷川寿彦，他：子宮頸部 Tissue repair cell の細胞形態．日臨細胞会誌 13：187-191, 1974.
11) 安江育代，他：IUD 挿入婦人における子宮内膜の細胞学的および組織学的検索．日臨細胞会誌 21：641-646, 1982.

第7章　子宮頸部扁平上皮病変

1) Cox JT, et al : Prospective follow-up suggests similar risk of subsequent cervical intraepithelial neoplasia grade 2 or 3 among women with cervical intraepithelial neoplasia grade 1 or negative colposcopy and directed biopsy. Am J Obstet Gynecol 188 : 946-954, 2003.
2) Cuzick J, et al : Overview of human papillomavirus-based and other novel options for cervical cancer screening in developed and developing countries. Vaccine 26S : K29-K41, 2008.
3) Dehn D, et al : Human papillomavirus testing and molecular markers of cervical dysplasia and carcinoma. Cancer 111 : 1-14, 2007.
4) Jones BA, Novis DA : Follow-up of abnormal gynecologic cytology ; A college of American pathologist Q-probes study of 16132 cases from 306 laboratories. Arch Pathol Lab Med 124 : 665-671, 2000.
5) Klaes R, et al : Overexpression of p16 (INK4A) as a specific marker for dysplastic and neoplastic epithelial cells of the cervix uteri. Int J Cancer 92 : 276-284, 2001.
6) Moscicki AB, et al : Updating the natural history HPV and anogenital cancer. Vaccine 24 : S52-S61, 2006.
7) Patten SF : Benign proliferative reactions of the uterine cervix. In Wied GL, et al : Compendium on

Diagnostic Cytology, 4th ed, Tutorials of Cytolgy, Chicago, pp53-60, 1976.
8) Quddus MR, et al : Atypical squamous metaplastic cells ; Reproducibility, outcome, and diagnostic features on ThinPrep Pap test. Cancer 93 : 16-22, 2001.
9) Saad RS, et al : Clinical significance of cytologic diagnosis of atypical squamous cells, cannot exclude high grade, in perimenopausal and postmenopausal women. Am J Clin Pathol 126 : 381-388, 2006.
10) Wang SS, Hildesheim A : Viral and host factors in human papillomavirus persistence and progression. J Natl Cancer Inst Monogr 31 : 35-40, 2003.
11) Wentzensen N, et al : Triage of women with ASCUS and LSIL cytology. Cancer 111 : 58-66, 2007.
12) Woodhouse SL, et al : Inter-observer variability in sub-classification of squamous intraepithelial lesions. Arch Pathol Lab Med 123 : 1079-1084, 1999.
13) Wright TC, et al : 2006 Consensus guidelines for the management of women with abnormal cervical cancer screening tests. Am J Obtet Gynecol 197 : 346-354, 2007.
14) Wright TC : HPV DNA testing for cervical cancer screening. Int J Gynaecol Obstet 95 : S239-S246, 2006.
15) Zhang Q, et al : Impact of utilizing p16INK4A immunohistochemistry on estimated performance of three cervical cancer screening tests. Int J Cancer 120 : 351-456, 2006.
16) 丹後正昭, 他：子宮頸がん検診におけるHPV検査の導入とその有用性. 日臨細胞誌 47：1-6, 2008.

第8章　子宮頸部および体部の腺病変

1) Gloor E, et al : Cervical Intraepithelial glandular neoplasia. Cancer 58 : 1272-1282, 1986.
2) Guidos BJ, Selvaggi SM : Detection of endometrial adenocarcinoma with the ThinPrep Pap test. Diagn Cytopathol 23 : 260-265, 2000.
3) Mody DR, et al : Glandular neoplasia or the uterus and adnexa. In Ramzy I : Clinical Cytopathology and Aspiration Biopsy 2nd ed. McGraw-Hill, New York, pp97-117, 2001.
4) Nara M, et al : Lobular endocervical glandular hyperplasia as a presumed precursor of cervical adenocarcinoma independent of human papillomavirus infection. Gynecol Oncol 106 : 289-298, 2007.
5) Nucci MR, et al : Lobular endocervical glandular hyperplasia, not otherwise specified ; A clinicopathologic analysis of thirteen cases of a distinctive pseudoneoplastic lesion and comparison with fourteen cases of adenoma malignum. Am J Surg Pathol 23 : 886-891, 1999.
6) Robboy S, et al : Cervical precancer (intraepithelial neoplasia). In Robboy SJ, Anderson MC, Russell P : Pathology of the Female Reproductive Tract. Churchill Livingstone, pp165-193, 2002.

第9章　子宮間葉系病変とその他の腫瘍

1) Audet LP, et al : Vaginal intraepithelial neoplasia. Gynecol Oncol 36 : 232-239, 1990.
2) Chang KL, et al : Primary uterine endometrial stromal neoplasms ; A clinicopathologic study of 117 cases. Am J Surg Pathol 14 : 415-438, 1990.
3) Kasamatsu T, et al : Leiomyosarcoma of the uterine cervix. Gynecol Oncol 69 : 169-171, 1998.
4) Kristiansen SB, et al : Primary malignant melanoma of the cervix and review of the literature. Gynecol Oncol 47 : 398-403, 1992.
5) Mannion C, et al : Endocrine tumors of the cervix ; Morphologic assessment, expression of human papillomavirus, and evaluation for loss of heterozygosity on 1p, 3p, 11q and 17p. Cancer 83 : 1391-1400, 1998.
6) Zeisler H, et al : Embryonal rhabdomyoblastoma of the uterine cervix ; Case report and review of the literature. Gynecol Oncol 69 : 78-83, 1998.

索引

欧文索引

A

abnormal colposcopic findings(ACF) 32, 38
acetowhite epithelium 32
actinomyces 67
adenocarcinoma 41, 115, 146
adenocarcinoma *in situ*(AIS) 57, 59, 60, 115, 123〜125
adenoma malignum 60, 120
adenosarcoma 140
adenosis 72
Arias-Stella 変化 117
atrophy(Atr) 40
atypical endometrial cells 117, 132
atypical glandular cells(AGC) 57, 83, 115, 118
atypical glandular cells-favor neoplastic(AGC-favor neoplastic) 115, 122〜124
atypical glandular cells-not otherwise specified(AGC-NOS) 108, 115, 117, 118
atypical immature squamous metaplasia 58, 78, 80
atypical mature squamous metaplasia 77
atypical repair cell 70
atypical reserve cell hyperplasia 58, 80
atypical squamous cells(ASC) 56, 83, 91
atypical squamous cells of high grade(ASC-H) 56, 83, 88〜90, 108
atypical squamous cells of undetermined significance(ASC-US) 56, 83, 84, 86, 87
atypical vessels(aV) 30, 36

B

bacterial vaginosis 67
basal layer 2
basophilic 2
blood cell 9

C

Candida albicans 66
candida vaginitis 66
cannon ball 67
carcinoma *in situ* 57, 109
CD4 陽性リンパ球 20
CD8 陽性 T 細胞 20
Cervarix® 21
cervical glandular cells 7
cervical glandular intraepithelial neoplasia(CGIN) 60, 119
cervical glandular intraepithelial neoplasia(CGIN)-low grade 123
cervical intraepithelial glandular neoplasia(CIGN) 59, 60, 123
Chlamydia trachomatis 17, 69
chromosomal instability 17, 18
CIN 58
CIN1 57, 58, 109
CIN2 109
CIN3 109
CIS 109
clue cell 67
CO_2 laser 法 44
coarse mosaic 34
coarse punctation 35
colpitis senilis 73
colposcopic invasive cancer 37, 62
colposcopy-directed biopsy 42
columnar epithelium 31
condyloma 39
condyloma acuminatum 58, 91
conization 43
conventional cytology 53
cytotrophoblast(CT) 144

D

dense acetowhite epithelium 32
Döderlein 桿菌 2
dyskeratosis 75
dyskeratotic cell 21, 22

E

E1 12, 13
E2 12, 13
E2F 13
E4 12, 13
E5 12, 13
E6 12, 13
E7 12, 14
early invasion 111
ectocervix 3
endocervical adenocarcinoma 126
endocervical curettage 42
endocervical glandular dysplasia 115
endocervical polyp 118
endocervix 4
endometrial adenocarcinoma 133
endometrial cells 9, 130
endometrial stromal sarcoma 142
eosinophilic 2
epidermodysplasia verruciform 11
episomal 18
erosion(Er) 39
exfoliated endometrial cells 130
exodus 9, 130
exophytic condyloma 57, 58, 91

F

favor neoplastic 57, 115
FHIT 遺伝子 17
fine mosaic 34
fine punctation 35
flat acetowhite epithelium 32
flat condyloma 57, 58, 93
Fos 17
frank invasion 111
frank invasive squamous cell carcinoma 111

G

Gardasil® 21
Gardnerella vaginalis 67
gestational chorionic tumor 144
ghost nuclei 75
gland hyperplasia 120
gland opening 30, 33
glandular atypia 60, 119, 123
glandular dysplasia 57, 59, 60, 123
glassy cell carcinoma 139
Gn-RH アゴニスト 73

H

herpes simplex virus(HSV) 17
herpes simplex virus infection 68
high-grade squamous intraepithelial

lesion(HSIL)
　　　57, 88, 94, 98〜105, 108, 109
HLA　20
HPV-DNA 検査　55, 64
HPV-genotype　15, 20, 23
HPV-genotyping　22, 23
HPV 感染　16, 18, 84, 94, 109
HSV 抗原　68
human papillomavirus(HPV)
　　　11〜13, 85, 96
hybrid capture assay II(HC-II)法
　　　22
hyperkeratosis　36, 75

I

in situ hybridization　21
inflammation(Inf)　40
integration　18
intermediate layer　2
intermediate squamous cell　3
intermediate trophoblast(IT)　144
invasive cancer(IC)　37
IUD　72

K

keratin pearl　75
keratinizing type　111
koilocyte　21, 22

L

L1　12, 14
L2　12, 14
late genes　14
leiomyosarcoma　141
leukoplakia　36
liquid-based cytology　46, 53
lobular endocervical glandular hyperplasia(LEGH)　60, 121
loop electrosurgical excision procedure(LEEP)　43
low-grade squamous intraepithelial lesion(LSIL)　57, 94〜97, 103, 109
lymphocytic(follicular) cervicitis　76

M

macroscopic invasive cancer　38, 62
malignant melanoma　143
malignant mixed mesodermal tumor
　　　140
maturation index(MI)　2
microglandular hyperplasia(MGH)
　　　117, 121
mild dysplasia　57, 109
moderate dysplasia　57, 109
monoclone　19, 61
mosaic　30, 34

müllerian papilloma　118
multinucleated cell　21, 22

N

nabothian cyst　8
negative for intraepithelial lesion or malignancy(NILM)
　　　65, 83, 85, 115〜117
Neisseria gonorrhoea　17
non coding region(NCR)　12, 13
non-keratinizing type　111
normal colposcopic findings(NCF)
　　　31
nueroendocrine tumor　137

O

open reading frame(ORF)　12, 13
original squamous epithelium　31

P

p16　14, 76, 94
Paget's disease　146, 147
papillary immature metaplasia　77
parabasal layer　2
parabasal squamous cell　3
parakeratosis　36, 75
PCR　23
polyclone　61
polyp(Po)　40
ProEx™C　76
psammoma body　149
punctation　30, 35

Q

quality assurance　46
quality control　46

R

Raf　17
Ras　17
reactive cellular finding　69
reserve cell hyperplasia　78
respiratory papillomatosis　17
restriction fragment length polymorphism(RFLP)　23
rhabdomyosarcoma　141

S

sarcoma　141
satisfactory　30
schiller test　31
severe dysplasia　57, 109
small cell type　111
southern blot 法　22

squamo-columnar junction(SCJ)
　　　6, 29
squamous atypia　58, 80
squamous cell carcinoma(SCC)　111
squamous intraepithelial lesion(SIL)
　　　57, 83, 103, 105, 109
squamous metaplasia　8, 29, 77
squamous papilloma　58, 92
stromal cell　9
superficial layer　2
superficial squamous cell　3
SurePath™ System　49, 51
syncytiotrophoblast(ST)　144

T

The Bethesda System(TBS)
　　　53〜56, 83
ThinPrep® System　49, 50
transformation zone　8, 29, 31
transitional cell metaplasia　58, 79
Trichomonas vaginalis　17
trichomonas vaginitis　65
tubal metaplasia　74

U

UCF with ACF(UCF-b)　38
UCF without ACF(UCF-a)　38
ulcer(Ul)　41
unsatisfactory colposcopic findings (UCF)　30, 38

V

vaginal intraepithelial neoplasia (VaIN)　146
virus-like particle(VLP)　14, 21

W

white epithelium　30
WHO 組織分類　58, 59, 115

和文索引

あ

アクチノマイセス　67
悪性黒色腫　143
悪性腺腫　120
悪性中皮腫　151
悪性リンパ腫　76, 149

い

胃癌　148
異型血管　30
異型血管域　36
異型細胞　115
異型修復細胞　70, 71
異型成熟扁平上皮化生　77
異型腺開口　30
異型腺細胞　115, 118, 122
異型内頸部腺細胞　122
異型内膜細胞　132, 133
異型扁平上皮細胞　83
異型未熟扁平上皮化生　58, 78
異型予備細胞増殖症　58
異常所見なし　115
移行上皮化生　58, 79
移行帯　8, 29, 31
萎縮　40
萎縮細胞　73
印環細胞　147, 148

う・え

ウイルス様粒子　14, 21

エオジン好性　2
エストロゲン　2, 3, 6, 73
液状細胞診　53, 106
液状法　45, 47〜49, 106, 107, 136
円錐切除法　43
円柱上皮　31
炎症　40
塩基好性　2

か

カルチノイド腫瘍　137
カンジダ膣炎　66
ガルドネレラ菌　67
化生細胞　74, 77
化生上皮　77, 80, 117
化生上皮細胞　8
過角化症　75
過剰角化　36
潰瘍　41

外陰パジェット病　146
外頸部　3
外性器　1
角化型扁平上皮癌　71, 113
角化細胞　104
角化症　76
角化真珠　75
角化真珠形成　113
核内封入体　68
間質細胞　9
癌検診　49
癌肉腫　140

き

基底細胞　2
基底層　2

く

クラミジア　69
クローン性解析　61
グラム陰性桿菌　67

け

軽度異形成　57, 109
軽度赤点斑　35
軽度腺開口　33
軽度扁平上皮内病変　94
軽度モザイク　34
頸管腺過形成　120
頸管腺細胞　7
頸管内掻爬　42
頸部上皮内腫瘍　58
頸部腺癌前癌病変　60
頸部腺上皮内腫瘍　119
血液細胞　9

こ

コールドナイフ法　43
コルポスコープ　26, 30
コルポスコピー検査　25
コルポスコピー浸潤癌　37
コンジローマ　17, 36, 39
呼吸器乳頭腫症　16
後期遺伝子　12, 14
高度異形成　57, 109
高度赤点斑　35
高度腺開口　33
高度扁平上皮内病変　98
高度モザイク　34
高リスク型HPV　15, 22
合胞体栄養膜細胞　144
混入物　81

さ

砂粒体　81, 149

再生上皮　117
採取法　53
細菌性膣症　67
細胞検体　45
細胞質内封入体　69
細胞診検査　45, 46
細胞診断　55
　——の精度　64
細胞性栄養膜細胞　144
錯角化　36
錯角化症　75

し

子宮外頸部　3
子宮頸癌初期病変　62
子宮頸部カルチノイド腫瘍　138
子宮頸部細胞　3
　——, 月経直前　4
　——, 産褥期　4
　——, 増殖期　3
　——, 妊娠中期　4
　——, 分泌期　3
子宮頸部上皮　3
子宮膣部拡大鏡　26
子宮内頸部　4
子宮内膜間質細胞　9
子宮内膜間質肉腫　142
子宮内膜細胞　9, 130
子宮内膜漿液性腺癌　134, 135
子宮内膜腺癌　133〜135
修復細胞　69, 70
絨毛癌　144
宿主免疫応答　20
初期遺伝子　12
初期浸潤　62
初期浸潤腺癌　41
小細胞癌　114, 137, 138
消化器癌　147
上皮内癌　57
上皮内腺癌　60, 123
神経内分泌腫瘍　137, 138
浸潤癌　37, 111
浸潤性扁平上皮癌　111
浸潤性胞状奇胎　145
浸潤腺癌　57

す

スクリーニング検査　49, 64
スリガラス様細胞癌　139

せ

正常頸管腺細胞　116
正常血管像　36
正常子宮内膜腺細胞　131
成熟化生上皮　8
性行為　16
精子　80

精度管理　45, 49, 53, 64
赤点斑　30, 35
尖圭コンジローマ
　　　　　　　16, 17, 20, 58, 91, 92
洗浄腹水細胞診　150
腺異形成　60, 123
腺異型　60, 119, 123
腺開口　33
腺癌　41, 63, 115, 146
腺上皮内癌　57, 115, 124, 125
腺侵襲　105
腺肉腫　140
腺扁平上皮癌　129
前癌病変　19

そ

組織球　9, 108
組織生検　42

た・ち

大腸癌　147, 148

治療的ワクチン　21
膣カンジダ　67
膣上皮　2
膣浸潤　147
膣トリコモナス　66
膣内混入物　81
中間型栄養膜　144
中層　2
中層細胞　2, 3
中等度異形成　57, 109
中胚葉性混合腫瘍　140
中皮細胞　150

て

低リスク型 HPV　15, 22
転移　148
転写制御　13

と

トリコモナス膣炎　65
塗抹細胞診　53, 106
塗抹法　45, 106, 107, 136

な

ナボット嚢胞　8
内頸部悪性細胞　124
内頸部腺癌　124, 126〜128
内頸部腺細胞　108
内頸部腺扁平上皮癌　129
内頸部ポリープ　102, 118
内性器　1
内膜異型細胞　132
内膜間質細胞　108, 131

内膜細胞　117, 130
内膜細胞診　134
内膜腺癌　115, 133, 151
内膜腺細胞　108, 136

に

肉腫　141
乳癌　149
乳頭腫　11
乳頭状未熟化生　77
尿細胞診　150, 151
妊娠　144
妊娠性絨毛癌　145
妊娠性絨毛疾患　144

ね

狙い組織検査　42
粘液性腺癌　148

は

パジェット病　146, 147
パピローマウイルス　11
白色上皮　30, 32
白斑　36, 39
反応性細胞変化　69

ひ

びらん　39
皮膚乳頭腫　11
非角化型（小細胞癌）　137
非角化型扁平上皮癌　112
非腫瘍性変化　65
微小浸潤癌　110, 111
微小浸潤腺癌　63, 126
微小浸潤扁平上皮癌　37
微小腺管過形成　121
表層　2
表層細胞　2, 3
標本作製　45, 46
品質管理　46
品質保証　46

ふ

ブドウ状肉腫　141
プラズマ細胞（形質細胞）　9
腹水細胞診　150, 151
分子マーカー　55, 94
分葉状頸管腺過形成　121

へ

ヘルパーT細胞　20
ヘルペス感染症　68
ベセスダシステム　53, 54, 56
平滑筋肉腫　141

扁平円柱上皮接合部　6
扁平コンジローマ　58, 93
扁平上皮　31
扁平上皮異型　58, 80
扁平上皮化生　8, 29, 77
扁平上皮癌　111, 137
扁平上皮内癌　109
扁平上皮乳頭腫　58, 92

ほ

ポリープ　40, 117
ポリクローン　61
放射線照射変化　71, 117
胞状奇胎　144
傍基底細胞　2, 3
傍基底層　2
膀胱移行上皮　79

み

ミューラー管乳頭腫　118
未熟化生細胞　78, 108
未熟化生上皮　78
未分化癌　130

も

モザイク　30, 34
モノクローン　19, 61

よ

予備細胞　5, 8
予備細胞過形成　78, 79
予防的ワクチン　21

ら

卵管癌　149
卵管上皮化生　74, 117
卵巣癌　149, 151

り

リンパ濾胞性頸管炎　76
流産　144
臨床進行期分類　62

ろ

老人性萎縮　73
老人性膣炎　73

わ

ワクチン　14, 21